伤寒经方

案例极限解读

——零基础者也能与中医零距离接触

编著　姬领会　王红霞

中国医药科技出版社

内 容 提 要

　　《伤寒论》在中医四大经典之中，占有突出的地位，以大量卓有成效的方药垂范后世，被世人尊称为"经方"。作者用《三个月学懂中医》上的理论对《伤寒论》中方剂应用的病案全部进行了另类分析，且有理有据，有关"营卫"的知识谈得更是详细。而《伤寒论》上的方剂涵盖"六经"之病。本书虽为作者一隅之得，管窥之见，但多为临床实践经验和心得，真实可信，适合熟悉《伤寒论》条文的中医爱好者、中医院校学生及临床中医师阅读参考。

图书在版编目（CIP）数据

　　伤寒经方案例极限解读：零基础者也能与中医零距离接触／姬领会，王红霞主编. —北京：中国医药科技出版社，2015.7（2024.8 重印）.

　　ISBN 978-7-5067-7698-1

　　Ⅰ. ①伤… Ⅱ. ①姬… ②王… Ⅲ. ①《伤寒论》—方书 Ⅳ. ① R222.26

　　中国版本图书馆 CIP 数据核字（2015）第 148659 号

美术编辑　　陈君杞
版式设计　　郭小平

出版　　中国医药科技出版社
地址　　北京市海淀区文慧园北路甲 22 号
邮编　　100082
电话　　发行：010 - 62227427　　邮购：010 - 62236938
网址　　www. cmstp. com
规格　　710 × 1000mm $^1/_{16}$
印张　　17$^1/_2$
字数　　248 千字
版次　　2015 年 7 月第 1 版
印次　　2024 年 8 月第 2 次印刷
印刷　　大厂回族自治县彩虹印刷有限公司
经销　　全国各地新华书店
书号　　ISBN 978-7-5067-7698-1
定价　　**39.00 元**
本社图书如存在印装质量问题请与本社联系调换

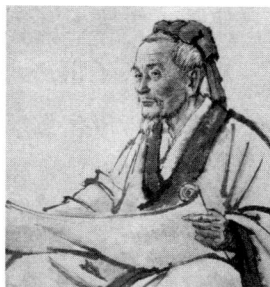

问道仲景，医案作证

东汉末年著名的医学家张仲景，是后人推崇的"医圣"，他的《伤寒杂病论》在中医四大经典之中，占有突出的地位，因其以大量卓有成效的方药垂范后世，被世人尊称为"经方"。在近两千年的传承之中，其信徒之众，多至不可胜数。

张仲景开创的"伤寒学"，是历久弥新的一门学问，至今深入研究的学者，以及善于学习和应用张仲景经方的人，都被人们称为医学大家。当然，也有很多"中医人"过不了张仲景这道关，徘徊在他的大门之外，不知如何是好？

值得提出的是，《伤寒论》成书之后，在相当长的时期内被当作方书看待，宋代之后才被认作辨证论治的典范。北宋林亿校正群书，他说："自仲景于今八百余年，惟王叔和能学之。"这是他对王叔和整理张仲景著作的高度肯定，但是王叔和以"诸可""诸不可"论述伤寒病的证治，而不遵从仲景六经辨证之说，所以，王叔和也未能揭示仲景理论之精髓。

孙思邈著《千金翼方》，其中谈到他对《伤寒论》的研究结论："寻（张仲景）方大意不过三种，一则桂枝、二则麻黄、三则青龙，此之三方，凡疗伤寒不出之也。"孙思邈论述伤寒病，不分表里证，笼统反对太医以寒凉药治疗伤寒，由此可见，他的认识距离阐明六经辨证的实质，尚有较远距离。难怪林亿刚评价了王叔和的贡献，就紧接着说"其间如葛洪、陶弘景、胡洽、徐之才、孙思邈辈，非不才也，但各自名家，而不能修明之"。王焘的《外台秘要》按仲景《伤寒论》原文中的日数，首引小建中、再引调胃承气、次引小柴胡汤，分别治疗一日、二日、三日等四五日之前的伤寒病，而不知道六经辨证为何物，可知其尚未望见仲景门墙。

由此可见，孙思邈等晋唐名家虽崇拜仲景对伤寒病的辨治"特有神功"，但正如孙思邈在《千金翼方》中所说："寻思旨趣，莫测其致，所以医人未能钻仰。"这个说法，是一个大实话。后人说仲景，议仲景的也有很多，著作几百部，号称汗牛充栋，蔚为壮观，但是，也形成了"一人一个仲景，一家一本伤寒"、众说纷纭、让人莫衷一是的局面。

有鉴于此，用生动的临床医案解释张仲景的学说，开始于宋代的许叔微，他写的《伤寒九十论》很有影响，他这种"验案传法"，不谈道，又不离于道的著作形式，也是此后历代中医名家希望达到的一个境界。

北宋韩祗和、庞安常、朱奉议，南宋郭白云、许叔微等宋代医学家，都从临床实用的角度，补充《伤寒论》的方药，阐发仲景学术，刘完素、张子和、张元素、李东垣、王好古、王安道、陶华等金元至明的医学家，有感于辛温解表不好使用，或创立表里双解，或倡导辛凉解表，甚至引发了金元医学争鸣，把研究的领域由外感热病，扩展到内伤杂病。吴又可与温病四大家更是把辛凉解表作为一个普适的解表方法加以推广，使外感热病的治疗更加安全有效。

理论是高深的论述，而临床是鲜活的经验。

能深入浅出，把高深的理论，用鲜活的医案讲述出来，说明白，论透彻，能使用，有疗效，这不是一般学者能够做到的。

读伤寒专业的研究生，选课题的时候都很为难，因为前辈中医名家大都说过伤寒的话，甚至写过有关张仲景的著作，自己再出新意就很难，因此写不出论文来。我20多年前读研究生，选择了"宋金元伤寒学术源流"的研究课题，其中的甘苦，只有经历过的人才能知道。

姬领会写书比我快，此前出的几本书，都是以科普形式的写法，很多人可能认为他的水平只停留在科普上，而不知道他照样可以"玩深沉"，直指仲景，问道长沙，谈论伤寒，讲述病案，在一个更高的层次上，展示中医的魅力。

从姬领会的著作里，大家可以看出，他对中医经典的熟悉程度，也可以知道他善于学习古人经验的学术素养，更能体会到我曾经说过的一个观点："真神仙能说人间话，中医科普有大家！"

我相信，这本书的出版，既是姬领会自己学经典、用经典的心得体会，也是他传承中医，学以致用、务实精神的真实写照。因此，很高兴地为他这部新作品，写下如上的感想，也希望真有水平的读者，能和我一起来指出其中的错误，帮助姬领会再版的时候，加以纠正。

曹东义

2015 年 5 月

序于石家庄求石得玉书屋

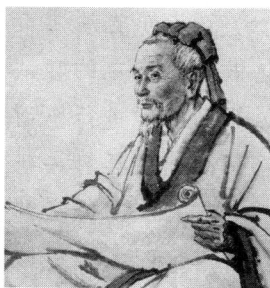

谢 序

　　毛泽东曾批示:"中国医药学是一个伟大的宝库,应当努力发掘,加以提高。"中医学历经数千年而不衰,良医继起,生机蓬勃,有其自身独特的科学性和优越性。在传统中医学发生发展的漫漫长河中,《伤寒杂病论》无疑是中医史上的一座光彩夺目的丰碑,东汉末年著名医学家张仲景感往昔之沦丧,伤横夭之莫救,乃勤求古训,博采众方,最终编成此书。其中《伤寒论》为中医方书之祖,是我国第一部理法方药完备、理论联系实际的临床著作,凡外感内伤,一切病理、方法,皆包括在内,不独是"伤寒"之书,还囊括部分杂病诊治,其所创立的辨证论治理论体系奠定了中医临床医学的基础。历代医家称其"启万世之法程,诚医门之圣书"。

　　自汉代以降,特别是在西晋太医令王叔和重编《伤寒论》后,历代研究注解《伤寒论》者不下千家,不过《伤寒论》章次已非原书,文理又深古,医家不解,难得仲圣真传。近百余年西学东渐,中医被弱化,一些中医师诊治疾病,以西药为主,中药为辅,有的甚至不辨证、不切脉,如此失去了中医理论对诊疗活动的指导。有人谓中医不良,非中医学本身不良,乃为行中医之人不良,书不熟、技不精耳。中医之良,中医之生命力,在于临床确有实效,理论确成体系。凡诋毁中医,甚至取消中医之人,皆是不明白中医真相,不明白阴阳五行所以然之人,无异于坐井观天,嫌天小也。故阐释医道,普及中医,让中医学理,大明于世,是当代中医人必担的责任,以不辜负中医复兴大业的使命。

山东省淄博市周村领会中医诊所即绿芸堂的姬领会中医师在这方面做出了有益的尝试。他用古今临床验案来解读张仲景的经方和学说，对每例医案进行全面解释，又附上自己的读后感悟，其中有许多自己的见解，让人耳目一新，时常打个比喻，很生动、真切，妙趣横生，展卷读之，真有驾轻车就熟路之松快，然医理仔细推敲，字字有认定，字字有着落，深入浅出地展现《伤寒论》的内涵，诸多妙谛，细读自知，这也说明中医是有理可讲、有理可推的，诚可嘉勉。

医，乃仁者之术。即有仁者之心，方得仁者之术。领会兄自90年代陕西中医学院医疗系临床专业毕业后，一直走中医之路，用纯中医药手段诊疗疾病，师从中医名家曹东义先生，尽得其传。初识领会兄，缘自第七届国学国医岳麓论坛，兄协助身为国学国医岳麓论坛·国医论坛常务主席的曹先生办理会务，其周到热情感染了我，对中医的爱与执着更让我深受感动。他远离尘嚣，以仁者之心潜读岐黄之书，以仁者之术普救病家之苦，在小小社区开办中医诊所，把诊所办得风生水起，声名远播。近几年又频频出版中医科普著作，出版了一系列通俗易懂的中医书籍，如《其实中医很简单》《三个月学懂中医》等，酷爱者众多。他不仅著作等身，还开课授徒，为中医的科普与宣传工作殚精竭虑，为我们树立了榜样。祝福领会兄继续秉承初衷，精究方术，成就大医，普度众生。

这部讲稿的编写，一方面是学习名医大家的治病谋略，另一方面是检验其理论是否实用，该书用通俗的语言、流畅的叙述，清楚地展现了仲景的学说与人体的生理、病理和医理，对大家学习《伤寒论》和临证实践是个不错的补充。这对继承和发展《伤寒论》学说具有重要意义，诚如《圆运动的古中医学·伤寒论方解上篇》所言"如此则中医人人皆能读伤寒论，然后中医学可告成立。"因此，略述感悟如上，爱之为序。由于通俗，部分表述可能会欠严谨；所列医案不一定是最佳选择；病理病机和药性理论不一定是最确切说法。愿与君共读此书，共析其理，幸甚。

谢雪姣

2015 年 5 月

于湖南长沙

前言

说真的，我不知道这本书的前言怎么写，此时坐在电脑前的我想的太多，有点乱，不知道从何说起。

当我把《其实中医很简单》写完的时候，有人说"你的理论有点另类"，我当时说我也是大学毕业，这些理论都是从大学里学的理论发展来的，只是把不实用的、不合理的理论去掉了，把正确的中医理论留下且加以延伸清晰而已；这时，又有人说"这本书太理论化了"。当我把《三个月学懂中医》写完的时候，有人说"这个虽然是《其实中医很简单》的升级版，但是，没有看到用这个理论来更多的谈理、推理，没有用病案来检验这个理论的正确性"，于是乎，我选择了《伤寒论》的近乎所有方剂的应用病案来进行分析，当然，这些病案都是公开发表在杂志、书籍上的，相当多的是名医大家的病案。这，就是大家现在看到的这本书。

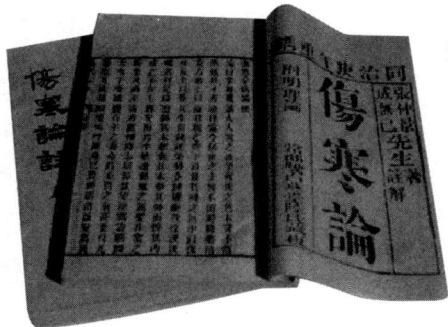

《伤寒论》是中医界公认的经典，我的理论没有挑战这部经典，也不敢挑战这部经典，只是把名医大家应用这部经典中方剂的病案拿来进行剖析，在检验我的理论是否实用的同时，学习名医大家的治病谋略，所以，每个病案后面都有我的读后感悟。知识粗浅、水平有限的我愿

意抛砖引玉，就如我的老师曹东义先生所说"著书，是树立靶子，让别人来批评的"，我也一样，很是希望中医前辈、中医同道及中医相关人员多多赐教，以便杏林更绿。

由于资料有限，本书所选的病案，只是名医大家应用《伤寒论》的方剂病案，很多并不是《伤寒论》中谈述的方剂应用适应证的病案，故而请大家谅解。

中医，首先是一门医学，而医学，讲究的就是实用。人们能接受中医，就是因为人们能接受中医的临床疗效，而临床，是由理论指导的，没有理论指导的临床，犹如没有穿衣服的人，走不出去。我常常给学生们说，我是一个工人，一个专门清理坏葡萄的工人：一篮子葡萄，虽然里面有好的，但更多的人看到坏的葡萄，也就不吃里面好的了；我的工作就是把好的拣出来，然后洗净，这样，更多的人都愿意吃了。这些好葡萄，就是《三个月学懂中医》中的理论，简单、实用、通俗、易懂。

在书稿完成的这一刻，我很自豪，累并快乐着。因为我用《三个月学懂中医》上的理论对《伤寒论》中方剂应用的病案全部进行了另类分析，且有理有据，有关"营卫"的知识谈得更是详细。而《伤寒论》上的方剂涵盖六经，"六经"之病就是整个人体之病。

理论，就应放之四海而皆准，愿中医成为更多人都能接受的有道理、经得起推理的医学！也愿中医真正的生活化、简单化！更愿中医能在我辈有更好的发展！

姬领会

2015 年 5 月于绿芸堂

目录

太阳病病案解析

少阳病病案解析

阳明病病案解析

太阴病病案解析

厥阴病病案解析

少阴病病案解析

太阳病病案解析

一、太阳中风证

（一）主证：桂枝汤

案 1 里间张太医家一妇，病伤寒，发热，恶风，自汗，脉浮而弱。予曰，当服桂枝，彼云家有自合者，予令三啜之，而病不除。予询其药中有肉桂耳。予曰，肉桂与桂枝不同，予自治以桂枝汤，一啜而解。(《伤寒九十论》)

〔**病案解析**〕

这个病案说的是张太医家有一个妇女，感受风寒之后，出现了发热、恶风、自汗的症状，把其脉，为浮而弱。治疗的大夫就说了，这个患者应该服用桂枝汤，恰巧患者说自己家里就有合在一起的"桂枝汤"之药。于是，大夫就让患者煎煮之后喝三次，没想到病却没有去除。大夫不解，就问患者是怎么回事，后来才发现是药方中有肉桂的缘故。于是把肉桂变成桂枝，再让患者喝"桂枝汤"，结果服一次就好了。

现在，我们来分析一下这个病案：

里间张太医家一妇——主要告诉了我们患者是什么样的人。中医治病，其中一个治疗原则就是因人制宜。体弱的和体壮的，用药不一样。

病伤寒——告诉我们病因。就是说这个患者是由于外感风寒所致的。这里的"伤寒"，为外感风寒的意思，是狭义的伤寒，而广义的伤寒则是指一切外感疾病的总称。

桂枝汤，由桂枝、芍药、炙甘草、大枣、生姜组成，具有辛温解表、解肌发表、调和营卫之功效。临床常用于治疗感冒、流行性感冒、原因不明的低热、产后或病后低热、妊娠呕吐、多形红斑、冻疮、荨麻疹等属于营卫不和者。

治外感风寒的桂枝汤中不能用肉桂来代替桂枝

发热——气有余便是火，发热，就说明有多余之气存在。清气都在让脏腑和人体发挥着功能，只有浊气才可能有"多余"的情况出现。患者为外感风寒，寒则收引，本应从皮肤外排的浊气郁结不散，出现"多余"的情况，火热同义，不过有度的不同，于是，便出现了发热。西医的物理降温，就是用酒精或者白酒外擦皮肤，人为的打开皮肤腠理，发散浊气。浊气外排，不得郁结，热度随之下降。

恶风——恶风，就是怕风的意思。外感风寒，皮肤受损，外风侵袭，人体不能很好地抵御，则可使风邪内入，更伤人体。生活当中有句话，叫"打不过就跑"，毛主席当年也说过"敌进我退"，所以，对于不能对抗的外邪，我们就需先行避让。身体也一样，不能抗"风"时就躲，这就是恶风。

自汗——自汗，是相对于盗汗而言的。自己能知道的出汗，叫自汗，自己不知道的出汗，叫盗汗。人体之中只有气具有自主运动性，其余所有的物质都是随着气的运动而运行的，汗液的外出也不例外。患者感受风寒，皮肤受损，皮下的浊气不能畅排，郁结之后便形成"发热"；浊气外排，要么皮下的浊气被运送到胸中，随呼吸外排；要么皮下的浊气被运送到肠道和膀胱，从二便外排；要么就近解决，从皮肤外排。皮下的浊气郁结到一定的程度后，其外冲之力大于"寒则收引"之力时，则浊气外排，随着郁结之浊气从皮肤的外排，汗液也随之外出，这就是我们传统中医书上谈的"热迫津出"。

脉浮而弱——浮，主表证。外邪侵袭人体，由于气具有防御能力，故而，人体内更多的气就达于体表以抗邪。气从体内而出于体表，脉，也要有相应的变化，这就是"浮"。邪之所凑，其气必虚。生活当中，苍蝇不叮无缝之蛋，绳子都是从细处断，外邪侵袭人体也一样。弱，表示人体正气不足。

从上面的分析可知，此患者是因风寒外袭，浊气内郁，汗液外出，正气不足所致。用类秦伯未处方格式法来用药：桂枝，发散风寒（达病位，平病性）；生姜，散皮下之浊气（修复病态）；芍药，补充因汗液外出而导致的津液不足（表象用药）；大枣，补正气之不足（治本）。脾，位居中焦，属土，土生万物，所以有脾"为气血生化之源"之说。炙甘草，健脾益气，犹如打仗时要保证后方粮草充足一样。故而，更多的医家在处方时都喜用炙甘草，无论虚实。

（页边批注）

气有余便是火。发热，说明有多余之气存在。

不能抗"风"时的躲，就是恶风。

异常的出汗，总为清气不足，气虚不固，浊气相对过多，外出带动津液外泄所致。

邪之所凑，其气必虚；正气存内，邪不可干。

类秦伯未处方格式，很实用。

服桂枝汤后再喝点热粥，一者是借其热力来发散风寒；二者是土寒则草木不生，土暖则能生万物。"热粥"的"热"能暖土，"热粥"的"粥"能补脾胃，热和粥结合后，比炙甘草还"炙甘草"。

病案的最后，还谈到说肉桂和桂枝的不同，这是当然的。不说别的，只说一点：桂枝质地较轻，肉桂质地较重，轻者属阳，重者属阴。人体之外属阳，内属阴，故而，桂枝能达人体属阳的体表部位，而肉桂能达属阴的人体里面。药不达病位，何以治病？如果靠后浪推前浪的治病，呵呵，也许黄花菜都凉了。

〔读后感悟〕

1. 重新认识桂枝汤

（1）什么是"营"和"卫"

桂枝汤，是张仲景《伤寒论》中的方子，更多人都说是调和营卫第一方。什么是营，什么是卫？

营，形声。从宫，荧（yíng）省声。宫，房子，与居住有关。本义：四周垒土而居。

卫，古时候写作"衞"，读"wèi"，本义是动词，形声。字从行，从韦，韦亦声。"韦"意为"层叠"。"行"指"出行""道路"。"行"与"韦"联合起来表示"安全部队沿路左右排成两层人墙"。本义：安全部队沿道路两侧警戒。

由此我们可以知道，营是名词，为静，卫是动词，为动。由于静属阴，动属阳，所以，中医上就说营属阴，卫属阳。

人体之中，四周"垒土"而居的是什么？或者封闭于内的物质是什么？对，是血，所以，中医人就常说"营血"这个词。是什么封闭血？是脉。所以，脉外"动"的物质就是卫。由于人体之中只有气具有自主运动性，其余所有的物质都是随着气的运动而运行的，故而，人体之内血脉之外"动"的物质，指的是气，所以，中医人也常说"卫气"这个词。

气具有流动性，就如安全部队的护卫一样，所以，卫气具有防御作用；营血为静（虽然其在脉内运动，但因其封闭在脉之中，由于人体的脉是相对固定不动的，故而，也就相对地说营血为静），由于血

脉内的血为营，脉外的气为卫。

中含有丰富的营养物质（这里先不谈津液的有关知识），所以，营血有濡养作用。举个例子，一个人给地里种了点水果，为了防止人偷，又设置了栅栏，并且，自己又巡逻守护。这是生活当中的事，在农村，经常能见到这种现象，这里，水果就如营血，巡逻守护的人，就如卫气。

当我们明白了"营"和"卫"的含义之后，就能很好地理解什么是"营卫不和"了。

（2）什么是"营卫不和"

营卫不和，简单地说就是营和卫的不和谐。

正常情况下，有多少营，就有多少卫，营和卫是按照一定的量和比例而存在的，当一方或双方失常时，就出现了我们所说的营卫不和。"不和"中的"和"，是调和、和谐的意思。所以，营卫不和就是说营和卫不和谐了。这里包括有三方面的原因，一是营正常，卫失常；二是卫正常，营失常；三是营卫均失常。

由于营卫是人体所需的正常物质，多多益善，故而，所谓的"失常"，则是指这两种物质的减少。比如卫气虽然正常，但营血因为出汗的缘故而减少（汗血同源），或者由于大出血而减少，这也是一种营卫的不和。营血和卫气虽然也是按照正常的比例存在，但其含量都减少而不正常，这也属于营卫不和的一种。这则病案里出现的营卫不和，就属于"含量减少"的情况。

（3）桂枝汤的方义

正是因为桂枝汤是调和营卫第一方，故而，用途甚广。

桂枝汤，是调和营卫第一方，《删补颐生微论》中谈到"姜、枣固能发散，此有不特发散之用，专行脾之津液而和营卫者也"，《王旭高医书六种》中谈到"此方桂、芍相须，姜、枣相得，是调和营卫之方"，《医镜》中谈到"桂枝汤一方，专和营卫"，《近代中医流派经验选集》中谈到"太阳病初期，惟桂、麻二方为主，桂枝汤可以无麻黄，麻黄汤不能无桂枝，因桂枝能解肌和营卫也"。在《古方今释》中谈到：上海著名老中医张耀卿（1907～1973 年）谓："桂枝汤谓张仲景一百十三方之主方，有扶正祛邪之功。方中桂枝、生姜辛通卫阳；芍药、大枣合营敛阴，甘草调和阴阳。又桂枝、甘草辛甘扶阳；芍药、甘草酸甘化阴；桂枝、芍药调和营卫。"其归纳桂枝汤之功用如下：①调和营卫；②解肌发汗；③阳虚自汗；④胃阳不足；⑤奔豚气喘；⑥少腹虚汗疼痛；⑦风湿痹证；⑧虚喘；⑨小儿慢脾风；⑩滋阴和阳；

⑪冻疮；⑫外科阴证。可谓深得桂枝汤应用之要领。笔者尝以桂枝汤加当归、制川草乌治风寒湿痹；桂枝汤加青蒿、白薇治原因不明之低热，辄能应手取效。

现在，我们简单地分析一下桂枝汤：卫气有防御作用，发散作用的药物能抵御外邪，所以，发散作用的药物能补卫气；桂枝和生姜发散，能补卫气而提高人体的抵御能力；营血有濡养作用，芍药和大枣能滋阴补血，濡养人体，所以，其能补营；甘草健脾，使得"生血之源"良好。全方合用，扶正祛邪，真是调和营卫之佳方。

后来，历代医家据此而发展了很多的方剂，在《中药方剂近代研究及临床应用》中说，桂枝汤的发展途径主要有以下三方面：

①解肌和营卫：此类方剂以解肌祛邪治疗太阳中风为主，方如瓜蒌桂枝汤、桂枝红花汤、桂枝橘皮汤、加味桂枝代粥汤、治湿疹方、治过敏性鼻炎方等。

②化气调阴阳：这类方剂以调阴阳、调气血、建中焦治疗阴阳气血不和、脾胃不健证为主，方如桂枝龙骨牡蛎汤、小建中汤、黄芪建中汤、当归建中汤、大建中汤等。

③温阳、养血通脉：本类方剂以通利血脉治疗血脉虚弱或阳气不振、寒客经脉，气血郁滞之症，方如当归四逆汤、黄芪桂枝五物汤、干地黄汤等。

以上均是由桂枝汤衍化而出，属于桂枝汤类方，其源流关系大致是：桂枝汤、瓜蒌桂枝汤、桂枝龙骨牡蛎汤、小建中汤、黄芪建中汤、当归四逆汤、黄芪桂枝五物汤（汉代）——当归建中汤、干地黄汤（唐代）——桂枝红花汤（元代）——大建中汤（明代）——桂枝橘皮汤、加味桂枝代粥汤（清代）——治湿疹方、治过敏性鼻炎方（新中国）。

（4）桂枝汤的临床应用

在临床应用方面，桂枝汤可用于一切外感表虚证。

在《山西中医药杂志》1979 年第一期上介绍：久逸虚劳，出汗较多，致使全身疲劳，肌肉酸痛，口燥咽干，常误认为是感冒。如脉象柔软平和，寒热变化幅度不大者，亦属于暂时性的营卫失调、气血不和，服桂枝汤一剂，往往疲劳诸症很快消除。

劳力出汗所致的肌肉酸痛、口燥咽干，服用桂枝汤效果好。

在《山西中医药杂志》1979 年第一期上介绍：慢性疮痨，创面薄浅，局部红、肿、热、疼痛症状均不明显，只有少量渗出液，缠绵日久不愈者，亦属全身营卫失调，抗病能力降低，疮灶失养，修复能力减退所致。以桂枝汤调和营卫，可促使创面早日愈合。

慢性疮疡，也可以服用桂枝汤原方。

在《山西中医药杂志》1979年第一期上介绍：桂枝汤，对一般神经衰弱亦有疗效，西医学所称的神经官能症，与中医的"心肾不交""脾胃虚弱""气血不和"相类似，都意味着一个"营卫失调"的机制，如有人体质衰弱，食欲不振，少眠多梦、心悸乏力，自汗脉弱，经检查未发现器质性病变，宜以桂枝汤调和营卫，以促进生理功能的恢复。

桂枝汤，治疗神经衰弱也有效。

看了上面的介绍，也许大家会和我一样，认为桂枝汤很好，能治疗好多疾病，只要是气血不和的病，都能治疗。不过，禁忌一定要记住，也就说桂枝汤不能应用于以下情况：

①脉浮紧无汗者禁用。

②有急性化脓性炎症，高热脉大者禁用。

③充血体质或有急性出血症状者慎用。

④有急性热性病中毒反应引起的呕吐者慎用。

2. 肉桂和桂枝的区别——差之毫厘谬以千里

肉桂和桂枝虽同属于肉桂树的产物，但桂枝性轻而走上，肉桂性沉而入下，所以在治疗外感风寒时常用桂枝，治疗中下焦寒证时常用肉桂。

病位不达，何以取效？

案 2 马亨道庚戌春病，发热，头痛，鼻鸣，恶心，自汗，恶风，宛然桂枝汤证也，时贼马破仪真三日矣，市无芍药，自指圃园，采芍药以利剂。一医曰，此赤芍药耳，安可用也？予曰，此正当用，再啜而微汗解。(《伤寒九十论》)

〔**病案解析**〕

临床上见到所有的"疼痛"，都应从疼痛发生的三个机制来推理分析。

马亨道庚戌春病——主要告诉我们了发病时间。

发热——气有余便是火。

头痛——痛证的发生机制为不通则痛、不荣则痛、不松则痛。当气血不通、津液停滞时，可出现疼痛，这是实痛；当气血不足时，也可出现疼痛，这是虚痛；当肌肉筋脉不能松弛，也会出现疼痛，寒则收引可出现这种情况，热灼津液后也可出现这种情况。

鼻鸣——鼻鸣，就是鼻子响。鼻子为什么会响？看看生活当中有物挡风时的情景，特别是风很大的时候，呼呼的响。鼻子也一样，平时呼吸很顺畅，当鼻涕堵塞呼吸的这个"风"道时也会出现鸣响。由此可以知道鼻鸣的原因是因鼻中有物。《伤寒论讲义》中谈到：鼻鸣：即鼻塞。患者鼻塞呼吸气促似鸣。方有执说："鼻鸣者，气息不利也。……鼻窒塞而息鸣……"

鼻子鸣响，是鼻腔内有异常物质堵塞气道所致。

恶心——就是说胃里面的东西欲向上从口而出。胃以降为顺。正常情况下，胃中之物应该下行，现在反欲上升，只能说明三点（分开来说）：一是下面堵塞，道路不通，胃里面的东西不能下行；二是胃中有大量的气体或者食物，按正常的速度下行之后，还有剩余。由于腑是传化物而不藏的，胃属于腑，故而，胃里面的东西必向胃外排，如果不排而滞留，这就是我们常说的积食。当不能顺畅向下排的时候，就会自然地从上向外排，轻则出现恶心，重则呃逆，食物太多则出现呕吐；三是在某种特殊情况下，胃受到刺激后产生的快速排空所致，比如涌吐药对胃的刺激、以手按压舌根的刺激、肝气犯胃时的刺激等。

恶心，是胃中之气与物不降反升，病情较轻的一种表现。

自汗——自汗，属于异常出汗的一种。汗出，是人体外排皮下浊气时带动津液外出所致。原因大致有二，一是皮下浊气过多，外出带动津液所致；二是皮肤腠理不固，固摄不力所致。

恶风——就是怕风的意思。

宛然桂枝汤证也——特像桂枝汤证。桂枝汤证，张仲景在《伤寒论》里谈得很清楚：太阳中风，阳浮而阴弱，阳浮者，热自发，阴弱者，汗自出，啬啬恶寒，淅淅恶风，翕翕发热，鼻鸣干呕者，桂枝汤主之。

时贼马破仪真三日矣，市无芍药，自指圃园，采芍药以利剂——有人说真正的中医在民间，看看这个，直接采药。

一医曰，此赤芍药耳，安可用也？予曰，此正当用，再啜而微汗解——芍药，分为两种，一种是白芍，一种是赤芍。它们是同属一科植物，且几乎是同种，所以，功效相近，不过，一般来说，白芍偏于滋阴养血，赤芍偏于化瘀凉血。

归纳之后，考虑到春天生病，且有恶风的表象出现，故而，以表有一分恶寒，就有一分表证。

证处理，这是因为中医有句话"有一份恶寒，便有一份表证"的缘故（这个病案中的"恶风"就有"恶寒"之意）。感受风寒，且有汗出，故而用桂枝汤来治疗。关于桂枝汤的具体情况，在前面的病案中已经谈述过，这里就不多说了。

〔读后感悟〕

分析病案，不同的人有不同的分析方法，我平时采用的是直接诊断和寻根诊断相结合的办法，可是《伤寒九十论》中这个病案所用的方法，却是诸症叠加合成诊断法，也就是说把所有的症状叠加起来，来推断病证的方法。比如一个人丢失了，张贴寻人启事时，就要写上性别、年龄、身高、身上穿的衣服颜色、款式、头发的颜色、发型、长相、其他独有的特点等。如果一个人符合上述特征，则可确认为是丢失的那个人。

直接诊断和寻根诊断相结合，临床很实用。

应用这种诊断方法，必须具备两点：一是要熟知汤证的适应证；二是要详细了解患者的病情。正因为是两者缺一不可的，故而，这种诊断方法是属于高级别的困难级的。由于汤证是死的，人的病情是活的，所以，对于初学者而言，我不建议用这种以病情套汤证的方法。

案3 李某某，48岁，男性。昨天起病，恶寒，发热，头痛，微汗出，胸闷，欲呕，舌苔薄白，脉浮略数重按无力。

处方：桂枝三钱，白芍三钱，生姜三钱，炙草二钱，大枣四枚，法夏三钱。一剂。

复诊：热退，自觉头晕，不思食。

处方：桂枝三钱，芍药三钱，生姜三钱，炙草二钱，大枣四枚，麦芽三钱，一剂愈。[广东医学.1961,（5）]

〔病案解析〕

李某某，48岁，男性——告知我们患者的一般情况。

昨天起病——告知发病时间。

恶寒——恶寒，也是怕冷的意思，不过，这是加衣被或取暖都不能缓解的症状。有一分恶寒，就有一分表证。所谓表证，就是指外邪经过皮毛、口鼻侵犯人体时所产生的一类证候。更多时候，恶寒都伴有发热。既然患者出现了发热，可为什么还会出现怕冷那？原因是这样的：外邪侵袭人体，首先就会侵犯皮肤；由于皮肤一个很重要的功能是调节体温，当体温过高时，通过散热而使体温正常，现在，皮肤受损，传递热量能力减退，体内的热散发不出去，则可出现发热；由于外界的自然温度低于人体的温度，皮肤受损，防寒能力低下，于是出现了恶寒怕冷的感觉。

也许有人会问，恶寒和畏寒都是怕冷，但它们是两个不同的概念，产生的机制和表现也不同：恶寒是加衣被、取暖不缓解；而畏寒是加衣被、近火可缓解。你刚才说的是由于温差的原因而导致的恶寒，但为什么恶寒是加衣被取暖都不缓解呢？

呵呵，原因很简单：外面的衣被加的再多，但皮肤已经受损，体温调节功能减退，不能很好地传递热量，所以，恶寒是得温不缓解；而畏寒则不同，由于皮肤功能正常，体温调节功能正常，加衣被之后，皮肤进行热量传递，故而，得温缓解。

所以，见到有恶寒的症状，就说明人体的皮肤已经受到损伤。

发热——气有余便是火。由于皮肤受损，传递热量的能力下降，皮下需要外排的浊气不能畅排而郁结，浊气含量增多，气以运动的形式而存在，运动产生摩擦，摩擦生热；多余的气产生多余的火，火热同义，不过是度的不同而已。这就是外感发热的产生机制。

头痛——痛的机制有三：不通则痛、不荣则痛和不松则痛。也就说当气血运行不畅时可出现疼痛，当营养物质缺乏不足时也会出现疼痛，当肌肉筋脉不松弛的时候也会产生疼痛。结合"有一分恶寒，就有一分表证"可知，此头疼为外感所致。风寒外袭，皮肤腠理遇冷，热胀冷缩，头皮之腠理亦收缩，这就使得本应从头皮外散的浊气不能畅排而郁结，不通则痛，从而出现了头痛。有人出现的全身疼痛，其发病机制也是如此。

微汗出——虽然皮肤因为外邪的侵袭而受损，但还没有彻底败坏；皮下的浊气必排，有一部分浊气就在肝的疏泄作用下被运送到胸中[附]，从口鼻外排，人体一过性的排浊太多，于是便出现了喷嚏、咳嗽等症状。其中一部分还是从皮下外出，带动津液外排，这也是我们常说的"热迫津出"，于是便出现了"汗液"外排的现象。

胸闷——闷，为有物堵塞所致，也就是实邪所致。人体内的实邪

恶寒和畏寒的区别，从表现上来说，就是加衣被之后，畏寒消失，恶寒依旧；从机制来说，畏寒出现时，皮肤没有受损，而恶寒的出现，则说明皮肤已经受伤。

中医是有理可讲、有理可推的。

只有四种，滞气、瘀血、痰湿水饮、积滞。积滞，也只有四种：积食、结石、虫积、肠滞（宿便）。用排除法，胸中的实邪，积滞是不存在的。结合其他的表象（就是症状和体征，而体征，更多时候是谈舌和脉），可以排除瘀血所致，故而，留下的就是能导致胸闷的，为气滞和痰湿水饮。

欲呕——胃中的浊气过多，就近而出，所以"欲呕"。这里，我们要明白胃中的浊气过多的原因：皮下的浊气不能畅排，在肝的作用下被送到人体能外排的其他地方，如胸中、胃中和肠中等。一部分浊气到了胃中，这样，就使得胃中的浊气过多。

舌苔薄白——淡红舌、薄白苔，是正常的舌象，由于患者发病时间短，故而，还没有出现什么大的变化。

脉浮略数——一般情况下，以浮沉分表里，以迟数定寒热。脉浮，是表证，脉数为热证。

重按无力——气虚的表现。

从上可知，这个患者是外感风寒内有气虚，导致不适的症状存在，故而，祛邪扶正，采用桂枝汤治疗，处方中加用的半夏，用以除湿，消除可能导致"胸闷"的痰湿水饮之病邪。

二诊时，外邪虽减，但正虚未复，去消除表象的半夏而加用麦芽帮助消化。

气具有可调性：在必要的时候，肝发挥功能，调气之后，使清气到达人体所需的地方，浊气达到人体能向外排散的地方。

陈潮祖老先生在其著作中谈到"以浮沉分表里，以有力无力定虚实，以迟数定寒热"，这是更多时候以脉辨证的诊断大法。

[附]

谈谈肝的职能

肝的职能是疏泄，即疏清气、泄浊气。

1. 疏清气

外界的清气进入到人体之后，在肝疏通道路的情况下被输送到所需之地。

生活当中，地上有路，我们想去哪里，就可以顺着路走；想让更多的人往北边走，就把往北边走的路修宽；想让更多的人往南边走，就把往南边走的路修宽。

取象比类，人体之中，肝也是根据人体需要来调配清气的流向：头部需要更多的清气，肝就疏通更多的通向头部的道路，让更多的清气流向头部；脚部需要更多的清气，肝就疏通更多的通向脚部的道路，让更多的清气流向脚部。

如果肝功能（中医上的概念，和西医上的肝功能不可混淆）低下，则疏清气的作用降低，使得需要清气的地方不能及时补充，这样，就会出现局部的清气不足。比如年龄小的人，提重物之后出现的手麻手酸，只需休息一会儿，即可得到缓解，这是因为肝功能正常的缘故；而老年人，提重物之后出现的手麻手酸，则需要休息好长时间才可能得到恢复，这就是肝功能低下的标志。

我们按按手指甲，让其颜色发白，然后松开：如果指甲受按压的局部即刻变红，就说明肝功能正常；如果变红的速度较慢，则说明肝功能低下。

这里还是要强调一下，上面谈的肝功能，是中医上的概念，不是西医上的肝脏功能。

2. 泄浊气

体内的浊气，不管是清气被利用后产生的浊气还是饮食物腐化后产生的浊气，都是在肝的作用下运送到需要外排的体表部位。

生活当中，我们的交警在指挥交通，不但根据需要来分流车辆，而且还需疏通道路，清理道路上的障碍物。

取象比类，肝就是人体之中的"交警"，在疏清气的同时还在泄浊气，疏通道路，使浊气顺畅外排。

生活当中，交警的职责是指挥交通，如果道路堵塞，其直接责任者肯定是交警。取象比类，由于肝的功能是疏泄，当我们见到体内有浊气郁结情况出现的时候，其直接责任者就是肝。

由于气是脏腑发挥功能的物质（这个，会在后面详谈的），肝气，就是肝功能。肝气不足，肝功能低下，则疏泄功能减弱，使得体内的浊气外散不力，出现郁结，掐头去尾，我们就可知道中医人经常说的肝气郁结实际上就是说因肝气不足而导致的浊气郁滞。

通常情况下，气的运动速度相对恒定，当浊气郁结时，气的含量增多，运动时的摩擦力增大，摩擦产热，故而，中医上就说"气有余便是火"。

运动或者因工作需要而活动身体时，气的运动速度加快，摩擦力也会加大，这时好多人也会出现发热的现象。不过，这是正常的发热，临床时需加以鉴别。

一旦有物堵塞，道路不通，使得浊气滞留、郁结，这时便会出现我们常说的"气滞证"。这就是临床上常说的"所有实证均可导致气滞"的原因。

生活当中，有人跷一会儿二郎腿，就会出现脚和小腿发麻的感觉，原因就是跷压之后，通向小腿和脚的气血受阻，局部气血不足，便出现了发麻的感觉。

同样道理：道路不通，不但浊气不得外排而郁结，而且还会导致堵塞之地后面的清气不足，这时就会出现我们常说的"气虚证"。这也是临床治疗实证时少佐以补气药之后效果更好的道理。

3. 谈谈肝调血

由于人体中具有自主运动的物质只有气，其余所有的物质都是随着气的运动而运行的。脉管内存有的气叫作营气，随着营气的运行，血液才流动。营气运行的快，血流加快；营气运行的慢，血流减缓。而气的运行速度是由肝掌控的，所以肝就调节着血流的快慢；又因为人体局部血量的多少是由输送的速度来决定的，故而，大学中医课本上就说肝具有调节血量的作用。

我们现在所说的心脏，其搏动实际上是（中医里的）肝调节血量的标志，其依据是：

（1）中医基础理论课本上：在正常情况下，人体各部分的血量是相对恒定的。但是随着机体活动量的增减、情绪的变化以及外界气候的变化等因素，人体各部分的血量也随之有所改变。当机体活动剧烈或情绪激动时，肝脏就把所贮存的血液向机体的外周输布，以供机体需要。当人体在安静休息及情绪稳定时，由于全身活动量少，机体外周的血液需要量相对减少，部分血液便藏之于肝。所以《素问·五脏生成篇》说"故人卧血归于肝"。这是中医基础理论课本里"肝调节血量"的一段解释。

（2）从西医上看，当机体活动剧烈或情绪激动时，心跳加快；当机体安静休息或情绪稳定时，心跳减慢。也就是说通过心脏的跳动来调节外周的血量。

故而，从上面两段话就可以得出结论：（中医上的）肝对血量的调节是通过西医上心脏的搏动来完成的。

由此更可以知道，西医上的心脏功能和中医上的心功能完全不是一回事。

西医上的心脏，是单位藏血量最多的地方，是人体内最大的脉，而心主脉，所以，在临床上，对于西医上的器质性心脏病要从中医上的心来论治；而对于西医上的功能性心脏病则要从中医上的肝来论治，因心脏的搏动是肝调节血量的标志，且"肝生于左"，正常人体的心脏就在左侧的缘故。

4. 谈谈情志

我们都知道，怒伤肝。生气之后，可以刺激肝功能而增强疏泄，比如"气得发抖"，就是疏泄太过的缘故；而"气得吐血"则是肝在调气作用下调血太过所致。

肝开窍于目，所以，生气之人常常"瞪眼睛"。

目得血而能视，狂怒之后，气机逆乱，血不得正常调配而上达眼睛，这时很可能就会出现失明的情况。我在临床上就遇到好几例这样的患者。

5. 如何护肝

酸味入肝，适当的服用酸味之品可以补肝，生活当中最常用的就是醋。

青绿色为肝所主，平时多吃青绿色的蔬菜，有很好的护肝作用。

筋为肝所主，适当的拉筋也会增强肝功能。早晨起来第一件事，转转眼睛，感觉一下，神智更清醒。

虚则补其母，肝属木，水生木，肾属水，适当用些补肾的药物也能增强肝功能，比如黑色的乌梅就是一味很好的补肝肾之品。

看到这里，学过中医基础理论的人也许就会问，不是还有"肝藏血"吗？怎么没有谈。

呵呵，后面还有心的功能没有谈及，看完之后，就会明白是心藏血而不是肝藏血。

（《其实中医很简单》）

〔 **读后感悟** 〕

1. 临床学习一定要明白其中的道理

我记得 1990 年刚考上大学，那时，说真的，对中医真是一窍不通，不过，处处留心皆学问，我们的班主任在上课时就谈到"藿香正气水治疗胃肠道的感冒效果好"。后来在给一个高三学生补习数学的时候，正好遇其感冒，而且还有恶心想吐的感觉，于是，就用了藿香正气水给其治疗，效果相当得好。

这个患者，既有感冒的症状，又有胃肠道的症状，合起来就是胃肠道的感冒，就可以用藿香正气水来治疗，但这个病案却用了桂枝汤加半夏来治疗，同样取得很好的效果，这就说明：同一种病，好多方法可用，好多药物可用。临床学习时不能拘泥于一法一方一药，不能死记死背别人的病证治疗方药，而是一定要明白其中的道理。

2. 临床辨证，最好四诊合参

临床辨证，最好四诊合参。其中的脉诊，对我们来说很重要，在这里，我摘录一下《三个月学懂中医》里的有关内容：

脉诊，也称切脉或诊脉，是中医大夫用手指对患者身体某些特定部位的动脉进行切按，体验脉动应指的形象，以了解身体状况，辨别病症的一种诊查方法。

脉为血府，贯通周身，五脏六腑的气血都要通过血脉周流全身，当机体受到内外因素刺激时，必然影响到气血的周流，随之脉搏发生变化，医者可以通过了解脉位的深浅，搏动的快慢、强弱（有力无

中医诊断，讲究四诊合参。所以，四诊需谨慎。

力）、节律（齐否）、脉的形态（大小）及血流的流利度等不同表现而测知脏腑、气血的盛衰和邪正消长的情况以及疾病的表里、虚实、寒热。

虽然中医诊脉有三部九候，但是，最常用的还是寸口诊法，也就是切按桡骨颈突内侧一段桡动脉的搏动，根据其脉动形象，来推测人体生理、病理状态。

切成人脉，以三指定位，先用中指按在高骨（桡骨茎突）部位的桡动脉定关，继续以食指在关前（远心端）定寸，然后用无名指在关后（近心端）定尺。三指应呈弓形斜按在同一水平，以指腹按触脉体。三指的疏密应以患者的高矮适当调整，如患者身体较高，医生三指排列可松一些，而患者身体较矮，则三指排列可紧一些，同时要三指排列整齐，否则影响脉形的准确性。

切脉时运用三种指力，开始轻度用力，在皮肤为浮取，名为举；然后中等度用力，在肌肉为中取，名为寻；再重度用力，在筋骨为沉取，名为按。根据临床需要，可用举、寻、按或相反的顺序反复触按，也可分部以一指直按的方法体会。

诊脉，主要是诊查脉位、至数、脉长、脉宽、脉力、脉律、流利度和紧张度。

脉位，是指脉动显现部位的深浅。脉位的深浅主要是靠指力的轻重来体会，脉位表浅为浮脉，脉位深沉为沉脉。

至数，是指脉搏的频率。正常成年人一吸一呼，脉跳动四五下为正常，如果跳动的次数超过了五次，就是数脉，不足四次者，为迟脉。

脉长，就是脉动应指的纵向长度。当脉动范围超越寸关尺三部者，为长脉，不足者，甚或关部或寸关部者，为短脉。

脉宽，是指脉动的横向范围大小。也就是我们常说的脉的粗细。脉道宽大者为大脉，脉道狭小者为细脉。

脉力，就是脉搏的强弱。脉搏应指有力的为实脉，应指无力的为虚脉。

脉律，就是脉动节律的均匀度。其包括两个方面，一是脉动节律是否均匀，有无停歇；二是停歇的至数、时间是否规则。

流利度，是指脉搏来势的流利通畅程度。脉来流利圆滑者为滑脉，

切脉，中指定位相当重要。否则，你摸到的寸脉，有可能是患者真正的关脉。

摸脉，更多时候需要像弹钢琴一样的运用手指。

来势艰涩，不流利者为涩脉。

紧张度，是指脉管的紧急或迟缓程度。脉的紧张度主要体现在脉长、张力和指下搏动变化情况。弦脉、紧脉就是紧张度高的脉，缓脉就是紧张度弛缓的脉。

临床上切脉时需注意：①医者须全神贯注，仔细按触，反复细心体验，防止主观臆测、粗枝大叶，时间也不能过于短促（每次诊脉时间不应少于50秒）；②注意内外因素对脉象的影响，如小儿脉较成人脉软而数，妇女脉较男子脉细弱而略数，胖人脉较瘦人脉沉。夏天脉较洪大，冬天脉较沉小。剧烈运动后脉洪数，酒后脉数，精神刺激和某些药物也可引起脉象的暂时变化；③有些人因桡动脉解剖位置的差异，脉不见于寸口部而于拇指腕侧处，称为反关脉，从尺部斜向手背，称为斜飞脉。

健康人的脉象称为正常脉象。一般是不浮不沉。不大不小，不强不弱，不快不慢，均匀和缓，节律整齐，又称为平脉或缓脉。平脉至数清楚，一息(即一呼一吸)之间四至五次；相当于72～80次，节律、强弱一致。脉象受体内外因素的影响而发生生理的或暂时的变化，也属正常。如年龄越小，脉跳越快，婴儿脉急数，每分钟120～140次，五六岁儿童常为一息六至，每分钟90～110次，青壮年体强，脉多有力，年老人体弱，脉来较弱，成年人女性较成年男性脉细弱而略快，瘦人脉较浮，胖人脉多沉，重体力劳动，剧烈运动长途步行，饮酒饱餐，情绪激动，脉多快而有力，饥饿时则脉较弱。

在中医学有关脉学的专著中所记载的病脉有28种，不过临床常见的只有14种脉：

浮脉：脉搏呈现部位浅。轻取即得，重按反觉稍减。

沉脉：脉搏显现部位深。轻取不显，重按始得。伏脉：比沉脉显现部位更深，重按推筋着骨始得。

迟脉：脉搏次数少，一息不足四至（每分钟脉搏少于60次）。

数脉：脉搏次数多，一息六至以上（每分钟脉搏多于90次）。疾脉：一息七八至（每分钟120次左右）。

滑脉：脉来流利圆滑，如盘滚珠。

涩脉：脉来涩滞不畅，如刀刮竹。

弦脉：脉挺直而长，如按弓弦，有劲有弹力，脉管的硬度大。

给成年人摸脉，在正常的部位摸不到脉，这时一定要考虑是否存在反关脉的情况。

心中了了，指下难明。掌握了脉的有关情况后，还需用心体会，感受脉象。

紧脉：脉来绷急，应指有力，如绳索绞转，脉的张力大，脉跳有力。

缓脉：一息四至，不快不慢，不强不弱，脉来和缓，脉的硬度、张力适中。

洪脉：脉形洪大，脉来如波涛汹涌，来盛去衰，脉形宽，波动大。大脉：脉形大而无来盛去衰之势。

细脉：脉形细如线，脉形窄，波动小。小脉也即细脉。

促脉：脉来急数，时而一止，止无定数，即脉搏快，有不规则的间歇。

结脉：脉来缓慢，时见一止，止无定数，即脉搏慢，有不规则的间歇。

代脉：脉来歇止，止有定数，不能自还，良久复动，即有规律的间歇，脉搏动到一定至数歇止一次，歇止时间较长。

3. 关于"祛外邪"

我们中医上所讲的祛外邪，实际上就是说修复外邪对人体造成的伤害。比如说受寒了，其真正的意思是说"寒"对患者造成的伤害，所以，中医上的祛寒气，实际上是用药物或其他方法来修复"寒"对机体造成的伤害，只要这种伤害没有修复好，大夫就会说患者的"寒气"还没有去掉。比如类风湿性关节炎的"寒"等。只有修复好了"寒"对人体造成的伤害，"寒气"才会消除，病才能好。

> 祛邪的意思，不仅仅是把人体内的虫、结石等向外排，更多时候，是指修复病邪对人体造成的伤害。

4. 临床一定要做到有方有药

临床处方，一定要做到有方有药，可不能有方无药或有药无方。有方无药，说的就是您虽然找到了一个很好的药方子，但没有根据患者的具体情况加减用药；有药无方，说的就是只有头疼医头、脚疼医脚的各种药物，而没有根据方剂的组织原则来应用。

> 有方有药的处方，才是真处方。

这个病案中的方药，桂枝汤，祛邪扶正，因患者开始有"胸闷"的表象出现，故而就加用了半夏来治疗，二诊时，有头晕和不想吃饭的情况出现，故而，去掉了半夏而另加了麦芽，这就是随症加减用药，做到了有方有药。

案4 一商人自汗证，达半年之久，延医服止涩收敛药如龙、牡之类，约数十帖之多，毫无寸进，请东台虎阜名医王子郑治疗，询知病者无发热恶风症状，汗出不温。精神觉得疲倦，脉象弱而不振，温剂收涩药已遍服无效。乃予桂枝汤，不加增减，服五帖而愈。(《伤寒论译释》)

〔病案解析〕

一商人自汗证——自汗，就是自觉出汗，这是相对于盗汗而言的。出汗时能感觉到的，叫自汗，出汗时感觉不到的，叫盗汗，也就是说这个出汗是偷偷摸摸的，一般来说，睡着后的出汗，是偷偷摸摸的出汗，是人感觉不到的出汗，这就是盗汗。不管哪一种出汗，其直接诊断都是气虚不固津液所致。(气有五个功能，其中一个就是固摄功能)

> 患者能知道的出汗，叫自汗；患者不知道的出汗，叫盗汗。

达半年之久——说明病程。一般来说，病程长的，要考虑久病多虚和久病多瘀两种情况。颜德馨老先生曾谈到"久病必有瘀"。

延医服止涩收敛药如龙、牡之类，约数十帖之多，毫无寸进——前车之鉴，后车之师，我们可以根据前医的治疗教训来调整自己的治疗思路。中医的治病，有治本的，有治标的，有标本兼治的，这是根据不同的病情来用的治疗方法。这个患者，前医用收涩的止汗药治疗无效，原因就是只治标而没有治本。由此给我们有所启发，就是治疗这个病的时候，一定要治本。

> 前人治法，当需借鉴。

询知病者无发热恶风症状——说明没有表证。

汗出不温——汗出而热，为热迫津出所致；汗出不温，为气虚之后固摄津液的功能下降所致。

精神觉得疲倦——气虚所致。

脉象弱而不振——明显的气虚病证。

温剂收涩药已遍服无效——治标而不治本。

乃予桂枝汤，不加增减，服五帖而愈——效果不错。

〔读后感悟〕

这个患者，明显为气虚不固的自汗证，治疗时借鉴前医用收涩药来敛汗无效的教训，应补气以治本。中医方剂学中有个"玉屏风散"，由黄芪、白术和防风组成，就是专门用来治疗气虚自汗的。这里，治疗的大夫采用桂枝汤以收效，原因是什么？

我们知道桂枝汤的组成是桂枝、白芍、生姜、甘草和大枣，其中甘草和大枣，能补气治本，白芍补充阴血，使所补之气有所藏，桂枝和生姜，排浊止汗，故而病愈。

这里，有两个基础点：①气为血之帅，血为气之母。就是说血的运行是靠气的，而气的所藏是在血中，当然，这里先不说津液。当血充实之后，气有所藏，故而，应用补血药之后气才能补得上；②人体之中只有气具有自主运动性，其余所有的物质都是随着气的运动而运行的，汗出也不例外，也是在人体外排浊气的时候带动津液外出而形成的。不停的出汗，则说明皮下的浊气太多，如果皮下没有浊气的话，汗液也就不能外排，这是因为人体内的清气都在被人体利用，不可能外排的缘故。正常情况下，人体内某一部位的气的含量是相对固定的，清气的量增多，浊气的量就减少，反之亦然，局部的浊气过多，清气则不足。现在皮下出汗增多，则说明局部浊气过多，浊气过多，也就说明局部的清气不足，这就是大学课本上说的"气虚不固"。当应用桂枝和生姜等发散的药物之后，皮下的浊气能很快地外排，这样，皮下的浊气减少，外出带动津液的量亦减少，于是，汗出自然也就减少。这就是上面谈的"排浊止汗"，这点，和"放血就是放气"的治疗原理是一样的，不过，应用这个办法来治疗自汗证，有可能是刚开始的时候，出汗较前更多，继续用药之后，出汗才逐渐减少。

由此我们也可以知道：中医的治疗，个人有个人的治疗思维，我们在临床上不能拘泥于一法一方一药，不能见此而言他错。

因外寒致虚者：桂枝加芍药汤

案 黄某，女，64岁。腹满时痛4年余，久治不愈。今春在省城某医院就诊，经肠镜检查诊为溃疡性结肠炎、肠息肉。病理检查息肉有恶化之兆，行手术切除。术后满痛依然，多发生于夜间，痛时喜按，或蜷卧亦可得减。胃纳不香，口不干、不苦，不思饮，不泛酸，微呃逆。大便一二日一行，鸭溏不畅。望其面色萎黄少华，鼻头微青。形体消瘦，舌润微暗，苔白腻。腹诊：腹皮薄弱，腹肌挛急，关元穴处压痛明显。脉来沉弦细弱。

辨证：脾胃虚弱，寒凝血滞。

(左侧旁注)

人体之中，只有气具有自主运动性，清气如此，浊气亦如此；其余所有的物质都是随着气的运行而运动的。

桂枝加芍药汤，由桂枝、芍药、炙甘草、生姜、大枣组成，其中，芍药的用量较大。具有温脾和中、缓急止痛的作用，主治太阳病误下伤中，土虚木乘之腹痛。

治法：温经化瘀，缓急止痛。

方药：拟桂枝加芍药汤加味。桂枝 10 克，白芍 20 克，炙草 10 克，莪术 10 克，三棱 10 克，生姜 10 片，红枣 12 枚。3 剂，每日 1 剂，且须重视饮食治疗。

二诊：疼痛明显减轻，口中和，多唾涎，此虚寒证也。

《沈氏尊生书》："凡痛必温散，切不可补气，以气旺不通，则反甚之"，系指寒实疼痛而言，虚寒疼痛者，舍温补何以为治？拟原方加吴萸 10 克，黄芪 15 克，3 剂。

三诊：疼痛止，胃纳增，大便一日一行，仍溏不畅。

嘱守方续服 7 剂，隔日 1 剂。

四诊：疼痛再未发作，精神大好，纳化一如病前，大便已成形。舌淡红，苔薄白微腻，脉弦细。改服参苓白术散善后。（《临证实验录》）

〔病案解析〕

黄某，女，64 岁——告诉我们患者的一般情况。

腹满时痛 4 年余，久治不愈——在说明病程较长的同时，更说明了主诉。主诉，就是患者告诉我们自己最为难受或最明显的表象（症状和体征）。

今春在省城某医院就诊，经肠镜检查诊为溃疡性结肠炎、肠息肉。病理检查息肉有恶化之兆，行手术切除。术后满痛依然——西医的检查结果，我们可以借鉴，但辨证时依然需严格按照中医的诊断思维来进行。

多发生于夜间——白天属阳，晚上属阴。白天加重或发生的病证属阳病；夜晚加重或发生的病证，属阴病。这个患者的病情"多发生于夜间"，故而，就属阴病。阴病虚者需补阴，实者，因阴胜则寒，所以经常采用"寒者热之"的治法。

痛时喜按，或蜷卧亦可得减——这是明显的虚证标志。

胃纳不香——脾虚所致。

口不干、不苦，不思饮，不泛酸，微呃逆——脾主思，"不思饮"为脾虚所致；胃中浊气过多，就近外排，于是便出现了呃逆，这里的"微呃逆"，说明病情较轻。

大便一二日一行，鸭溏不畅——水湿为患所致。溏，是水邪所致；

不管西医是否认可中医，但中医更多时候是可以借用西医检查结果的，这不但是一种大度，更是一种智慧。

喜按为虚，拒按为实。

不畅，是因湿邪所致。

望其面色萎黄少华——脾虚所致。

鼻头微青——青色为肝所主，肺开窍在鼻；肝属木，肺属金；金克木。现在肝所主之色表现在肺所开之窍上，就说明是肺虚肝侮之。

形体消瘦——脾为后天之本，气血生化之源，现"形体消瘦"，其直接诊断就是脾虚所致。

舌润微暗——润，为水湿所致；暗，血瘀所致。

苔白腻——白，主寒，腻，为水湿所致。从上可知，这个患者的病证为脾肺两虚，兼有寒湿和血瘀停滞。

腹诊：腹皮薄弱，腹肌挛急，关元穴处压痛明显——寒则收引所致。

脉来沉弦细弱——沉，主里；弦，既主气滞，也主疼痛；细，既主虚，也主水湿；弱，为气血不足所致。

辨证：脾胃虚弱，寒凝血滞。治法：温经化瘀，缓急止痛——这个诊断不错，如加上"肺虚"则更好。

拟桂枝加芍药汤加味：桂枝10克，白芍20克，炙草10克，莪术10克，三棱10克，生姜10片，红枣12枚。3剂，每日1剂——脾主甘味，大枣和炙甘草健脾；肺主辛味，桂枝和生姜补肺，生姜更可以祛寒湿；三棱和莪术畅通血脉；白芍味微苦酸，能补心以通血脉（心主苦味），能补肝而增强疏泄之力（酸味为肝所主）。桂枝、炙甘草、生姜、大枣均是温热之品，能平病性。全方共用，补脾肺，通血脉，祛寒湿。

且须重视饮食治疗——更多时候，食疗胜药补。

二诊：疼痛明显减轻，口中和，多唾涎，此虚寒证也——效果较好。

《沈氏尊生书》："凡痛必温散，切不可补气，以气旺不通，则反甚之"，系指寒实疼痛而言，虚寒疼痛者，舍温补何以为治？拟原方加吴萸10克，黄芪15克，3剂——吴茱萸温里散寒，黄芪补气，加用这两味药，增强了补益祛寒之功。

三诊：疼痛止，胃纳增，大便一日一行，仍溏不畅——水湿之邪仍在。

嘱守方续服7剂，隔日1剂——效不更方。

四诊：疼痛再未发作，精神大好，纳化一如病前，大便已成

形——效果不错。

舌淡红，苔薄白微腻，脉弦细——虽然病情明显减轻，不过，寒湿之邪仍然存在。

改服参苓白术散善后——参苓白术散，具有健脾止泻之功，这时的治疗，由于邪不甚，故而，采用扶正祛邪法来治疗。

九散之剂以巩固，这点应很好借鉴。

〔读后感悟〕

山不在高，有仙则灵；水不在深，有龙则名。同样，药不在多，对证就成。能用一味药解决的，尽量不要再多用其他的药。

中医临床上，有以通为补法，说白了，就是用祛邪的方法来扶正，这叫"旧的不去，新的不来"；同理，还有扶正祛邪法，也就说在邪不是很盛的情况下，单一扶正，这就好像生活当中的交接班一样，"新"的不来，"旧"的不去。

全面了解扶正祛邪很有必要。

因外寒致实者：桂枝加大黄汤

曹颖甫医案　庆孙，7月27日。起病由于暴感风寒，大便不行，头顶痛，此为太阳阳明同病。自服救命丹，大便行而头痛稍愈。今表证未尽，里证亦未尽，脉浮缓，身常有汗，宜桂枝加大黄汤。川桂枝9克，生白芍9克，生甘草3克，生川军9克，生姜3片，红枣3枚。

桂枝加大黄汤，由桂枝、芍药、炙甘草、大枣、生姜组成，主治本太阳病，医反下之，因而腹满大实痛者。

〔病案解析〕

庆孙，7月27日——说明患者的一般情况。

起病由于暴感风寒——说明病因。

大便不行——这里没有说明是因为感受风寒导致的还是平素就有。

头顶痛——寒则收引所致。

此为太阳阳明同病——这是六经辨证。

自服救命丹——救命丹，是《洞天奥旨》上面的一个方子，常用来治疗痈疽的，不知道这里服用，是起什么作用。

大便行而头痛稍愈——由于救命丹的成分是穿山甲3大片（用蛤粉炒熟，不用粉）、甘草节2钱、乳香1钱、天花粉2钱、赤芍3钱、皂角刺5分（去针）、贝母2钱、没药5分、当归1两、陈皮1钱、金

是药三分毒，用药需谨慎。

银花 1 两、防风 7 分、白芷 1 钱、白矾 1 钱、生地 3 钱，其中穿山甲、乳香、当归活血止疼，防风、白芷散寒止痛，故而，"头痛稍愈"；甘草通便、天花粉和生地滋阴养血可以润肠、当归润肠通便，故而，也可出现"大便行"的情况，但是，贝母、金银花等为药性寒凉之品，不但不能平病性，反而会使病证更寒。

今表证未尽，里证亦未尽，脉浮缓——浮，主表；缓，气血不足可以导致，湿邪滞留也可导致。

身常有汗——表虚不固所致。

宜桂枝加大黄汤——桂枝汤发散风寒，补气固表，加用大黄来畅通肠道。

〔读后感悟〕

有是证，用是药。我们不但要牢记这句话，而且还要用到实处。这个病证，就属于桂枝汤的虚寒证加上大便不畅这个表象，故而，仿照秦伯未的"病因、病位加症状"的处方格式，用桂枝汤加大黄为正治。不过，话说回来，这个患者已经"大便行"，后面的处方再加用大黄，是否妥当？

> 有是证，用是药，这是处方原则。

（二）兼证

兼项背强几几：桂枝加葛根汤

庚戌，建康徐南墙，得伤寒，背强、汗出、恶风。予曰：桂枝加葛根汤证。病家曰，他医用此方，尽两剂而病如旧，汗出愈加。予曰，得非仲景三方乎？曰然。予曰，误矣，是方有麻黄，服则愈见汗多，林亿谓止于桂枝加葛根汤也。予令生而服之，微汗而解。（《伤寒九十论》）

> 桂枝加葛根汤，由桂枝、芍药、炙甘草、大枣、生姜、葛根组成，具有解肌发表、升津舒经的作用。

〔病案解析〕

庚戌——告诉我们患病时间。

建康徐南墙，得伤寒——说是一个人患有风寒感冒了。

背强、汗出、恶风——这是说患者出现的表象。汗出和恶风的发作机制，在前面我们已经谈过了，这里，我说说"背强"：强，是拘急的意思。拘急的发作，只有两种原因，一种是因"寒则收引"所致，另一种是"热灼津液"所为。这个患者是因风寒感冒所致，故而，背强的原因就是"寒则收引"。

予曰：桂枝加葛根汤证——有汗的风寒感冒，用桂枝汤来治疗，效果很好。有是证，用是药。焦树德老先生说过，临床处方，一定要做到有方有药，因为患者还有"背强"一证，故而，处方时就在桂枝汤的基础上加用了一味葛根。

病家曰，他医用此方，尽两剂而病如旧，汗出愈加——说明用不得法。

予曰，得非仲景三方乎？曰然。予曰，误矣，是方有麻黄，服则愈见汗多，林亿谓止于桂枝加葛根汤也。予令生而服之，微汗而解——麻黄，发汗之品，应用时要掌握好适应证及发汗程度。

做事做到位，讲理要讲通。中医，来不得半点含糊。

〔读后感悟〕

中药处方治病，既考虑到针对根本原因的治疗，也要考虑到针对表象的治疗。本病虽是风寒外感有汗之证，用桂枝汤治疗，合乎医理，不过，因出现了"背强"的症状，于是，在处方中加用葛根来治标。

葛根，味微甘而补脾，质轻升提，临床上用以治疗脾虚、肌肉病，效果很好。

用类秦伯未处方格式，增加针对表象的治疗，效果更好。

[附]

葛根的作用及应用

1. 补脾健运

脾，不但运化营养物质，更运化水液，由于葛根有升提作用，故而，有补脾之功能的葛根就可以把水液运化到口中，使得口渴症状消失，这就是我们常说的"生津"。

脾主肌肉，葛根虽为根，但质轻上浮，故而对于颈部的肌肉病变有很好的治疗作用。临床上，只要见到颈部肌肉僵硬的病变都可以加用葛根，效果很好。

葛根治痿证，效果也不错，如1987年《黑龙江中医药》上介绍：高某，男孩,6岁,3个月前发热后，出现颈项强直，不能自转侧，四肢瘫软不用，经用中西多方治疗病情曾有缓解，现又复发，拟方：葛根30克，生马钱子0.5克，全蝎一只，蜈蚣一条，土元

10 克，服 20 剂，病情好转，两上肢能轻轻抬起，两手有一定握力，搀扶可行数步，续服 20 剂，症状消失。近日来病又反复，颈项酸痛，四肢活动不灵，乃取治痿独取阳明之义，单用葛根 50 克，煎服 9 剂即愈。

2. 名医经验

（1）王俊介绍王荣山经验

《伤寒论》曰："太阳病，项背强几几，无汗恶风，葛根汤主之。"而王老认为项背强几几是因经气不利所致，葛根有轻清舒筋之功效，故治肩凝症可选葛根汤，重用葛根至 120 克，并取得满意效果。如 1972 年，刘某病肩凝症数月，经过中西药物治疗罔效。患肩疼痛，局部灼热，臂后旋抬举受限，颈项亦牵引疼痛。即用葛根汤加威灵仙、秦艽治之，方中用葛根 120 克，白芍 30 克，每日 1 剂，服 3 剂而病瘥。王老指出：葛根汤为辛温甘凉之汗剂，凡病在太阳阳明，筋脉不利即可适用。葛根用量要大，须要解肌、透疹、升清气、利筋脉的病症，无论属表热或里热，用量均不宜小，效果才理想。（湖北中医杂志，1990）

（2）杨悦娅介绍张云鹏经验

血压较高者，大剂量使用葛根，是先生的经验用药，一般用 30 克，可增至 70 克，常与牛膝配伍升清津，降气血而柔肝平肝。（山西中医，2006）

（3）陈建新经验：葛根重用取奇效

余用葛根治外感风热之头痛、项背强痛、肌肉痉痛和湿热泻痢或脾虚泄泻、热病口渴等症均以量大取效，每每下笔即 120 克一剂。

余用葛根大量取效来自三证：以生活中实例证之，世人每用塘葛菜或生鱼煲葛汤，一家四口每用 1～1.5 千克葛煲汤，实即 1000～1500 克。四人平均分之，每人 250～270 克，诚然为鲜品，但葛根 120 克仅及一半或 1/3 而已，故虑其升散太过或过凉诚属多余之虑。其次证之古人：仲景《伤寒论》葛根芩连汤证"喘而汗出"用葛根 0.25 千克。《梅师方》治热毒下血用生葛根 1 千克。三证之今人：有郭姓患者，女，33 岁。1983 年 2 月来诊，连日头项痛不能转侧，微恶寒，舌淡苔薄，脉浮紧，笔者头二诊 4 剂均用桂枝加葛根汤（葛根初诊 15 克，二诊 30 克），证如故。三诊葛根改用 120 克，上午服药下午头项痛即止，转动自如。

1983 年秋，有李姓患儿，男性，2 岁。患秋季泄泻 3 天，日下十数行，前医以葛根芩连汤（葛根 12 克），笔者以同方葛根 30 克，按上法处理。下午服药，当晚泻即止。

由此看来，葛根可重用而取奇效，无论从生活饮食或长期临床实践都说明葛根重用得当，可药到病除。（《南方医话》）

（《其实中药不难学》）

兼喘：桂枝汤加厚朴杏子汤

戊申正月，有一武臣为寇所执，置舟中艎板下，数日得脱，乘饮恣食，良久解衣扪虱，次日遂作伤寒，自汗而膈不利，一医作伤食而下之，一医作解衣中邪而汗之，杂治数日，渐觉昏困，上喘息高，医者仓皇失措，予诊之曰：太阳病下之，表未解，微喘者，桂枝加厚朴杏子汤，此仲景之法也，指令医者急治药，一啜喘定，再啜漐漐微汗，至晚身凉而脉已和矣。(《普济本事方》)

桂枝加厚朴杏子汤，由桂枝、芍药、甘草、大枣、生姜、厚朴、杏仁组成，具有解肌发表、降气平喘之功。

〔病案解析〕

戊申正月——告诉我们发病时间。

有一武臣为寇所执，置舟中艎板下，数日得脱，乘饮恣食，良久解衣扪虱，次日遂作伤寒——告诉我们病因。

自汗而膈不利——自汗，前面已经解释过了，这里我说说"膈不利"，这就是我们常说的"胸膈不利"，意思为胸及横隔部位窒塞堵闷。见到这种情况，我们的直接诊断就是有物堵塞，实邪为患。人体中的实邪，一般来说只有四种：气滞、血瘀、痰湿水饮、积滞。积滞一般来说也只有四种：积食、结石、虫积、肠滞。至于用寻根诊断法来知道其根本原因是什么，这则需要结合其他的兼证来看。

读前人医案，了解一定的古文知识，则会更好。

一医作伤食而下之——也许是看到患者有"乘饮恣食"的情况出现。

一医作解衣中邪而汗之——中邪不可信，但汗之却可取。

杂治数日，渐觉昏困，上喘息高，医者仓皇失措——药不治病则致病，乱治一通，则生变证，出现昏困、喘息的情况。我们知道"昏困"为气虚所致，为什么会出现这种变证？原因是患有伤寒感冒，为"邪之所凑，其气必虚"，人体本来就存在有"清气不足"气虚的情况；感冒之后，清气在体表与外邪做斗争，且还要修复外邪对人体造成的伤害，现在却用下法来治疗，更是伤气，且出汗太多亦是伤气，乱治之后，人体之清气更加不足，于是便出现了"昏困"的情况；人体之中，气的含量相对恒定，清气不足，则浊气有余，郁结胸中，便出现了喘息的症状。

人不伤虎，虎就伤人，同理，药不治病，就会致病。

予诊之曰：太阳病下之，表未解，微喘者，桂枝加厚朴杏子汤，此仲景之法也，指令医者急治药，一啜喘定，再啜漐漐微汗，至晚身凉而脉已和矣——有理有据的解说治法。

〔读后感悟〕

我们的临床治疗，一定要辨证准确，否则，用药就错，这样的结果就是不但不能治病，反而致病。

桂枝加厚朴杏子汤，是张仲景的一个方子，不但可用来治疗外感风寒引起的旧有喘病发作，而且还可用来治疗外感风寒之后，误用下法导致的胸膈满闷之证。但不管哪一种情况，外感风寒，浊气郁结胸中总是其病机。故而，这里的喘，吸多呼少是其特点。

肾主吸气，肺主呼气。喘，要从吸或呼的异常来追究肾或肺的责任。

我们知道，喘，临床上有两种，一是吸少呼多，二是吸多呼少。吸少呼多，就是说呼气正常，但吸气减少，这是肾不纳气所为；吸多呼少，就是说吸气正常，但呼气减少，这是肺不排浊所致。桂枝加厚朴杏子汤所治疗的"喘"，一定是第二种情况，即肺排浊不力而致的。

为什么胸中郁结所致的喘，要加用厚朴和杏仁来治疗？

原因很简单：我们都知道，人体的皮肤有呼吸功能，可以向体外排浊，热胀冷缩，现今感受风寒，皮肤腠理收缩，本来由皮肤外排的浊气就产生了郁结；浊气必排，在肝的疏泄作用下（这点在前面已经谈过了），皮下的浊气就被转运到胸中，从口鼻外排；现在出现了"喘"，则说明从口鼻外排浊气也出现了不畅的情况，故而，体内的浊气则需从肠道外排，而厚朴和杏仁都有降气之功，故而，加用之后，以桂枝汤从皮肤排浊，以厚朴和杏仁从肠道排浊，两者合力，浊气畅排，故而收效很好。

不战而屈人之兵，谓之上策。给邪以出路，是治病的一个谋略。

[附]

谈谈"厚朴"

厚朴气香走窜，味辛补肺，故而，有很好的外排浊气、浊物的作用，如王好古就说"主肺气胀满，膨而喘咳"；药材为根皮，能治疗下焦病证，如消除腹部胀满等。因厚朴性热，故对于寒积所致病证有很好的治疗作用，肠道寒积为正治；胃中寒积，通过厚朴的热和外排肠道浊气浊物，而除寒下滞，效果也是不错。

1989 年《四川中医》上何厚夫介绍治疗顽固性咳喘证，以厚朴、麻黄为主随证加减，水煎服，日 1 剂，治疗顽固性咳喘证 2 例，效果显著。

1990 年《辽宁中医杂志》上介绍 "治疗闭经，用单味厚朴（研末冲服），治疗因情志不调致腹胀闭经，久治不愈患者 1 例，共进厚朴 90 克而获痊愈。随访 2 年，经行正常"。

（《其实中药不难学》）

关于 "肺排浊气"

肺的职能是排浊。

正常情况下，人体内的浊，主要包括两部分：浊气和浊物。异常情况下，人体内还有一种是从外而入的有毒物质，比如能让人体中毒的一氧化碳气体和一些有毒食物等，我们通常称为浊毒。由于人体内只有气具有自主运动性，其余所有的物质都是随着气的运动而运行的，故而，浊物和浊毒的外出，也是在气的外排作用带动下进行的。

由于浊毒是一种异常情况，这里，我们就先不谈这个了，只谈浊气和浊物的有关问题。

浊气，包括清气被利用后所产生的气和饮食物腐化后所产生的气两种；浊物，通常是指二便和汗液。当然痰和女性的经、带也是浊物的一种。

下面具体说说肺的职能。

1. 排浊气

有这么件事，说是一个人刚买了一辆摩托车，破的，发动起来声音相当大。不知道什么原因，每天早早就起来上班的他需要先把摩托车发动起来，过一大会儿才骑走，搞的邻居是怨声不断。某天早上，人们睡了一个好觉，起来后邻居们就议论说没有摩托声的骚扰可真清净。几天之后，有好事之人就把打听来的消息告诉其他人：破摩托，不好推，费了九牛二虎之力，推到一个修理摩托的地方，呵呵，没有修好，连问题所在都没有找到；于是，又找了好几个修理摩托车的地方，还是没有修好；最后，经过一个人提示，发现是摩托车的排气筒让人给塞上了东西。

看看，排气筒堵塞之后，车就动不起来了。

话说当人体最初形成的时候，所有的器官都想当头儿。

大脑说：我应该当头儿，因为我掌管着全身的各种神经反应和功能。

脚说：我们应该当头儿，我们载着身体和大脑走遍天涯海角。

手说：我们应该当头儿，因为我们做所有的活儿来挣钱。

争论持续着。

心脏、肺、眼睛等器官纷纷发言要求当头儿。

最后，屁眼站出来表示他也想当头儿。

大家对他的要求嘲笑不止，屁眼怎么能当头儿呢？

于是，屁眼开始了罢工。他拒绝工作，并把自己堵的严严实实。不久，身体的各个器官都感受到了屁眼罢工的危害。眼睛开始发直，手和脚也哆嗦起来，大脑开始发热，心脏和肺也无法正常运转。

最终，大家重新召开了会议，一致同意屁眼应该当头儿。于是，一切恢复了正常。

当各个器官忙忙碌碌的工作时，他们的头儿只是在那里坐着。

这个故事告诉我们，排浊是相当的重要。

人要生存，就必须要把体内的浊气向外排；人要健康，就必须要把体内的浊气有规律的定量排出。

生活当中，几个人在房间里面打了一晚上的牌，也抽了一晚上的烟，早上，其中一个人的老婆从外面一开门，哇，隐约只能看见几个人影。赶快，开门、开窗，不长时间，屋内又清亮了。

中医里，肺的向外排浊，也是打开门窗进行的：从上面的口鼻、下面的二阴口、外面的皮肤腠理等来排气的。

《黄帝内经》中谈到"诸气膹郁，皆属于肺"，如果排浊不畅，则会导致浊气郁结：郁结在胸中的可出现胸闷、吸多呼少证；郁结在肠道的，可出现腹胀；郁结在胃可出现胃胀；郁结在皮肤的，可出现皮肤发胀、发痒等表象。

反过来说，只要在临床上见到这些病症，我们的直接诊断就是肺虚，即肺的排气功能下降所致。

病情轻微的，年轻力壮的，可以让其先做自我调理；病情严重的，就必须及时治疗，否则，就有可能出现"活人让尿给憋死"的情况。

在《辨证施治》中谈到：王某，女，20岁。

病史：咳嗽已半年余，服中西医药物效果不好。主要症状为干咳少痰、头痛、咽喉充血疼痛、脉小滑、苔薄腻（西医诊断：慢性支气管炎）。

处方：生麻黄三钱，嫩射干五钱，炙紫菀五钱，姜汁生半夏三钱，制南星三钱，炙百部五钱，板蓝根五钱。

服四剂，咳嗽大减，咽痛已除，再予上方去板蓝根，续服四剂，咳嗽即止。

辨证分析：患者咳嗽已有半年多，属于久咳。伴有咽喉疼痛，这是痰热不清的表现，所以用清热解毒、宣肺化痰止咳的方法治疗，麻黄、射干宣肺，紫菀、百部、半夏、南星、化痰止咳，板蓝根清热解毒。

体内浊气外排，还有一个附带功能，就是人的正常说话发声。做做看，吸气时你能正常说话吗？肯定不能。

在1984年第四期的《中医杂志》上谈到：路志正治疗某患者，男性，54岁。语音嘶哑，以"咽部慢性充血，声带息肉"，予以手术摘除，术后以息肉未净而症状依然，相继又做了三次手术……又"右声带前1/3处隆起，色淡，余部充血"，以养阴清肺汤加减治疗近月，症情不减。患者身高体胖，声微音哑，面色晦黯，性情暴躁，头晕而重，腰腿疼痛，纳谷一般，时感胃脘胀满，咽喉紧而不爽，神疲乏力，口干烦渴喜饮，晚间睡前饮水甚多。舌淡苔白滑，脉虚弦而数，按之无力。此系湿邪阻滞，气机不畅，痰瘀互结，咽喉不利。治以启膈宣肺，佐以活血化瘀，用启膈散化裁。处方：郁金10克，丹参15克，浙贝母10克，荷叶6克，羌、独活各10克，柴胡6克，防风10克，白芷10克，半夏15克，茜草10克，鸡血藤15克。药进3剂，语声仍嘶哑，但声域较前扩大。后以益气健脾、补血活血化瘀散结、舒畅气机为治，调理近月，声音恢复正常，追访3年，声带息肉未再复发。

2. 排浊物

人体之中，只有气具有自主运动性，其余所有的物质都是随着气的运动而运行的，浊物的外排也不例外，所以说，浊物外排实际上是肺外排浊气功能的一个附带：汗液是随着浊气的外出而外排的；粪便是随着浊气的外出而外排的；尿液是随着浊气的外出而外排的；痰是随着浊气的外出而外排的；妇女的经、带等也是随着浊气的外出而外排的。

如果肺的功能下降：浊物郁结肠道，不能畅排，可出现大便难、便秘等；浊物郁结膀胱，不能畅排，可出现小便淋漓不净；浊物郁结皮肤，不能畅排，可出现皮下水肿；浊物郁结女子胞（子宫），可出现月经量少或经闭等病症。

临床上见到好多人从肺入手来治疗闭经，其道理就在此。如1991年第九期的《辽宁中医杂志》上就谈到：

承忠委等治某患者，女，26岁。素来经汛正常，1年前因失恋，忧思太过，遂致经量递减，颜色渐深，终致经闭半年，曾叠服逍遥、归脾、知柏地黄及血府逐瘀汤药等，非但不效，反感不适。刻诊：见形瘦肤燥，胸满太息，毛发无泽，倦怠气怯，面黢黑，少言语，询知梦多，寐难，纳少便艰，噫气烦躁，咽中偶感炙脔阻塞，且极少白带，舌尖红苔薄黄偏干，脉涩不畅。前医按常法施治既乏效，则当求法外之法，改予润肺解郁下气，略参养血清通，取费伯雄润肺降气汤中的沙参、蒌皮、桑皮、苏子、郁金、杏仁、合欢花、旋覆花合仲师百合地黄汤，参入生白芍、当归、柏子仁、丹皮、朱茯神，连服10剂，诸症减轻，言语渐多，纳增神振，去桑白皮、杏仁，加怀牛膝、阿胶，续服10剂，肤润形丰，两脉遂渐流利，去合欢花、苏子，加香附、益母草，续进7剂，自觉乳腹均胀，腰酸，有似过去将行经之兆，舍百合、朱茯神，加桃仁、红花，未尽3剂，月经复行矣。

3. 谈谈情志

悲伤肺，忧、悲同类，所以忧也伤肺。

如果长久的忧愁悲伤，伤肺之后，排浊无力，浊气不得外出而郁结胸中，可出现咳嗽、喘促等病症，《红楼梦》中林黛玉的病就与此情志有关。

我们现代人的便秘，好多就是忧愁悲伤之后使得肺功能低下，浊物外排无力，形成大便难而导致的。

高枕无忧这个词，我们都听过，常意是说垫高了枕头睡觉，无忧无虑，比喻平安无事。然而，垫高了枕头，真的就能无忧无虑吗？醉酒都解不了忧愁，更何况垫高枕头睡觉？肯定不能解忧愁，那么古人为什么要创造这个词？

其实很简单，这个词的原意是高枕之后可以减少肺病的发作。忧，是忧愁、忧虑，为肺所主，而肺主排气，垫高枕头之后，下半身的浊气由皮肤和肠道外排，不至于返行至胸中而增加肺从口鼻排浊的负担，这样就不会出现咳喘，而古时人们把咳喘之证就叫肺病，所以说，"高枕"之后无"肺病"。试看现在的老慢支、肺气肿等患者，睡觉平躺之后则胸闷、上不来气，但半坐之后，病情缓解甚则平安无事，就是这个道理。

4. 如何护肺？

辛味入肺，适当的食用一些辛味之品可以补肺，如辣椒、生姜、大蒜等。

白色为肺所主，适当的食用一些白色之品也可以补肺，如山药、葱白等。

肺主皮，经常的按揉皮肤，也有一定的护肺作用。

虚则补其母，肺属金，土生金，脾属土，故而，适当的健脾可以补肺。比如用甘草泡水喝，脾肺双补，效果就很好。

5. 用上面的理论来解释中医基础理论课本中谈到的肺功能

大学课本上，在肺的功能里写道"主气、司呼吸；主宣发肃降；通调水道；朝百脉而主治节"，实际上这些都可用一句"肺主排浊"来解释。

能不能呼气在于肺，能不能吸气在于肾，所以，这里的主气、司呼吸就是外排浊气。

宣发，就是说肺将浊气由上面的口鼻呼出、皮中散出；肃降，就是说肺将浊气由下面的肠道外排。

通调水道，就是说随着浊气的外排，体内无用之水液也随着外出，这是肺外排浊物的职能。旧的外出，新的补充，水道通调。

朝，为聚会之意。朝百脉，就是说所有经脉中的浊气都先聚集于肺部，然后通过特定的渠道比如口鼻、皮肤或肠道等进行外排。

治节，即治理和调节。肺主治节，就是说肺治理着浊气、浊物的外排，调节外排量，该多的多，该少的少。

（《三个月学懂中医》）

兼阳虚漏汗：桂枝加附子汤

案 1 有一李姓士人，得太阳证，因汗后汗出不止，恶风，小便涩，足挛缩而不伸。诊其脉浮而大。浮为风，大为虚，此证，桂枝汤第七证也。仲景云："太阳病，发汗，遂漏不止，其人恶风，小便难，四肢微急，难以屈伸者，桂枝加附子汤主之。"三投而汗止。再投以芍药甘草汤，而足得伸，数日愈。(《伤寒九十论》)

桂枝加附子汤，由桂枝、芍药、炙甘草、生姜、大枣组成，主治太阳病发汗太过，遂致汗出不止，恶风，小便难，四肢拘急，难以屈伸者。

〔**病案解析**〕

有一李姓士人，得太阳证——这里，主要是告诉我们了病因，就是患有"太阳证"。太阳证，是《伤寒论》里分出的证型，原文是这样说的：太阳之为病，脉浮，头项强痛而恶寒。

因汗后汗出不止——告诉我们说这个患者是用发汗法治疗之后导致了"汗出不止"的变证。

恶风——就是怕风的意思。

小便涩——涩，就是小便量少且不畅的意思，有的病案中表述为"小便难"。汗血同源，汗津同源，大量出汗之后，津液减少，使得下达于膀胱中的津液不足，于是便出现了"小便涩"的现象。

足挛缩而不伸——这种情况的出现，一般有两个原因，一个原因是"寒则收引"所致，一个原因是"血不养津"所致。

诊其脉浮而大。浮为风，大为虚，此证，桂枝汤第七证也——这里已经解释了脉的情况，而且也说明了是桂枝汤证。

仲景云："太阳病，发汗，遂漏不止，其人恶风，小便难，四肢微急，难以屈伸者，桂枝加附子汤主之。"——继上面来谈"依据"，搬出《伤寒论》原文。

临床治病，适度很关键。

三投而汗止——说明用了桂枝加附子汤之后，效果很不错。

再投以芍药甘草汤，而足得伸，数日愈——后面的芍甘汤，就是滋阴养血柔津之剂，治疗"足挛缩而不伸"很是对症，故而效好。

〔**读后感悟**〕

看到这则病案，我有点不解：从患者的表象来看，为外感未解，血和津液不足所致；汗出的风寒表证，用桂枝汤很是对症，津液不足导致的"足挛缩而不伸",用芍甘汤来治疗,也不错,可为什么还要加附子?

翻开《伤寒论讲义》,对于原文"太阳病,发汗,遂漏不止,其人恶风,小便难,四肢微急,难以屈伸者,桂枝加附子汤主之"之后,柯韵伯解释说"阳气无所止息,汗出不止矣";成无己说"太阳病因发汗、遂漏不止而恶风者,为阳气不足。因发汗阳气亦虚,而皮肤不固也;小便难者,汗出亡津液,阳气虚弱不能施化;四肢微急,难以屈伸者,亡阳而脱液也;与桂枝加附子汤,以温经复阳";陈修园说"太阳病,固当汗之,若不取微汗似汗,为发汗太过,遂漏不止,前云如水流漓,病必不除,故其人恶风犹然不去。汗渍于表,津竭于里,故小便难。四肢为诸阳之本,不得阳气以养之,故微急且至难以屈伸者,此因大汗以亡阳,因亡阳以脱液,必以桂枝加附子汤主之。方中取附子以固少阴之阳,固阳即所以止汗,止汗即所以救液,其理微矣"。

看了这些,我不知道更多的人是什么想法,愚笨的我不会为之而信服。

程钟龄在《医学心悟·论汗法》中谈到:"寸脉弱(阳虚)者,不可发汗,汗则亡阳;尺脉弱(阴虚)者,不可发汗,汗多亡阴。"为什么这么说?原因是中医"寸口诊法"中的寸关尺,不仅仅是表示脏腑部位,更是表示身体的上下部位,在陕西科学技术出版社出版的《中医诊断学自学指导》中就谈到"目前关于寸关尺的分配脏腑多以下列为准……这种分配的方法体现了上(寸脉)以候上(身半以上),下(尺脉)以候下(身半以下)的原则",由此可知,寸脉反应的是人体上部,尺脉反应的是人体下部。我们知道,上属阳,下属阴,所以,寸脉反应的是"阳",尺脉反应的是"阴"。在此,我们就能理解程钟龄先生说的"寸脉弱"就是"阳虚""尺脉弱"就是"阴虚"的含义了。

寸脉弱,就说明人体上部虚弱,如果还在发汗,则会使人体上部更虚,人体上部属阳,故而,就说有"亡阳"的可能;尺脉弱,就说明人体下部虚弱,如果还在发汗,则会使人体下部更虚,人体下部属阴,故而,就说有"亡阴"的可能。

明白了这些,照理推之:这个病案,其脉"浮而大",也就说这

脉的寸关尺,不但可以定脏腑,也可以定三焦,更可以定阴阳。

寸弱补阳,尺弱滋阴。由于女性的脉多为寸弱,男性的脉多为尺弱,故而,女性多为阳虚怕冷,男性多为阴虚怕热。

个患者的脉是"浮而虚"的；由于"浮"和"沉"是相对的，浮属阳，沉属阴，故而，"浮而虚"就是阳虚；既然诊断为阳虚，遂加用附子来治疗就是对症的。

案2 1941年，在重庆时曾治一患者，系头痛发热恶寒之太阳病，病者欲求速效，既服中药发汗，同时自己又购服西药阿司匹林过量，以致当夜汗出不止（幸发现得早）。其脉浮弱，热虽退但仍恶风。投以桂枝加附子汤二剂。症势退，后以党参调理数日而愈。[广东中医，1963:（1）]

〔**病案解析**〕

1941年——告诉我们时间。

在重庆时曾治一患者——地点。

系头痛发热恶寒之太阳病——为外感风寒之表证。

病者欲求速效——欲速则不达。清代名医陈士铎就说过："人病难痊，宜多服药，盖病之成，原非一日，则病之愈，岂是一朝？无如求速效于目前，必至酿成功于旦夕，故劝世人毋求速效。"

既服中药发汗，同时自己又购服西药阿司匹林过量，以致当夜汗出不止（幸发现得早）——中医之理，就是生活之理。生活当中，有理也要让三分，中医治疗，需中病即止。把握不好"度"，结果有时候会很糟糕。

其脉浮弱，热虽退但仍恶风——表证未解，阳气虚弱（具体的解释请参考前医病症）。

投以桂枝加附子汤二剂——表证还在，阳虚出汗，故而，用桂枝加附子汤来治疗。

症势退，后以党参调理数日而愈——急则治其标，先用桂枝加附子汤来除表止汗，缓则治其本，后以党参来补气。这是因为"邪之所凑，其气必虚"的缘故。

祛邪能速效，扶正必慢来。

〔**读后感悟**〕

从这个病案我们可以看出，更多时候，症状的消失不一定就是病情的治愈。正气存内，邪不可干。扶正，是康复期的一个重要治法。

太阳病，下之后，脉促胸满者，桂枝去芍药汤主之。

兼胸满：桂枝去芍药汤

案1 某，四十四。寒热咳嗽，当以辛温治之。桂枝汤去芍加杏仁。（《临证指南医案》）

〔病案解析〕

某，四十四——给我们说了患者的一般情况。

寒热咳嗽，当以辛温治之——说的是患者出现恶寒发热咳嗽的症状，有一份恶寒，变有一份表证，故而，用辛温发散法来治疗。

桂枝汤去芍加杏仁——这是处方。

〔读后感悟〕

临床处方，讲究的是有方有药。虽然患者出现了桂枝汤的适应证，不过，也出现了"咳嗽"这个表象，故而，因病制宜，就需要去掉具有"酸收"之性的白芍，而加用具有宣肺止咳作用的杏仁。

因病制宜，随症加减，乃是明医。

在《伤寒论》中谈到"太阳病，下之后，脉促胸满者，桂枝去芍药汤主之"，这是由于患有太阳表证，误下之后使得引寒入里，导致胸阳不振所致的，治疗时，仍需发散风寒，不过，此时应去掉性"收"的白芍，也就是我们通常说的"芍药阴柔，有碍宣通阳气，故去而不用"。

案2 某，五十。形寒咳嗽，头痛口渴。桂枝汤去芍加杏仁、花粉。（《临证指南医案》）

〔病案解析〕

某，五十——告诉我们患者的一般情况。

形寒咳嗽——这里的"形寒"，为"恶寒"之意，也就说患者出现了恶寒咳嗽的情况。有一分恶寒，就有一分表证，由此可知患者为外感风寒所致。

头痛口渴——头疼，为外感风寒所致；口渴，为感寒较久之后化热所致。

桂枝汤去芍加杏仁、花粉——这是处方。

〔**读后感悟**〕

这则病案，和上面的病案差不多，看似简单，但要表达的东西已经出来了：由于出现外感风寒，故而，应用桂枝汤进行治疗；由于出现了咳嗽，故而，就去掉了具有"酸收"之性的白芍而加用具有宣肺止咳功效的杏仁；由于又出现了口渴，故而，又加用了天花粉来润肺止咳。病因与表象同治，疗效自然不错。

兼胸满微寒：桂枝去芍药加附子汤

案 刘某，30余岁。冬月伤寒，误服泻药而成。身体恶寒，腹满痛，不大便二日，脉浮大而缓。显系伤风寒中证，医家不察，误为阳明腑证，误用大黄芒硝等药下之……以致寒气凝结，上下不通，故不能大便，腹胀大而痛更甚也……用桂枝汤去芍药加附子以温行之，则所服之芒黄得阳药运行，而反为我用也。处方：桂枝尖一钱，黑附子一钱，炙甘草五分，生姜一钱，大枣二枚（去核）。服药后，未及十分钟，即大泄两次，恶寒腹胀均除而痊。(《全国名医验案类编》)

〔**病案解析**〕

刘某，30余岁——介绍患者的一般情况。

冬月伤寒，误服泻药而成——说明病因。

身体恶寒——表证仍在。

腹满痛，不大便二日——有实邪积滞存在。

脉浮大而缓——表寒存在。

显系伤风寒中证，医家不察，误为阳明腑证，误用大黄芒硝等药下之——辨证不明，害人不浅。

……以致寒气凝结，上下不通，故不能大便，腹胀大而痛更甚也——应用苦寒之品下之，更使寒邪入里，里寒加重，不通则痛。

……用桂枝汤去芍药加附子以温行之，则所服之芒、黄得阳药运行，而反为我用也——用桂枝汤去掉酸收的芍药发散风寒以解表，加用附子以温里除寒。表里同治，增强疗效。

桂枝去芍药加附子汤，由桂枝、大枣、炙甘草、生姜、附子组成，主治太阳病，误用下法后，脉促胸满，微恶寒者。

治病，改邪归正为最高明的方法。

处方：桂枝尖一钱，黑附子一钱，炙甘草五分，生姜一钱，大枣二枚（去核）。服药后，未及十分钟，即大泄两次，恶寒腹胀均除而痊——表里之寒得解，效果自然很好。

〔**读后感悟**〕

（1）现在很多人都认为中医见效很慢，也许其中的一个原因就是没有遇到过比较高明的中医大夫。从这个病案就可以知道，只要辨证准确，用药精确，真是效如桴鼓，立竿见影。

（2）有是证，用是药。凡是外感风寒兼有内寒之证，就可以用桂枝去芍药加附子汤来治疗，不管这个内寒是以前就有，还是因为感冒之后误用凉药所致。

现在的好多人，本来就患有风寒感冒，可是还在有意或无意的用着"大青叶""犀羚解毒丸""双黄连"之类的凉药，结果就是引寒入里，一个简单的感冒，一周、两周甚至一个月都没有好，这就是误治所致。中药治疗，采用桂枝去芍药加附子汤，效果很好。

（3）这也有"提壶揭盖法"的影子。生活当中，加满水的水壶不容易向外倒水，如果揭开上面的盖子，则水流畅顺。这则病案，肠道不通，使用少量的桂枝、生姜之后，就如揭盖而使下通畅。

兼身痛：桂枝加芍药生姜各一两，人参三两新加汤

桂枝加芍药生姜各一两，人参三两新加汤，主治发汗后，身疼痛，脉沉迟者。

案 一老人大便不通，数日，上逆头眩，医与备急丸而自若，因倍加分量而投之，得利，于是身体麻痹，上逆益甚，而大便复结。更医诊之，与以大剂承气汤，一服，不得下利，服三帖，下利如倾盆，身体冷痛，不得卧，大便复结。又转医作地黄剂服之，上逆尤剧，面色如醉，大便益不通，于是请治于先生，心下痞硬，少腹无力。即以桂枝加芍药生姜人参汤服之，三帖，冲气即降，大便痛快。经二三日，冷痛止，得卧，大便续痛快。二旬之后，诸症去而复常。（《全国名医验案类编》）

〔**病案解析**〕

一老人大便不通，数日——说明主症。

上逆头眩——兼有之症。

医与备急丸而自若——备急丸，查阅方书，有不同的版本，不过，其功用总为通利肠滞。

因倍加分量而投之，得利——这是服用备急丸所致。

于是身体麻痹，上逆益甚，而大便复结——这是用药后出现的变证。现在，我们来分析一下原因：第一，中医讲究因人制宜，老人患病，首先要想到体质的虚弱，也就是气血的不足；第二，仅凭大便数日不通和上逆头眩，就判断为实证，未免过于牵强；第三，用通利大便的备急丸后，如果是实证所致，必然诸症缓解减轻甚至消失，现在出现了"身体麻痹，上逆益甚，而大便复结"，说明不是实证所致，而是正虚所为。患者本身就气血不足，反用通下之剂，气和津液随着"得利"而更伤，由于血和津液同源，故而，气血更虚；气血不足，便出现了"身体麻痹"；通常情况下，人体之内气的总量是相对恒定的，清气不足，浊气就会更多，郁结排散，便出现了"上逆"；气虚之后，肠道的"动力"不足，浊物不得外出，故而便出现了"大便复结"的情况。

> 治疗用药，针对变证，更要知其发生机制。

更医诊之，与以大剂承气汤，一服，不得下利，服三帖，下利如倾盆，身体冷痛，不得卧，大便复结——自以为是，没有吸取前医的教训，更没有做出准确的判断，乱用一通，真是庸医杀人不见血啊。这次治疗"下利如倾盆"后，气血更伤，由于气有温煦作用，气虚严重之后，寒象就会明显，故而便出现了"身体冷痛"；至于"不得卧，大便复结"的出现机制，同上。

> 但见一证便是，更多时候，害人不浅。

又转医作地黄剂服之——地黄剂，滋阴养血补充血和津液的不足还成，但补气的作用不但没有，反而由于滋阴之后，使得清气更加不足：气为血之帅，血为气之母，就说气对血有推动作用，血对气有保藏作用；滋阴之后，体内的清气不但要推动这个补充进来的阴液，而且还有一部分要保藏在其中，这样，势必就会使得本来就虚弱的清气更加不足。

> 明理才能明医。

上逆尤剧，面色如醉，大便益不通——清气更加不足，浊气更加增多，浊气必排，从下不能，从上外出，故而，出现"上逆尤剧"；

气有余便是火，浊气更加增多之后，形成"火热"，火热属阳，同气相求，人的头面部也属阳，火热表现在头面部位，便出现了"面色如醉"；清气更加不足，肠道的动力更加虚弱，于是便有了"大便益不通"。

> 大便的外出，亦需要气的参与。

于是请治于先生，心下痞硬，少腹无力——先生诊病之时，胃脘部位有痞气硬结，肚子下面没有一点劲力。由此可以看出，此为本虚标实之证。

即以桂枝加芍药生姜人参汤服之——辨证之后，处方用药。桂枝加芍药生姜人参汤，就是《伤寒论》里谈的新加汤，由桂枝、芍药、甘草、人参、大枣、生姜组成。这里，用甘草、大枣和人参补气，以生姜温热肠胃，以芍药滋阴养血，以桂枝发散浊气，全方合用，补气养血，温里散寒，对于病证，消除病因的同时也祛除表象，效果应该不错。

三帖，冲气即降，大便痛快——疗效不错。

经二三日，冷痛止，得卧，大便续痛快。二旬之后，诸症去而复常——由于是标本同治，故而，可以"效不更方"的多用一段时间。

当病情没有大的变化时，可以"效不更方"的用药。

〔读后感悟〕

中医治病，辨证为基。没有辨证，就随便用药，害人不浅。

前车之鉴，后事之师。前医已经治坏，后医应该吸取教训，不能重蹈覆辙，弃患者于不顾，治好是能耐，治不好则推诿曰病情复杂难治，此为无德之医。

兼水气内停：桂枝去桂加茯苓白术汤

案 陈慎吾先生曾治一发低热患者，面有翕翕发热、小便不利等症。陈辨为蓄水之发热，用本方（桂枝去桂加茯苓白术汤）仅两剂，便热退病愈。(《伤寒论诠解》)

〔病案解析〕

桂枝去桂加茯苓白术汤由芍药、甘草、大枣、生姜、茯苓、白术组成，主治服桂枝汤，或下之，仍头项强痛，翕翕发热，无汗，心下满微痛，小便不利者

陈慎吾先生曾治一发低热患者，面有翕翕发热——热证的发作机制，总从气有余便是火来考虑。

小便不利等症——能导致小便不利的原因很多。这里有个"等"字，就说明还有其他的不舒服。

陈辨为蓄水之发热——从小便不利的症状，应该还从舌和脉的情况来辨证的。

用本方（桂枝去桂加茯苓白术汤）仅两剂，便热退病愈——说明

效果很不错。

〔 **读后感悟** 〕

这则病案，给我们说明了只要辨证准确，用药精确，疗效就会很是不错。从小便不利可知，体内可能有水饮滞留；从"低热"可知，此为郁热，也就是气机郁结导致的发热；既然辨为"蓄水之发热"，也就说水饮内停是本，阻滞气机运行不畅导致的发热为标，在标不是很严重的时候，治病求本，单一消除水饮则为正治。

桂枝去桂加茯苓白术汤，即桂枝汤去掉桂枝加茯苓和白术，陈修园在分析这个方子的治疗作用时谈到：此时须知利水之法中，大有转旋之妙用，而发汗亦在其中，以桂枝去桂加茯苓白术者，助脾之转输，令小便一利，而诸病霍然矣。

兼烦躁：桂枝二越婢一汤

案 王某，女，20岁。1963年10月15日初诊：三日前因接触冷水，当即感寒意。昨日上午开始头痛，恶寒发热，寒多热少，伴发咳嗽，咯痰白黏。今晨仍头痛发热（体温38.2℃），虽得微汗，但尚恶风，喜着厚衣，咳嗽，痰色转赭色，咽痛而干，口渴而不多饮，胃纳欠佳，腰背酸痛（据云今年二月分娩后，因不慎闪挫，以致腰痛至今），二便自调。形体较瘦，神色尚无异常，舌质无变，苔薄黄而滑，手足欠温，但未至厥冷，六脉滑数……病发于暮秋入冬之际，天气骤冷，风寒有机可乘，惟其体虚形瘦，应虑秋令燥气早伏，更因冒寒触冷，邪由皮毛袭肺，寒邪与燥邪相搏，营卫失调……应做伤寒太阳证治例，但燥气内伏，又当稍辨其制……拟桂枝二越婢一汤、麻杏石甘汤两方并用，以散寒疏卫，和营清热。处方：桂枝三钱，白芍三钱，麻黄二钱，杏仁二钱，甘草二钱，生姜二钱，生石膏八钱，红枣三枚。仅服一剂，除因闪挫腰疼宿疾外，诸症悉除，继以自创"忍冬路通汤"专治其腰痛。（《伤寒论汇要分析》）

〔 **病案解析** 〕

王某，女，20岁——告诉我们患者的一般情况。

桂枝二越婢一汤由桂枝、芍药、甘草、大枣、生姜、麻黄、石膏组成，主治太阳病，发热恶寒，热多寒少，脉微弱者。

外感病证，考虑时邪很重要。

1963年10月15日初诊——有时候，发病时间很重要，比如夏天的中暑、秋天的伤燥、冬天的感寒、春天的伤风等。

三日前因接触冷水，当即感寒意——告诉我们病因。

昨日上午开始头痛——初始分析病案时，最好是逐一分析表象，比如这个头痛，部位在头，表象为痛；痛的发作机制有三，不通则痛，不松则痛和不营则痛；然后结合其他表象来判定具体病因。

恶寒发热，寒多热少——有一分恶寒，便有一分表证。由此可知，这是感寒所致，这点，和前面的"接触冷水"相符合。

伴发咳嗽——寒则收引，本应从皮肤外排的浊气因皮肤上的腠理收缩而不得外排，郁结体内，在胸中由口鼻外出，一过性的外排过多，便出现了咳嗽。

痰：色白为寒，色黄为热；清稀为寒，黏滞为热。这里的热，有实热、虚热和郁热之别。

咯痰白黏——痰色白主寒，黏主热。因为前面谈到了"寒多热少"，也就说有"热"出现，故而，这里的"痰白黏"就是"寒多热少"的另外一种表现。

今晨仍头痛发热（体温38.2℃），虽得微汗，但尚恶风，喜着厚衣，咳嗽——说明感寒未解。

痰色转赭色——赭，为红色，说明有"出血"情况存在。为什么会有"出血"？原因就是随着病程的延长，寒化热则更多，热郁之后，灼伤脉络，脉不固血，使得血出；血混痰中，痰色变赭。

咽痛而干——热郁所致。

口渴而不多饮——口渴，为热所致；不多饮，说明津液未伤。

胃纳欠佳——说明已经伤脾。

临床治病，新病旧疾，有轻重缓急之分。

腰背酸痛（据云今年二月分娩后，因不慎闪挫，以致腰痛至今），——这是素有疾病。

二便自调——说明病情不重。

形体较瘦，神色尚无异常，舌质无变——这个可以不多加谈述。按理来说，瘦人，通常要考虑多火；舌质没有改变，说明病情较轻。

苔薄黄而滑——薄黄，说明有郁结之火；滑，有痰湿。这个"痰湿"的出现和前面谈的"胃纳欠佳"的伤脾相吻合，因为脾主运化，脾虚之后，津液布散失常，可导致痰湿内生，这就是我们常说的"脾为生痰之源"。

手足欠温——气有温煦作用，气虚之后，温煦作用下降所致。

但未至厥冷——病情较轻。

六脉滑数——滑，这里主痰湿；数，主热。

……病发于暮秋入冬之际，天气骤冷，风寒有机可乘，惟其体虚形瘦，应虑秋令燥气早伏，更因冒寒触冷，邪由皮毛袭肺，寒邪与燥邪相搏，营卫失调……应做伤寒太阳证治例，但燥气内伏，又当稍辨其制——这是病案治疗者的思考。袭肺，就是影响肺的功能发挥，阻碍肺工作的意思。

……拟桂枝二越婢一汤、麻杏石甘汤两方并用，以散寒疏卫，和营清热——由于患者感寒，久而部分化热为病证的根本，故而，治疗时以散寒清热为正治。以桂枝二越婢一汤来散寒热，加用麻杏石甘汤更清热以解除咳嗽、痰色赭、咽疼口干等表象。

处方：桂枝三钱，白芍三钱，麻黄二钱，杏仁二钱，甘草二钱，生姜二钱，生石膏八钱，红枣三枚。仅服一剂，除因闪挫腰疼宿疾外，诸证悉除——药以对症，效果自然不错。

继以自创"忍冬路通汤"专治其腰痛。——这是后话，不用过多说明。

〔读后感悟〕

治疗病证，轻重有别：比如治疗气虚证，轻者，用黄芪，重者则需用人参；伤寒后外寒兼内热烦躁的，轻者，用桂枝二越婢一汤，重者，用大青龙汤。

随症治疗，有方有药：症状表现不同，选用药方也就不一样。比如同是风寒感冒，有汗的就用桂枝汤，无汗的则需用麻黄汤。

素有旧疾，更药另调。临床上，更多来看中医的患者，病情复杂，这时应根据"急则治其标"的原则，先治现症，因为"现症"为标，后治旧疾，因为"旧疾"为本。但是，如果现证为旧疾所致，且旧疾的表现很严重，这时则需标本同治，甚或以治本为主，治标为辅。

二、太阳伤寒证

（一）主证：麻黄汤

案 1 孙某，男，68 岁，农民。因操劳过甚，感受风寒，发热头

要注意"急则治标，缓则治本"的临床运用。

麻黄汤，由麻黄、桂枝、杏仁、甘草组成，具有发汗解表、宣肺平喘之功效。主治外感风寒表实证。

痛，无汗，浑身关节皆痛，已二三日，适其子从部队回家探亲……给服西药土霉素等未效。来诊时症见两脉浮紧带数，舌苔薄白，身灼热无汗，微喘，气息稍粗，自述骨节酸楚烦疼较甚，似属麻黄汤证，然虑其年高，用此发汗峻剂可能有弊，故对其子言明，嘱其注意观察，症情有变，随时来诊，即处以麻黄汤：麻黄二钱，桂枝二钱，杏仁二钱（杵），甘草一钱，二剂。

数日后，其子来告说，服药两剂后病已愈，特来道谢。(《伤寒论方医案选编》)

〔**病案解析**〕

孙某，男，68岁，农民——表述患者的一般情况。

因操劳过甚，感受风寒——说明病因。一般来说（瘟疫之类的除外），正气存内，邪不可干。

发热——感受风寒之后，寒则收引，本应通过皮肤外排的浊气不得外出，郁结之后，出现相对的"气有余"，气有余便是火，火热同义，只是度的不同而已。

头痛——病位在头，疼痛是症状。这里，我们还是要根据疼痛发作的三个机制（不通则痛、不营则痛、不松则痛）来判断：患者感受风寒，热胀冷缩，不松则痛。

无汗——风寒外束，皮肤腠理收缩，汗液不得外排。一旦受寒严重，皮下郁结的气过多，其气的外出之力超过了受寒所致的皮肤腠理收缩之力，浊气就近外排，津液也随之外出，这时就出现了"有汗"。

浑身关节皆痛——关节，靠筋来连接。筋，是肝所主之体，而肝在人体中的作用是疏泄，疏清气泄浊气。这个患者感受风寒，皮肤腠理收缩，本应从皮下外排的浊气不得外出而滞留，局部之气相对有余，便出现了发热；因为患者出现了"无汗"，这就说明局部的浊气郁结不得从皮肤外排，但浊气必排，这时，就需要肝来进行疏泄，把皮下的浊气疏泄到胸中以从口鼻外排，这样就势必增加了肝的负担，如果平时肝功能还算正常，不过其处于正常范围的最低值，一旦有某种原因使肝的功能更多发挥，这时就会使得肝功能低下（低于正常值），那么，肝所主之体也就有些虚弱，由于筋更多的聚于关节周围，故而，当肝功能低下的时候，关节就出现了无力疼痛的表象。

对于"无汗"的正常诊断，需要从汗液的来源、皮肤的正常与否和外寒是否闭郁这三个方面来考虑。

已二三日——说明病程。

适其子从部队回家探亲——不多说这个。

……给服西药土霉素等未效——很早以前的消炎药。

来诊时症见两脉浮紧带数——浮，主表证；紧，主寒；数，主热。这里的热是怎么来的？由于寒则收引，皮肤腠理收缩，皮下的浊气不得外排，郁结之后，出现"气有余"，气有余便是火，这便是这个"热"的来源。

舌苔薄白——淡红舌，薄白苔，应该属于正常。但这个患病之人出现了舌苔的薄白，只能说明是病态。一方面，感受外寒，另一方面，体内皮下有热，寒热相搏之后，当寒微胜的时候，便出现了这种舌苔（如果当热微胜的时候，就会出现薄黄苔）。

病态之下，须知"淡红舌、薄白苔"的发生机制。

身灼热无汗——前面已经解释过其发作机制了。

微喘，气息稍粗——这是感寒之后，皮下腠理收缩，本应从皮肤外排的浊气不得外排，但浊气必排，故而，在肝的疏泄作用下，皮下郁结的浊气就被转运到胸中，胸中的浊气过多，从口鼻外排，于是就出现了"微喘，气息稍粗"。

自述骨节酸楚烦疼较甚——酸，为肝所主之味，但是，人体感到的酸，却是体内的浊物郁结不能畅排所致，比如用手提重物时间长了之后，手就会发酸；这里多说一点，手提重物时间长了之后的发麻发木，却是由于气血不足所致的；人体之中，只有气具有自主运动性，其余所有的物质都是随着气的运动而运行的，体内的浊物外排，也是随着气的运动而运行的；由于肝主疏泄，故而，体内气的运动是由肝主管的；现在肝功能低下，疏泄的作用不足，气的运动减缓，体内浊物的运行也就会缓慢，郁结之后就会出现酸楚。烦，是因火所致，关于"火"的来源，前面已经谈了。

酸楚，是浊物——"代谢废物"堆积过多所致。

似属麻黄汤证——这是根据六经辨证的。

然虑其年高，用此发汗峻剂可能有弊，故对其子言明，嘱其注意观察，症情有变，随时来诊——中医治病，讲究三因制宜，其中的"一因"就是因人制宜。

中医治病，"三因"很重要。

即处以麻黄汤：麻黄二钱，桂枝二钱，杏仁二钱（杵），甘草一钱，二剂——这是麻黄汤的原方。

数日后，其子来告说，服药两剂后病已愈，特来道谢——诊断准确，用药精确，疗效自然很好。

〔**读后感悟**〕

麻黄汤，是《伤寒论》中的方子，其由麻黄、桂枝、杏仁和甘草组成。

宋代成无己在《伤寒明理论》中说：《黄帝内经》中谈到"寒淫于内，治以甘热，佐以苦辛"，麻黄、甘草开肌发汗；桂枝、杏仁散寒下气。

清代柯韵伯在《伤寒来苏集》中说：予治冷风哮，与风寒湿气成痹等证，用此辄效，非伤寒一证可拘也。

上海儿科名医徐小圃说过：麻黄为用，应以肺经见证为依归，凡喘咳之属实者，麻黄在所必用，虽无表热亦不例外；反之，表实无汗而无咳喘者，并不尽用麻黄。

在《中医治法与方剂》（第四版）中谈到：①此方证的辨证要点是恶寒无汗；②风寒犯肺，宣降失常，喘急胸闷，咳嗽痰稀，初起兼见表证，可用此方散寒平喘；③风、寒、湿三气杂至合而为痹，一身烦疼，审其确属寒湿在表，亦可使用此方祛除表湿；④本方发汗力量较强，只宜于风寒束表，表实无汗之证，表虚自汗、外感风热、体虚外感、产后、失血患者均非所宜。此方只可暂用，不可多服，一服汗出，不需再用。如汗后表仍不解，不宜再用，当改用桂枝汤。

对于麻黄，这里还需要再多说点，我在《其实中药不难学》中谈到了其用药注意：

（1）麻黄的用量

用于煎汤内服时，用量一般为 3～10 克；用于水肿时用量较大，可用到 15～25 克。根据焦树德老先生经验，治疗水肿时要配用生石膏 25～45 克左右（生石膏和麻黄的比例约为 3:1），以减少麻黄的发汗作用而达到宣肺利尿作用。因麻黄气微香，煎煮之后，有效成分易于挥发，故而，煎煮时应后下。

（2）水煎麻黄是否应去沫？

古方中用麻黄，皆先将麻黄煮沸吹去浮沫，然后纳他药，而近代研究，麻黄的医疗效用部分尚在沫里，所以，只要是对证用麻黄，就不必去沫。

（3）南北用量问题

摘录张锡纯在《医学衷中参西录》里的一段话就可以说明问题：

（左侧批注）

麻黄越陈，发汗之力越弱。

麻黄水煎，可以不用去沫。

麻黄用量，北大南小。

陆九芝谓：麻黄用数分，即可发汗。此以治南方之人则可，非所论以北方也。盖南方气暖，其人肌肤薄弱，汗最易出，故南方有麻黄不过钱之语。北方若至塞外，气候寒冷，其人肌肤强厚，若更为外出劳碌，不避风霜之人，又当严寒之候，恒用至七八钱始得汗者。夫用药之道，贵因时、因地、因人，活泼斟酌，以胜病为主，不可拘于成见也。

（4）夏季能否用麻黄？

有人谓之麻黄发散之力强大，夏月不能用麻黄，这里，我支持《本草正》中的一段话：又有谓夏月不宜用麻黄者，皆不达。虽在李氏有云，若过发汗则多亡阳，若自汗表虚之人，用之则脱人元气，是皆过用及误用而然，若阴邪深入，则无论冬夏，皆所最宜，又何过之有。

> 有是证，用是药。只要是麻黄的适应证，夏天照样用。

（5）因麻黄散气之力强大，故而，凡素体虚弱而自汗、盗汗、由肾不纳气导致的虚喘者，均应忌用。如1987年《山东中医杂志》上朱鸿铭介绍：麻黄发汗力较强，风热表证、表虚自汗、阴虚盗汗、喘咳由于肾不纳气者均应禁用。1985年12月，曾接诊一老年女患者，咳喘10余年之久，每年冬季感冒加重，查有老年慢性支气管炎、肺气肿、肺心病，服药方中有生麻黄9克，服下第一煎，即喘憋倚息，不能平卧，心率146次/分。予思前方不效之故，乃是前医忽略了"心性喘息，麻黄宣散耗气，不可妄投"所致。

> 往最坏的地方想，往最好的地方做。掌握麻黄的应用禁忌很关键。

［附］

谈谈气的特性及浊气的外排

一、气的特性

气有五个特性：

1. 运动性

人体之中，气在不停地运动，比如在胸中，外界空气和体内之气的交换就是一种运动；血和津液的运行，靠的就是营气和卫气的运动；人体各种代谢废物的外排，都是靠气的外出运动而进行等等。

气的运动又称为气机。随着气的运行，其他所有该动的、能动的物质都随之而动。

因于气的这种固定常态运动，运动产生摩擦，摩擦生热，所以，人体才能保持正常的体温。这也正是我们中基课本上所谈"气有温煦作用"的原因。活动之后，人感到热，就是因为体内之气的运动速度加快，摩擦增大的缘故。

我们古人由于知识的局限，只能用抽象之语言来阐述，像《素问·六微旨大论》中说："出入废则神机化灭，升降息则气立孤危，故非出入，则无以生长壮老已，非升降，则无以生长化收藏。是以升降出入，无器不有，故器者，生化之宇，器散则分之，生化息矣。故无不出入，无不升降。"

生活当中，经常能见到一类患者，就是睡觉起来病情加重，活动后则好转。中医的直接诊断就是气滞所为，原因是休息时，气的运动减缓，导致病情加重，而活动之后，气的运动增强，使得病情减轻。所以，询问患者休息时加重与否、活动后是否好转也是诊断气滞病症的一个指标。

由于其他物质都是随着气的运动而运行的，故而在治疗痰湿、瘀血等实邪导致的所有疾病时，加用适当的补气理气药，则疗效更好。

2. 消耗性

脏腑功能发挥靠的是人体中之清气。为了维持基本生命活动和人体正常的功能活动，脏腑不停地发挥自己的功能，清气不停地被消耗。

清气被利用后产生的浊气由肝、肺排出体外。

正是因为气具有消耗性，所以，人体就必须不停地进行呼吸，以排出浊气而补充清气。

这里，我要说一个问题，就是人体之中有藏血之脏、有藏精之脏，可为什么没有藏气之脏？

原因很简单：藏血就是藏营养物质和水液，而营养物质和水液不是随时都能得到补充的，所以，人体要藏之以备急需；而气就不一样，虽然具有消耗性，但只要有呼吸，就可以随时补充，既然能随时补充，还有藏的必要吗？故而，虽然气对人体是相当的重要，但人体却没有必要来设立一个藏气之脏。

3. 可调性

就是说人体在肝的调气作用下，可使某局部之气增多或减少。

这里用几个生活中的事例来说明：①咳嗽或打喷嚏时，有人会出现遗尿现象；②入厕时，由于大便难而出现脑溢血。为什么会出现这些现象？如果人体本身就存在着清气不足的情况，即我们常说的气虚，不过气虚并不严重，还能发挥其固摄作用。当人体出现咳嗽或打喷嚏的动作时，瞬间就必需大量的清气，也就是说这样的动作需要把身体其他地方的清气调用过来才能完成，这时由于下部之清气被上调，以致于下部气虚更甚，气虚不固，尿液外出，则形成遗尿。同样，如厕时由于大便难，使得肠道中肺气增多而排浊，导致上部之清气更虚。由于一部分心气已经转化为肺气（气的可转化性见后），导致心气的一过性不足，主脉的功能下降，脉不固血而出现血溢脉外的情况。

临床应用：

（1）流鼻血的患者，民间有一疗法就是让患者的双手猛然高举。为什么高举双手能起到一定的止鼻血作用？因为高举双手时，上部之气随之增加，气能固血，所以鼻出血的情况即刻可以得到缓解。

（2）由于长时间的憋尿，以致小便时尿不出，这时，用提壶揭盖法取嚏，使上部之清气瞬间增加，下部之清气瞬间减少，浊气增加，随着肺的排浊，小便出焉。

4. 可转化性

就是说人体内之气可以相互转化。营气出于血则转化为卫气，卫气入血则转化为营气；营气入胸中则转化为宗气等。

大气下陷证的出现就是由于营气从宗气中的转化减少所致；过度生气之后出现的脑溢血，就是由于一部分心气转化为肝气，脉虚不固而导致血溢脉外。

临床应用：

食后不宜剧烈运动：就是因为吃完饭后，更多的气要转化为脾气进行升清运化。如果此时进行剧烈运动，则要消耗更多的气，这样就导致了脾气不足，之后，可出现食物中的营养物质不能充分运化的情况。食物不化，不但能导致人体所需的营养物质含量减少，更能导致积食证出现。

5. 可补性

有消耗，就要有补充，这样，生命才得以延续。

人的呼吸就是补充人体之气不足的基本且最有效最直接之法。中医上也有补气药，可以提高脏腑功能，补肾纳气、补肝疏泄、补肺排浊等。

二、浊气的外排

1. 生理

肝主疏泄，疏，是疏清气；泄，是泄浊气。清气被利用后产生的浊气，也是在肝疏通道路的情况下到达人体和外界能接触的地方，如胸中、皮肤和肠道等；然后，由肺排出体外。

2. 病理

当有浊气外排不畅，即气滞的情况出现时，我们就要责之于肝和肺。在临床上见到气滞病症时，我们也一定要区分肺之气滞和肝之气滞：

胸中、皮肤和肠道等"表"部的浊气不能外排而滞留的，为肺之气滞。

体内之浊气不能有规律的到达胸中、皮肤和肠道等"表"部而出现郁结的，为肝之气滞。

简单地说，位于体表部位的浊气不能外排就要责之于肺，因肺主排浊；体内之浊气不能到达体表部位而郁结的，就要责之于肝，因肝主疏泄。

我们中医诊断学里的"气滞证是以胀闷为诊断要点，它的一般表现是：① 气郁不运，不通则痛——局部胀闷、疼痛；② 浊气必排，运行当中——疼痛游窜，时轻时重；③ 浊气以排出为舒——叹气、嗳气、矢气后症状缓解"，是对肝和肺的气滞病症的总括，我们在临床时最好进行更细的诊断，这样对于准确用药、快速取效、彻底治愈是很有帮助的。

治疗时，肝郁气滞的，疏肝理气即可；肺郁气滞的，散气即可。疏肝理气的药物，临床可选柴胡、香附、乌药、郁金、川楝子、荔枝核等；散气的药物，皮肤中浊气郁结的，可选解表药，如麻黄、桂枝、柴胡、薄荷等；胸中浊气郁结的，可选皂角、桔梗等排气药；肠道中浊气郁结的，可选厚朴、枳实等下气药。

气滞严重之后，浊气滞留过多而逆乱，这时就出现了气逆证。治疗时在气滞的基础上，加用平逆的一些药物即可，如上逆的，降气，药物选用赭石、天麻、钩藤、川楝子等。

（《三个月学懂中医》）

案2　予友沈镜芙之房客某君，十二月起，即患伤寒，因贫无力延医，延至一月之久，沈先生伤其遇，乃代延余义务诊治。察其脉浮紧，头痛，恶寒，发热不甚，据云初得病时即如是。因予：麻黄二钱，桂枝二钱，杏仁三钱，甘草一钱。又因其病久卫气弱也，嘱其自加生姜三片，红枣两枚，急煎热服，盖被而卧。果一刻后，其疾若失。（曹颖甫《经方实验录》）

〔病案解析〕

予友沈镜芙之房客某君——介绍患者的一般情况。

十二月起——说明发病时间。

即患伤寒——说明病因。

察其脉浮紧——浮，主表；紧，主寒。

头痛——风寒所致。

恶寒——就是怕冷的意思，具体解释，见"桂枝汤"病案。

发热不甚——风寒外束，皮肤腠理收缩之后，皮下郁结的浊气不甚。

据云初得病时即如是——病情没有什么变化。

因予：麻黄二钱，桂枝二钱，杏仁三钱，甘草一钱——麻黄汤的原方。

又因其病久卫气弱也，嘱其自加生姜三片，红枣两枚——加用生姜以增强散寒之力，加用大枣以补气，扶正祛邪。

急煎热服，盖被而卧——这是说用药的方法。

果一刻后，其疾若失——效如桴鼓。

> 借助外力，疗效更好。

〔读后感悟〕

有是证，用是药，患者虽然延医治疗已经月余，但病情仍然没有太大的变化，这时的治疗，还是发散风寒，由于患者有"无汗"的症状出现，故而，还是选用麻黄汤进行治疗，不过由于久病多虚，所以就又加上生姜和大枣以散寒补虚，扶正祛邪。

> 刻舟求剑要不得，标新立异也不成。有是证，用是药，这是原则。

（二）兼证

兼项背强几几：葛根汤

案1 市人杨姓者，病伤寒，无汗、恶风、项虽屈而强，医者以桂枝麻黄各半汤与之。予曰，非其治也，是谓项强几几，葛根证也。三投，濈濈然微汗解。竖日项不强，脉已和矣。（《伤寒九十论》）

〔病案解析〕

市人杨姓者——说明患者的一般情况。

病伤寒——告诉我们发病原因。

无汗、恶风、项虽屈而强——感受风寒，伤及脖子，使得肌肉僵硬。

医者以桂枝麻黄各半汤与之——由于已经出现了脖子僵硬，故而，桂麻各半汤是不能用的。关于桂麻各半汤，这里多说点，清代陈修园在《长沙方歌括》中谈到：《内台》载此方即桂枝汤原方分量，加麻黄三

> 葛根汤由葛根、麻黄、桂枝、芍药、炙甘草、生姜、大枣组成，具有发汗解肌的作用，主治：①治太阳病，项背几几，无汗恶风；②太阳阳明合病下利。

> 知其然，更应知其所以然。

两、杏仁七十个,白水煮服,取微汗。清代的王晋三在《绛雪园古方选注》中谈到:桂枝、麻黄互复,注解者皆为两解法,是以浅陋之见测仲圣之深心,良可慨也。曷不观其法,先煮麻黄,后内诸药,显然麻黄为主,而以桂枝、芍药为监制也。盖太阳邪未解,又因阴阳俱虚,汗吐下皆禁,不能胜麻黄之锐,故监以桂枝、约以白芍,而又铢两各减其半,以为小制,服后得小汗而已,庶无大汗亡阳之过尔。

予曰,非其治也,是谓项强几几,葛根证也——张仲景的用法:外感风寒,有汗,桂枝汤;无汗,麻黄汤;有汗兼有脖子僵硬的,桂枝汤加葛根;无汗兼有脖子僵硬,葛根汤。看葛根汤的组成,我们就可以知道,其实就是桂枝汤加麻黄和葛根。方以桂枝汤加麻黄,增强发汗祛邪,加葛根舒筋,并助麻黄和桂枝解表,全药功用,解表散寒以治本的同时还能消除脖子僵硬的表象。因为麻黄汤为解表的峻剂,如用其加葛根来治疗,恐其发汗太过。

细微之处见真功。

三投,濈濈然微汗解。竖日项不强,脉已和矣——药用对了,效果自然就会很好。

〔读后感悟〕

葛根汤,正是因其为临床常用之方,故而,我们更要进一步的了解此方。陈潮祖老先生在《中医治法与方剂》(第四版)中谈到"本方由桂枝加麻、葛而成。葛根有解肌升阳功效。药理实验证明此药有很强的解痉作用,重用此药,可祛束表之邪,可解经脉之挛。麻黄、桂枝、生姜辛温解表,扶助葛根疏散风寒,消除病因;白芍、甘草、大枣柔肝缓急,扶助葛根舒缓经脉,七药合用,能呈辛温解表,柔肝缓急之效",并在"应用"中谈到:

钥匙开锁,干脆利落。只要是葛根汤的适应证,用之效如桴鼓。

(1)项背强直,兼见恶寒无汗,舌质正常,苔薄而白,脉象浮紧,可用此方。

(2)表证兼见下利、腹不胀,无热象者,可用此方。本方一无燥湿运脾药物,二无分利湿浊之品,而是通过升发津气出表以达止利目的,此即所谓逆流挽舟之法。

病案:李某某,男,42岁。1994年4月2日就诊。自述2年前曾患感冒,愈后大便次数增多,每日5～6次,每当晨起、食后、活动量大时即欲如厕,急不可待。询知脘腹不胀,便虽溏而不稀;观其舌质正常，舌苔薄白，细审脉弦而兼有寒象。因思脘腹不胀，不是湿滞中焦升降失调的藿香正气散证；大便次数虽多但不清稀，不是脾虚不运湿、清浊不分的胃苓汤证；久泻而便无黏液，腹亦不痛，不是疫邪侵犯胃肠，久病正虚而余邪未尽的乌梅丸证；急于如厕但不后重，大便不稀，亦非肠滑失禁的真人养脏汤证。此证继发于感冒之后，时日虽久而津气升降功能未复，以致晨起、食后或运动之时，阳气欲上升外越，鼓动肠道蠕动增强，始呈泄泻，其基本病理应是：表为寒闭→津气出入受阻→从少阳三焦内归胃肠→津随气陷，肠道蠕动增强→泄泻。法当辛温解表，逆流挽舟，柔肝缓急，恢复津气升降出入之常，庶能见效，遂书此方三剂付之。4月9日再诊，自述每日大便已减至2次。效不更方，继服3剂，2日1剂。两年腹泻，半月而愈。《伤寒论》所载之方，并非只为外感疾病而设，只要病机相符，即可使用，此案可以说明这一论断。

审证细，判断清，道理明，疗效才会更好。

临床报道葛根汤治荨麻疹 46 例，均愈。此证亦称风丹，是风寒客于皮下腠理，外不得疏，内不得泄，津气出入受阻，郁于少阳三焦之膜，影响少阳三焦之膜，以及脉络挛急不通的病理改变。此方有麻、桂、生姜宣通腠理毛窍，泄卫透营，令邪从表出；亦有葛根、白芍、甘草、大枣解痉缓急，令膜原仍趋柔和，也是善用古方的典范。

中医辨证亦辨病，见到荨麻疹，也可以应用葛根汤来治疗。

近代名医冉雪峰在《历代名医良方注释》中谈到：查本方，麻桂二方合裁，衡其轻重，而为调和表里之方也。伤寒论此方，上条有桂枝加葛根汤。上方应属桂枝系，此方应属麻黄系。所以然者，服麻黄后，可服桂枝，服桂枝后，不可服麻黄。且麻黄汤，有用桂枝法。桂枝汤，无用麻黄法。故本方原系桂枝加葛根，再加麻黄。不曰桂枝加麻黄、葛根，而另标葛根为汤名者，义例不容自乱也。无汗为邪闭皮毛，项背为邪入经腧。麻黄只能开皮毛，而不能达经腧。葛根既能达经腧，又可通皮毛，但葛根解表力弱。解表须兼麻桂，清里力弱，清里须兼芩连。所谓病机变，则方制即变。病进一层，则方药即进一层也。在伤寒此方下，尚有葛根黄连黄芩甘草汤。在伤寒，则本方与葛根芩连草汤对举。在金匮痉病门，则本方又与瓜蒌桂枝汤对举。一温一清，一刚一柔，理愈求而愈精，功愈推而愈宏。学者合诸条比拟互参，则本方真精神，跃跃纸上矣。

服麻黄汤后，可服桂枝汤，服桂枝汤后，不可服麻黄汤。

使用葛根汤，要注意煎煮方法。清代的章楠在《医门棒喝·伤寒论本旨》中谈到：先煎麻、葛者，杀其轻浮升散之性，使与诸药融合，以入肌肉营卫而疏通之，则邪自可外解矣。岂有一方而发汗固表互用，以自相悖之理。

案2 赵某，男，35岁。因感冒发热恶寒，头痛项强无汗，医务室给服APC、去痛片等药，得汗后，其症稍减。竖日就诊于又医，以为表虚，用疏邪实表之剂，服一剂汗即止。再剂上证加重，自觉项背强几几，全身不适。此肌腠致密，汗出不彻之故，宜解肌开腠，开津发汗，用葛根汤。葛根五钱，麻黄一钱，桂枝两钱，芍药三钱，甘草一钱，生姜三片，大枣三枚。

服两剂，得津津汗出解。（《伤寒论方医案选编》）

〔**病案解析**〕

赵某，男，35岁——表述患者的一般情况。

因感冒发热恶寒，头痛项强无汗，医务室给服APC、去痛片等药，得汗后，其症稍减——叙述病因及治疗经过、结果。

竖日就诊于又医，以为表虚，用疏邪实表之剂，服一剂汗即止。再剂上证加重——治疗后出现了变证。

自觉项背强几几，全身不适——就诊当时的情况。这里，我们多谈一下，患者出现了感冒症状，用复方阿司匹林和止疼片来治疗，也是对症，故而，"得汗"后"症稍减"，这时，就应继续服药，没成想这个患者第二天一早就另寻他医，这次看的是中医，不过不知道这个中医大夫是如何判断为"表虚"的，从后面用药后的"一剂汗即止"来判断，也许是根据"出汗"来诊断表虚的吧。风寒感冒，发散风寒为正治，也就说用发汗法来治疗很是恰当，但这个大夫却"疏邪实表"，患者服用第二剂后就麻烦了，因为没有通过发汗法来解除寒邪，反而"闭门留寇"，寒则收引，脖子及后背部位的肌肉收而不舒，于是便出现了"项背强几几"；皮肤腠理收缩，则"全身不适"。

此肌腠致密，汗出不彻之故——确是此理。

宜解肌开腠，开津发汗，用葛根汤。葛根五钱，麻黄一钱，桂枝两钱，芍药三钱，甘草一钱，生姜三片，大枣三枚——葛根汤，很是对证。

闭门留寇，关起门来打狼，需要具备相应的实力。更多时候，给邪以出路，是最好的方法。

服两剂，得津津汗出解——效果不错。

〔读后感悟〕

临床治疗，一定要嘱咐患者坚持用药。

处方用药，辨证论治才是硬道理。

案3 陈某，男，43 岁，商人。1957 年 10 月 20 日初诊。颈项肩背酸痛，拘急不能转侧，病起仓卒，实证为多。处方：葛根二钱，麻黄二分，桂枝三分，芍药二钱，生甘草钱半，生姜四钱，大枣六枚，一剂痊愈，为巩固疗效计，续服一剂。[哈尔滨中医，1961:（6）]

〔病案解析〕

陈某，男，43 岁，商人——说明患者的一般情况。

1957 年 10 月 20 日初诊——就诊时间。

颈项肩背酸痛，拘急不能转侧——寒则收引所致。

病起仓卒，实证为多——这也是判断虚实的一个标准。另外，休息后病情加重的，为实证；休息后病情减缓的，为虚证。当然，还有喜按者为虚，拒按者为实。

处方：葛根二钱，麻黄二分，桂枝三分，芍药二钱，生甘草钱半，生姜四钱，大枣六枚，一剂痊愈，为巩固疗效计，续服一剂——风寒实证，且有颈背拘急不舒的表象，故而，用葛根汤为正治。

发病急，多实；发病缓，多虚。当然，不能绝对化。

〔读后感悟〕

这则病案，虽然没有谈到舌和脉的有关情况，不过，因为发病突然（仓促），且有项背部位的寒象出现，故而，就可以直接诊断为风寒外束的实证。结合颈项肩背"拘急不能转侧"的表象，应用葛根汤，为正治。

案4 朱某，男，12 岁。发热恶寒，头项强痛，汗不出，大便泄泻，苔白。此太阳阳明合病，拟葛根汤。葛根三钱，麻黄一钱，桂枝钱半，白芍钱半，炙甘草一钱，生姜二钱，红枣五枚。服两剂，病即告愈。[江西中医药杂志，1965:（9）]

〔病案解析〕

见到脖子僵硬，加用葛根以消除表象，效果很好。

朱某，男，12 岁——介绍患者的一般情况。

发热恶寒——有一分恶寒，就有一分表证。

头项强痛——有葛根的适应证。

汗不出——表实证。

大便泄泻，苔白——寒湿所致。

此太阳阳明合病，拟葛根汤——这是根据六经辨证得出的结果。

葛根三钱，麻黄一钱，桂枝钱半，白芍钱半，炙甘草一钱，生姜二钱，红枣五枚。服两剂，病即告愈——方药中病，收效很好。

〔读后感悟〕

胃肠道感冒，用藿香正气水来治疗，效果也不错。

这则病案，按照现在的说法，应该属于胃肠道的感冒，也就说既有感冒症状，又有胃肠道的症状，那么，就可以应用藿香正气水来治疗，因为藿香正气水，是由藿香正气散演变而来，虽然对于夏季暑湿感冒效果尤为不错，但是对于外感风寒内有湿滞的疾病，疗效也不错。

不过，条条道路通罗马。个人有个人的治法，这个患者的病情，因属于外感风寒所致的无汗，故而，就能用麻黄汤来治疗；又有头项强痛，所以，就进一步可以用葛根汤来治疗。更由于葛根本身就能升提阳气而治疗"泄泻"，故而，一举两得，不再加用他药。

兼下利：葛根汤

葛根汤由葛根、麻黄、桂枝、芍药、炙甘草、生姜、大枣组成，具有发汗解肌的作用，主治：①治太阳病，项背几几，无汗恶风；②太阳阳明合病下利。

案 刘某，男，4 岁，1984 年 3 月 5 日诊。患儿前日汗后受凉，昨日起发生肠鸣腹泻，大便清稀带泡沫，日数次，伴见恶寒发热，无汗，鼻塞流涕，纳呆，舌淡红，苔薄白，脉浮数。证属外感风寒腹泻，拟解表散寒为治。用葛根汤原方：

葛根 12 克，麻黄 5 克，桂枝 6 克，白芍 10 克，大枣 3 个，生姜 2 片，炙甘草 3 克。

药进 1 剂腹泻减，表证除，再剂则泻止而瘥。[四川中医，1987；（1）：18]

〔病案解析〕

刘某，男，4岁，1984年3月5日诊——介绍患者的一般情况和初诊时间。

患儿前日汗后受凉——介绍病因。

昨日起发生肠鸣腹泻——因寒所致。

大便清稀带泡沫——这是受寒的明证。

日数次——较严重。

伴见恶寒发热——有一分恶寒就有一分表证。

无汗——寒性收引所致。

鼻塞流涕——受寒所致。

纳呆——影响到了脾。

舌淡红，苔薄白——一般来说，淡红舌、薄白苔，为正常，这里出现的，则为异常，淡，主虚；红，主火；白，主寒。

淡红舌、薄白苔，在病态下应仔细分析。

脉浮数——浮，主表；数，主热。从上面的情况可知，这是外感寒邪之后，腠理收缩，本应由皮肤外排的浊气不能畅排，郁结体内，气有余便是火，于是便出现了郁热。

证属外感风寒腹泻，拟解表散寒为治——这是病案中的记述。

用葛根汤原方——这里要了解葛根汤的有关知识。

葛根12克，麻黄5克，桂枝6克，白芍10克，大枣3个，生姜2片，炙甘草3克——以葛根解表止泻，麻黄、桂枝和生姜散寒，大枣和炙甘草健脾，白芍滋阴的同时收敛，以防发汗太过。

药进1剂腹泻减，表证除，再剂则泻止而瘥——效果不错。

〔读后感悟〕

对于简单的病证，需"兵不在于多，而在于精"，用药少而精。当然，对于复杂的病证，需要面面俱到时，则"韩信用兵多多益善"，用大方，用多种药物来治病求瘥。

兼寒呕：葛根加半夏汤

案 任某，女，21岁，1965年12月21日初诊。昨日感冒，头痛葛根加半夏汤，由葛根、麻黄、桂枝、芍药、炙甘草、大枣、生姜、半夏组成，具有发汗解表、舒筋止呕的作用。

头晕，身疼腰痛，恶心呕吐，恶寒，并素有腹痛大便溏泄，脉浮数，苔白。证属太阳阳明合病，为葛根加半夏汤适应证。

　　葛根 12 克，麻黄 10 克，桂枝 10 克，生姜 10 克，白芍 10 克，大枣 4 枚，炙甘草 6 克，半夏 12 克。服 1 剂症大减，2 剂症已。(《经方传真》)

〔病案解析〕

　　任某，女，21 岁，1965 年 12 月 21 日初诊——介绍患者的一般情况和初诊时间。

　　昨日感冒——说明病因。从就诊时间来看，应是风寒感冒。

　　头痛头晕——风寒感冒所致。

外感病证的病因，与季节很有关系。

　　身疼腰痛——这都是"寒则收引"，气血不畅，不通则痛所致。

　　恶心呕吐——寒邪侵袭，皮肤腠理收缩，该从皮肤外排的浊气不能畅排，郁结体内：郁结于胸而外排者，可出现咳嗽；郁结于胃中而外排者，可出现恶心呕吐。

　　恶寒——外感风寒所致。

　　并素有腹痛大便溏泄——素有疾患，可以一并调治。

在新病不甚，旧疾较重的情况下，可以一并调治。

　　脉浮数——浮，主表；数，主热，其出现机制为寒邪束表，皮肤不能畅排浊气，导致该排的浊气郁结体内，出现"有余"，气有余便是火，火热同义。

　　苔白——主寒。

　　证属太阳阳明合病，为葛根加半夏汤适应证——这是病案中的诊治。

方随证变，药随症变，方谓有方有药。

　　葛根 12 克，麻黄 10 克，桂枝 10 克，生姜 10 克，白芍 10 克，大枣 4 枚，炙甘草 6 克，半夏 12 克——葛根散火，麻黄、桂枝、生姜散寒，大枣和炙甘草健脾，白芍滋阴养血且具收敛之性，可防止发汗太过，半夏燥湿健脾，配伍葛根来消除大便溏泄的病证，且因其具有降逆之功，故而，对于"恶心呕吐"的表象有很好的消除作用。

　　服 1 剂症大减，2 剂症已——效果不错。

〔读后感悟〕

　　中医治病，处方用药更多的是标本同治。这里说的标，指的是表象，本，指的是病因。比如这个病案，用葛根汤来解除表证和泄泻，加用半夏来消除"恶心呕吐"的表象。

兼内热烦躁：大青龙汤

案1 何保义从王太尉军中，得伤寒，脉浮涩而紧，予曰，若头痛，发热，恶风，无汗，则麻黄证也，烦躁，则青龙汤证也。何曰，今烦躁甚，予投大青龙汤。三投汗解。（《伤寒九十论》）

〔**病案解析**〕

何保义从王太尉军中——介绍患者的一般情况。

得伤寒——说明病因。

脉浮涩而紧——浮，主表证；涩，主气滞血瘀；紧，主寒。

予曰，若头痛，发热，恶风，无汗，则麻黄证也，烦躁，则青龙汤证也——这是辨别表里证的一个方法。如果麻黄汤证中出现了烦躁，则说明有里热出现。

何曰，今烦躁甚，予投大青龙汤。三投汗解——内外双解，表里同治，疗效自然很好。

〔**读后感悟**〕

临床诊治，中医知识要丰富，知道根据不同的表象选用不同的方剂。比如麻黄汤证外又有"烦躁"出现，此时，就应用大青龙汤来表里双解。

关于大青龙汤，在《中医治法与方剂》（第四版）中谈到：

本方是由麻黄汤重用麻黄加石膏、生姜、大枣而成。麻黄汤辛温发汗，去其在表寒邪，邪去则恶寒、无汗、身疼等症状可除；加入石膏，外解肌热，内清里热，热清则烦躁征象可解；恐石膏寒凉害胃，故佐以姜枣和中，兼调营卫。

方中石膏极为重要，与麻、桂配合亦很周密。其辛凉之性能随麻、桂达表，凉散表热，又善化胸中蕴热为汗，随麻、桂透表而出。麻、桂得石膏，发表而不助热；石膏得麻、桂，能借其发表作用外达肌腠，相济以凉散表热。故麻、桂与石膏之间不仅主治各有重点，又有

大青龙汤，由麻黄、桂枝、杏仁、甘草、生石膏、生姜、大枣组成，具有辛温解表之功效。主治外感风寒，兼有里热。

大青龙，寒包火；小青龙，寒包寒。

相须相制作用。

《金匮要略》以本方治疗溢饮，四肢肿而当汗者。溢饮系指"饮水流行，归于四肢，当汗出而不汗出，身体疼重"等证候。四肢为身体远端，水在四肢，宜发汗使水从汗孔而出，故宜本方。如果再将此方与治疗水肿的越婢汤比较，就会知道此方也有利尿作用。麻黄有发汗、利水两种功效，与石膏配伍，发汗作用减弱，利水作用显著，故越婢汤有宣肺行水之功，此方多杏仁宣肺气而开水源，桂枝温阳气以助气化，所以也有利水作用。

大青龙汤证和麻黄汤证比较，有3点不同：①较麻黄汤证多一里热烦躁证象；②身热程度较麻黄汤证为盛；③兼见口渴。故以发热恶寒俱盛，无汗烦躁为辨证要点。

近代程门雪谈到：大青龙汤融辛甘发散、辛凉清解于一炉治，为外寒搏束内热之证，出一主要方法，开后世表里同治之先河。张元素之大羌活汤、九味羌活汤；刘河间之防风通圣散、双解散之类，推其原始，无不由此发源，盖法同而药异耳。

清代的王旭高谈到："发热恶寒无汗烦躁"八字，是大青龙汤着眼。

所以，临床上更多时候，不要管什么伤寒、中风，只要外邪没有完全消除，里热却已经明显的，就完全可以应用大青龙汤来治疗。

在《伤寒论》中还谈到，如果应用大青龙汤之后，汗出的比较多，则用"温粉扑之"，这里的"温粉"究竟是什么，张仲景没有给出方子，不过，晋代的葛洪在《肘后备急方》中谈到说姚大夫温病粉身方为"川芎、白芷、藁本三物等份，下筛内粉中，以粉涂身，大良"，唐代孙思邈在《备急千金方》中谈到温粉方为"煅牡蛎、生黄芪各三钱，粳米粉一两，共研细末，和匀，以稀疏绢包，缓缓扑于肌肤"，在《孝慈备览》中，也记载有扑身止汗法，即"麸皮糯米粉二合，牡蛎、龙骨二两，共为细末，以疏绢包裹，周身扑之，其汗自止"。

案2 曾治一人冬日得伤寒证，胸中异常烦躁。医者不识大青龙汤证，竟投以麻黄汤。服后分毫无汗，胸中烦躁益甚，自觉屋隘莫能容。诊其脉洪滑而浮，治以大青龙汤加天花粉八钱。服后五分钟，周身汗出如洗，病若失。(《医学衷中参西录》)

饮证有四：痰饮、悬饮、溢饮和支饮。

大青龙汤，用方指征：发热恶寒无汗烦躁。

〔**病案解析**〕

曾治一人冬日得伤寒证——说明病因。

胸中异常烦躁——兼有里热。

医者不识大青龙汤证，竟投以麻黄汤——差之毫厘谬以千里。

服后分毫无汗，胸中烦躁益甚，自觉屋隘莫能容——药不对症，则不治病反致病。

诊其脉洪滑而浮——浮，主表；洪滑，主热。

治以大青龙汤加天花粉八钱——清内热的同时还需滋阴。

服后五分钟，周身汗出如洗，**病若失**——服用对症之药，见效自然很快。

（内热烦躁，误用麻黄汤，则津液必伤。）

〔**读后感悟**〕

看这则病案，感悟有两点，一是辨证不清，用药失误，则必然会使病情加重或出现变化，后果会很麻烦，也许会造成医疗事故；二是要仿照"兵马未动粮草先行"的办法，滋阴之后才能发汗，否则，巧妇难为无米之炊，热灼津液之后，亏耗更甚，何以转为汗液而外排？汗液不出，内热不得排散，继续灼伤津液，津液减少，内藏之气更加外出，气有余便是火，内热更甚，更灼津液，形成恶性循环。

（应用发汗法时，一定要注意体内津液是否充足。）

案3 邓某，男。身体素壮，时值夏令酷热，晚间当门而卧，迎风纳凉，午夜寐酣，渐转凉爽，夜深觉寒而醒，入室裹毯再寝。继而寒热大作，热多寒少，头痛如劈，百节如被杖，壮热无汗，渐至烦躁不安，目赤，口干，气急而喘，脉洪大而浮紧，此夏令伤寒已化烦躁之大青龙证。为书大青龙一方治之。生麻黄四钱，川桂枝四钱，生石膏四两，杏仁泥四两，炙甘草三钱，生姜三钱，鲜竹叶五钱。

二诊：服昨方，汗出甚畅，湿及衣被，约半小时，渐渐汗少，高热已退，诸症爽然若失。又为处理一清理余邪之方，兼通大便，其病果瘥。[江苏中医，1959：(5)]

〔**病案解析**〕

邓某，男——介绍患者的一般情况。

邪之所凑，其气
必虚。壮人外感，
必定感邪严重。

身体素壮，时值夏令酷热，晚间当门而卧，迎风纳凉，午夜寐酣，渐转凉爽，夜深觉寒而醒，入室裹毯再寝——说明病因。

俄而寒热大作——感寒所致。因发病仓促，故而，多为实证。

热多寒少——夏季感寒所致。

头痛如劈，百节如被杖——寒邪所致。

壮热无汗——见到无汗，可以考虑麻黄汤。

审时度势，灵活
用方。

渐至烦躁不安，目赤，口干，气急而喘——有内热出现，那么在麻黄汤的基础上应更进一步的清内热，方选大青龙汤。

脉洪大而浮紧——既有内热，又有表寒。

此夏令伤寒已化烦躁之大青龙证——诊断准确。

夏季，只要是麻
黄的适应证，就
可以放胆应用。

为书大青龙一方治之。生麻黄四钱，川桂枝四钱，生石膏四两，杏仁泥四两，炙甘草三钱，生姜三钱，鲜竹叶五钱——这里加用鲜竹叶，有清散内热之功。

二诊：服昨方，汗出甚畅，湿及衣被，约半小时，渐渐汗少，高热已退，诸症爽然若失。又为处理一清理余邪之方，兼通大便，其病果瘳——方药对症，效如桴鼓。战争结束，还得清扫战场，外邪基本消失，后在清理余邪的同时兼以调理他症。

〔**读后感悟**〕

这则病案，清楚地告诉我们虽值夏季，但麻黄依然可用，这就是我们常说的有是证，用是药。只要有麻黄的适应证，不必忌讳夏月。

案4 双桂乡，程某，年近六十，一日，发热恶寒，无汗，似睡非睡，不欲转侧，神倦懒言，问之再三，才勉强答云：全身疼痛，人感烦躁。有人断为少阴证，主用姜、附回阳，家属犹豫不决。按其脉搏，浮而微数，触其两胫，颇热，应属大青龙汤证。因无汗烦躁，脉浮数，大青龙汤证毕呈。但大青龙汤本烦躁不得安卧，现患者似睡非睡，问之久久不答者，乃邪热闭郁所致。此与少阴之"但欲寐"迥然有别，与嗜卧亦有不同。足胫颇热，知非少阴证。至于不欲转侧，是因表邪困束，身痛之故。本证属寒邪外束，阳热内郁，当用大青龙汤双解表里邪热。但又虑老人体质素弱，如发汗太过，恐导致亡阳，因此用石膏一两，麻黄、桂枝、杏仁、生姜各三钱，炙甘草三钱，大枣五枚，水煎，分作三次温服，每二小时服一次，叮嘱家属留心观察，如发现病者有微汗出，即须停药。仅服两次，果全身微汗出，诸症悉除。(《伤寒论汇要分析》)

〔**病案解析**〕

双桂乡，程某，年近六十——介绍患者的一般情况。

一日，发热恶寒，无汗——有一分恶寒，便有一分表证。

似睡非睡，不欲转侧，神倦懒言——有气虚的情况存在。

> 气虚证，是脏腑、组织机能活动减退所表现出的证候。

问之再三，才勉强答云：全身疼痛，人感烦躁——全身疼痛，为外感风寒所致；烦躁，为内热所致。

有人断为少阴证，主用姜、附回阳，家属犹豫不决——还好，是明理之人。

按其脉搏，浮而微数——浮，主表；数，主热。

触其两胫，颇热——胫，泛指小腿部位。上为阳，下为阴，小腿发热，说明属阴部位有热。外为阳，内为阴，病案前面谈到的"人感烦躁"，也说明属阴部位有热。

> 切诊中的按诊，临床上也很是常用。

应属大青龙汤证——大青龙汤，为散外寒、清内热的方剂，也可以说是发散属阳部位的"寒"，清解属阴部位的"热"。

因无汗烦躁，脉浮数，大青龙汤证毕呈——这是大青龙汤的应用指征。

但大青龙汤本烦躁不得安卧，现患者似睡非睡，问之久久不答者，乃邪热闭郁所致。此与少阴之"但欲寐"迥然有别，与嗜卧亦有不同。足胫颇热，知非少阴证。至于不欲转侧，是因表邪困束，身痛之故。本证属寒邪外束，阳热内郁，当用大青龙汤双解表里邪热——虽然这是根据六经进行甄别辨证，不过，这个思维很好。

> 辨证求因，治病求本。

但又虑老人体质素弱，如发汗太过，恐导致亡阳，因此用石膏一两，麻黄、桂枝、杏仁、生姜各三钱，炙草三钱，大枣五枚，水煎，分作三次温服，每二小时服一次，叮嘱家属留心观察，如发现病者有微汗出，即须停药。仅服两次，果全身微汗出，诸症悉除——和止血不留瘀一样，中医治病，不能有并发症，更不能有后遗症。

> 中医治病，因人制宜。

〔**读后感悟**〕

通过这则病案，我们可以知道中医治病，必胆大心细。辨证准确，大胆用药；因人制宜，定要细心查看用药后的反应，以防不测。在处方时也应想到"毒副作用"，比如应用这个大青龙汤，本来麻黄的用量很大，但"虑老人体质素弱"，故而，减小了麻黄的用量，使得发汗的力量减弱。

兼水饮内停：小青龙汤

小青龙汤，由麻黄、芍药、细辛、炙甘草、干姜、桂枝、五味子、半夏组成，具有辛温解表、解表散寒、温肺化饮之功效。主治外寒里饮证。

案1 张志明，初诊十月十八日，暑天多水浴，因而咳嗽，诸药乏效，遇寒则增剧，此为心下有水气，小青龙汤主之：净麻黄钱半，川桂枝钱半，大白芍二钱，生甘草一钱，北细辛钱半，五味子钱半，干姜钱半，姜半夏三钱。二诊十月二十日：咳已痊愈，但觉微喘耳，此为余邪，宜三拗汤轻剂，夫药以稀为贵。(《经方实验录》)

〔**病案解析**〕

张志明，初诊十月十八日——介绍患者的一般情况和就诊时间。

暑天多水浴——说明病因。

因而咳嗽，诸药乏效，遇寒则增剧——说明病性为寒。

有时候可以依据病因做诊断。

此为心下有水气——虽然没有舌和脉的有关情况，但是，考虑到咳嗽是由"水浴"所致，故而，就可以直接诊断"心下有水气"。

小青龙汤主之：净麻黄钱半，川桂枝钱半，大白芍二钱，生甘草一钱，北细辛钱半，五味子钱半，干姜钱半，姜半夏三钱——这是小青龙汤的处方。

二诊十月二十日：咳已痊愈——效果不错。

病轻药亦轻，杀鸡不用宰牛刀。

但觉微喘耳，此为余邪，宜三拗汤轻剂，夫药以稀为贵——虽然打仗时讲究穷寇莫追，用药时讲究中病即止，不过，很多时候的治病，需"矫枉过正""痛打落水狗"，彻底清除余孽。

〔**读后感悟**〕

中医诊断，说简单，很简单，就如这个病案一样。不过，更多时候，我们都需要四诊合参，特别是需要借助舌和脉的表象来诊断。

小青龙汤，也是我们临床上常用的方剂，其由麻黄、桂枝、芍药、甘草、细辛、干姜、五味子和半夏组成，清代尤在泾在《伤寒贯珠集》中谈到："麻黄、桂枝，散外入之寒邪；半夏、细辛、干姜消内积之寒饮；芍药、五味监麻、桂之性，且使表里之药，相就而不相格耳。"

清代的徐大椿在《伤寒论类方》中谈到："此方专治水气。盖汗为水类，肺为水源，邪汗未尽，必停于肺胃之间，病属有形，非一味发散所能除，此方无微不到，真神剂也。"

《张氏医通》中谈到"肺感风寒咳嗽，倚息不得卧，背寒则嗽甚，小青龙汤""冬月嗽而发寒热，谓之寒嗽，小青龙汤加杏仁"；《方舆轨》中谈到"初学以小青龙汤为治咳之主方，然小青龙汤之专效在逐水发邪。盖此咳因水邪相激而发，故用此汤发其邪，则咳自止"。

近代上海儿科名医徐小圃谈到：小青龙一方，外感风寒内挟水气者固必用，虽无表证而见咳喘者亦常用。无汗表实者用生麻黄、去芍药；表虚有汗者用水炙麻黄；但咳喘不发热者用蜜炙麻黄，或并去桂、芍；表解但咳不喘者并去麻、桂。治新咳宜散者重用干姜、五味子打透，以期五味俱备；久咳宜敛者重用五味子；邪盛咳不畅者去五味子；痰多加白芥子；顽痰喘咳历久不愈者加竹节白附。

> 小青龙汤治疗外感风寒兼内有水气者，效果很好。

案2　刘聘贤孙六岁，住刘行乡南潘泾宅，十一月下旬，夜间随父屃水捕鱼，感冒风寒，咳嗽痰黏，前医投方旋覆代赭汤，咳嗽陡止，声音嘶嘎，涎涌痰鸣，气急，鼻扇、肩息、胸高，烦躁不安，大小便不利，脉右伏，左弦细，乃予仲圣小青龙汤原方：桂枝六分，杭白芍五钱，仙半夏五钱，北细辛五分，炙麻黄四分，炙甘草七分，干姜五分，五味子五分。一剂而喘平，再剂咳爽而咯痰便利矣。(《伤寒论译释》)

〔病案解析〕

刘聘贤孙六岁，住刘行乡南潘泾宅——介绍患者的一般情况。

十一月下旬——发病时间。

夜间随父屃水捕鱼，感冒风寒——说明病因。

脾为生痰之源，
肺为贮痰之器。

痰色白，不易咳
出者为风痰；痰
色黄，不易咳出
者为燥痰。

旋覆代赭石汤
的组成是：旋覆
花、代赭石、人
参、半夏、生姜、
大枣和甘草。

咳嗽痰黏——出现了不适的表象。寒则收引，受寒之后，皮肤腠理收缩，本应从皮下外排的浊气被转运到胸中，从口鼻外出，人体一过性的增加外排气量，于是便出现了咳嗽。脾为生痰之源，肺为贮痰之器，痰的出现，与脾和肺有直接关系：脾虚之后，津液布散失常，可产生痰，这就是"脾为生痰之源"；肺主排浊，肺虚之后，排浊不力，本应正常外排的痰湿留居，这就是"肺为贮痰之器"。对于痰的辨证，我在《三个月学懂中医》里谈得很清楚：颜色白，容易咳出者为寒痰；颜色黄，容易咳出者为热痰；颜色黄，不容易咳出者为燥痰；颜色白，不容易咳出者为风痰。这里只说到"痰黏"，言外之意就是痰不容易咳出，这时，我们应该想到"燥痰"和"风痰"。

前医投方旋覆代赭汤——旋覆代赭汤，是治疗胃气虚弱，痰浊内阻的方剂，和这个患者的外感所致的"咳嗽痰黏"是两码事。

咳嗽陡止——由于旋覆代赭汤是一个降气的方剂，应用之后，浊气不能上行，于是便出现了"咳嗽陡止"的情况。

声音嘶嗄，涎涌痰鸣，气急，鼻煽、肩息、胸高，烦躁不安，大小便不利，脉右伏，左弦细——浊气必排，不从上排，但又不能从下外出，郁结体内，便出现了这些变证：声音的外出靠的是气的外排，正常外出的气才能带动正常的声音产生，现在，在旋覆代赭汤的作用下，气往下行，正常的声音就不能产生，于是便出现"声音嘶嗄"；痰、气上不能出，下不能排，更因外寒的收引，使得皮肤腠理收缩，浊气亦不能从皮肤外出，郁结体内，故而出现"涎涌痰鸣，气急，鼻煽、肩息、胸高"的情况；痰湿内郁，气机不畅，气郁化火，火扰心神，于是便出现"烦躁不安"；体内的浊气不能从下外排，于是便出现"大小便不利"；肝生于左，肺降于右，肺不能发挥宣发功能，故而出现"脉右伏"；体内气机郁结，加之痰湿内蕴，故而，脉"左弦细"。总之，这些症状的出现，都是宣发不能，降气所致。

乃予仲圣小青龙汤原方：桂枝六分，杭白芍五钱，仙半夏五钱，北细辛五分，炙麻黄四分，炙甘草七分，干姜五钱，五味子五钱——用清代吕震在《伤寒寻源》中的话来说：用麻黄、桂枝、细辛之属，以散寒解表；用半夏、干姜、五味之属，以蠲饮而降逆；复以芍药、甘草，两和表里。

一剂而喘平，再剂咳爽而咯痰便利矣——外解寒以治本，内除痰湿以治标，标本同治，效果自然不错。

〔**读后感悟**〕

（1）中医，关乎身体甚至生命，故而，辨证及诊治一定要正确，稍有失误，就如这则病案中记述的一样，很是糟糕。

（2）治疗，在针对误治后变证的同时，也要考虑到本因，这，很关键。

（3）这则病案，虽然也有"烦躁不安"的表象出现，说明里面也有火热之邪存在，不过，这是因为痰湿内蕴所致，一旦痰湿消除，外寒消散，则此表象就会消除，这点，应和大青龙汤证的内热"烦躁"相区别。大青龙汤所治的"烦躁"，是外寒还没有完全解除，但内热已盛所致，如果单纯性的外解风寒，不清内热，则"烦躁"依然会存在。

> 热有三种：实热、虚热、郁热。

兼热利：黄芩汤

倪少恒医案　王某某，男，30岁，1953年4月11日初诊。患者病初恶寒，后则壮热不退，目赤舌绛，烦躁不安，便下赤痢，微带紫暗，腹中急痛，欲便不得，脉象洪实。余拟泄热解毒，先投以黄芩汤：黄芩、白芍各12克，甘草3克，红枣3枚。服药2剂，热退神安痛减，于13日改用红痢枣花汤，连服3剂获安。(《伤寒名医验案精选》)

> 黄芩汤由黄芩、芍药、甘草、大枣组成，主治太阳、少阳二经合病下利。

〔**病案解析**〕

王某某，男，30岁，1953年4月11日初诊——介绍患者的一般情况和初诊时间。

患者病初恶寒——介绍病因，为外感所致。

后则壮热不退——热象的诊断，不管哪一种，我们都从"气有余便是火"来考虑。

> 火热，总为"气有余"所致。

目赤舌绛，烦躁不安——内火很大。

便下赤痢——热迫血行所致。

微带紫暗——暗，为所出之血所致。

腹中急痛，欲便不得——湿邪黏滞所为。

> 排便不爽，是湿邪所致。

脉象洪实——洪，主热；实，主湿邪。

余拟泄热解毒，先投以黄芩汤——病案中的诊治。

兵在精而不在多。

黄芩、白芍各 12 克，甘草 3 克，红枣 3 枚——以黄芩燥湿清热，白芍滋阴养血，甘草清热解毒，红枣补气健脾。

服药 2 剂，热退神安痛减——有效。

于 13 日改用红痢枣花汤，连服 3 剂获安——红痢枣花汤，好像是一个自制的方剂，不便多说。

〔读后感悟〕

尽信书不如无书。

中医治病，有是证，用是药，讲究有方有药，根据这个病案的表述，湿热赤痢，虽为外寒所致，但现在（治疗的当时）风寒所致的表象已经不存在了，故而，处方中应用温热的大枣是否合适？是否有刻舟求剑之嫌？

兼热呕：黄芩加半夏生姜汤

黄芩加半夏生姜汤，由黄芩、芍药、甘草、半夏、生姜组成，主治伤寒，太阳与少阳合病，自下利而兼呕者。

案 刘某，女，50 岁。1965 年 9 月 12 日初诊。因吃不洁葡萄后，患急性胃肠炎，出现身热恶寒、腹泻稀水便，温温欲吐，服葛根加半夏汤后，热退而吐利不止，苔白厚，脉弦细数。证属太少合病，为黄芩加半夏生姜汤证。

黄芩 10 克，炙甘草 6 克，白芍 10 克，大枣 4 枚，半夏 12 克，生姜 10 克。

结果：上药服一剂，体温恢复正常，腹泻止，胃稍和，仍不思饮食，服二剂，身微汗出，食饮如常，仍感乏力。（《经方传真》）

〔病案解析〕

刘某，女，50 岁。1965 年 9 月 12 日初诊——介绍患者的一般情况和初诊时间。

因吃不洁葡萄后，患急性胃肠炎——说明病因。

出现身热恶寒——有恶寒，就有表证。

腹泻稀水便——寒证。

温温，恶心的意思。

温温欲吐——受寒之后，胃中郁结的浊气欲从口而出。

服葛根加半夏汤后——要了解葛根加半夏汤的有关知识。

热退而吐利不止——解热燥湿之后，出现"热退"，但"吐利不止"则说明胃肠道的浊气还未消除；而胃肠道的浊气过多，则说明寒未解。

苔白厚——白，主寒；厚，主湿。

脉弦细数——弦，主气滞；细，主湿；数，主热（郁结之气所致）。

证属太少合病，为黄芩加半夏生姜汤证——病案中的记述。

黄芩 10 克，炙甘草 6 克，白芍 10 克，大枣 4 枚，半夏 12 克，生姜 10 克——黄芩燥湿清热，炙甘草和大枣健脾益气，白芍敛阴，半夏燥湿健脾，生姜散寒。

结果：上药服一剂，体温恢复正常，腹泻止，胃稍和，仍不思饮食——效果不错。

服二剂，身微汗出，食饮如常，仍感乏力——效不更方。

〔读后感悟〕

临床用药，辨证是关键。应用经方治病，一定要掌握经方的适应证。方是死的，病是活的，故而，还需随症加减用药。

> 方是死的，病是活的，灵活变通方剂很关键。

三、太阳病日久所致病证

（一）发热恶寒呈阵发性出现者

未经发汗：桂枝麻黄各半汤

案 已酉夏，一时官病伤寒，身热头疼无汗，大便不通，已五日矣，予适自外邑归城，访之，见医者治大黄芒硝辈，将下之矣，予曰：姑少待，予为诊视。视之脉缓而浮，卧密室中，自称恶风。予曰：患者表证如此，虽大便闭，腹且不满，别无所苦，何遽便下，于仲景法，须表证罢，方可下，不尔，邪毒乘虚而入内，不为结胸，必为邪热利也，予以桂枝麻黄各半汤，继之以小柴胡汤，溅溅汗出，大便通，数日愈。(《伤寒九十论》)

> 桂枝麻黄各半汤，就是方中桂枝汤和麻黄汤各占一半。

〔病案解析〕

已酉夏——说明发病时间。

一时官病伤寒——介绍患者的情况和病因。

身热头疼无汗——外感风寒所致。

大便不通，已五日矣——说明素有便秘。

予适自外邑归城，访之，见医者治大黄芒硝辈，将下之矣，予曰：姑少待，予为诊视——医者父母心。

医者，父母心。

视之脉缓而浮——缓，为受风所致；浮，主表。

卧密室中，自称恶风——受风所致。

不管是用哪一种理论，理都是要讲的。

予曰：患者表证如此，虽大便闭，腹且不满，别无所苦，何遽便下，于仲景法，须表证罢，方可下，不尔，邪毒乘虚而入内，不为结胸，必为邪热利也——以理服人。

予以桂枝麻黄各半汤，继之以小柴胡汤，漐漐汗出，大便通，数日愈——效果很好。

〔读后感悟〕

治病，应分标本先后，注重轻重缓急。

临床问诊时，需注意症状出现的时间，如大便异常是因感冒引起的，此应一起治，如果以前就有大便的异常，则应先治感冒，再治大便异常，或者，治感冒的时候可以照顾一下大便（如果大便异常很严重的话）。

桂枝二麻黄一汤，就是六子中桂枝汤与麻黄汤的比例为2∶1。

已经发汗：桂枝二麻黄一汤

案 李某，49岁。1963年4月10日初诊：恶寒颤栗，发热，热后汗出身凉，日发一次，连续三日。伴见头痛，肢楚，腰痛，咳嗽痰少，食欲不振，二便自调，脉浮紧，舌苔白厚而滑，治宜辛温解表轻剂，予桂枝二麻黄一汤。处方：桂枝三钱，白芍三钱，杏仁二钱，炙甘草二钱，生姜二钱，麻黄钱半，大枣三枚。4月13日复诊：前药服后，寒热已出，诸症悉减。现惟心悸少气，昨起腹中微痛而喜按，大便正常，脉转弦缓，此因外邪初解，荣血不足，气滞使然，遂予小建中汤。服一剂而安。(《伤寒论汇要分析》)

〔病案解析〕

李某，49岁——介绍患者的一般情况。

1963年4月10日初诊——初次就诊时间。

恶寒颤栗——有一分恶寒，就有一分表证。

发热——寒邪束表，腠理收缩，该从皮肤外排的浊气不能畅排，郁结体内，气有余便是火，火热同义，故而，出现"发热"。

热后汗出身凉——气聚到一定的程度冲破"寒性收引"所致的腠理收缩力的时候，外出，带动津液，便出现了"汗"；因本身就是受寒所致，故而，患者出现"身凉"。

日发一次，连续三日——病情不是很严重。

伴见头痛，肢楚，腰痛，咳嗽痰少，食欲不振——风寒所致。

二便自调——病情较轻。

脉浮紧——浮，主表；紧，主寒。

舌苔白厚而滑——白，主寒；厚，主湿；滑，主痰湿。

治宜辛温解表轻剂——杀鸡何用宰牛刀。

予桂枝二麻黄一汤——了解桂枝二麻黄一汤的有关知识。

处方：桂枝三钱，白芍三钱，杏仁二钱，炙甘草二钱，生姜二钱，麻黄钱半，大枣三枚——用桂枝、生姜散寒，杏仁、麻黄止咳，炙甘草和大枣补虚，白芍滋阴。

4月13日复诊：前药服后，寒热已出，诸症悉减——效果较好。

现惟心悸少气，昨起腹中微痛而喜按，大便正常，脉转弦缓——邪之所凑，其气必虚。这是气虚所致。

此因外邪初解，荣血不足，气滞使然，遂予小建中汤。服一剂而安——扶正补虚。

〔**读后感悟**〕

由于白芍具有收敛之性，对于外感风寒导致的咳嗽病证，一般来说是不能用的，这个病案用了白芍，虽然处方中也用了麻黄和杏仁来止咳，但总乎不宜。

（二）风湿留着肌肉：桂枝附子汤、桂枝附子去桂加白术汤

桂枝附子汤病案

曾月根治伤寒变痹案：张某，男，32岁，住广东五华城北门外。

原因：贵胄之子，素因多湿，偶感风寒。

放血就是和放气的道理一样，发汗之后，浊气得排，"有余之气"减少，故而，热、胀等感觉随即减缓消失。

因病制宜，掌握用药之度。

扶正祛邪，是中医的两个治疗原则。

细节决定成败，临床需尽量注意。

桂枝附子汤由桂枝、附子、生姜、甘草、大枣组成，主治伤寒八九日不解，风湿相搏，身体烦疼。

证候：发热恶寒，一身手足尽痛，不能自转侧。

诊断：脉浮大而紧，风为阳邪，故脉浮大主病进，紧主寒凝。脉症合参，风寒湿三气合而成痹。

疗法：桂枝附子汤主之。方中桂、附辛热散寒，草枣奠安中土，生姜利诸气，宣通十二经络，使风寒湿着于肌表而作痛者，一并廓清矣。

处方：桂枝12克，附子4.5克，甘草6克，大枣6枚，生姜9克。

效果：一日两服，三日举动如常，继服平调之剂痊愈。(《全国名医验案类编》)

〔读后感悟〕

这则病案，在记述当中已经进行了分析，故而，我就不多做说明了，这里，仅就桂枝附子汤略谈一下：

桂枝附子汤，和桂枝去芍药加附子汤的组成一样，不过，桂枝附子汤中加大了桂枝和附子的用量，以除肌肉中的风湿之邪，而桂枝去芍药加附子汤，桂枝和附子的剂量较小，用以治疗外感风寒兼有胸满微寒之证，这点，在前面的桂枝汤中已经用病案解释过了。清代的徐大椿在《医书六略》中说到：此(桂枝附子汤)即桂枝去芍药加附子汤，但彼桂枝用三两，附子用一枚，以治下后脉促胸满之证，此桂枝加一两，附子加两枚，以治风湿相搏，身疼脉浮涩之证。一方而致病迥异，方名各异，分量不可忽如此，义亦精亦，后人何得以古方轻于加减也。

清代吕震在《伤寒寻源》中谈到：伤寒八九日，风湿相搏，身体烦疼，不能自转侧，不呕不渴，脉浮虚而涩者，桂枝附子汤主之。按身体烦疼，不能自转侧，固属风湿相搏之候。然风湿相搏，有属湿温，有属寒湿，于何辨之？盖以证言，则呕而渴者属温，不呕不渴者属寒；以脉言，则实而数者属温，浮虚而涩者属寒。

从上面的内容可以看出，我们在辨证论治的时候，不但要注意寒热虚实的辨证，而且还要注意药物剂量的变化。

桂枝附子去桂加白术汤病案

刘渡舟医案 韩某某，男，37岁。自诉患关节炎有数年之久，右

中药，虽然没有"量变则质变"，但，更多时候，用量的不同，功效不同，其所到达的部位也不一样。

手腕关节囊肿起如蚕豆大，周身酸楚疼痛，尤以两膝关节为甚，已不能蹲立，走路很困难，每届天气变化，则身痛转剧。视其舌淡嫩而胖苔白滑，脉弦而迟，问其大便则称干燥难解。辨为寒湿着外而脾虚不运之证，为疏：

附子 l5 克，白术 15 克，生姜 10 克，炙甘草 6 克，大枣 12 枚。

服药后，周身如虫行皮中状，两腿膝关节出黏凉之汗甚多，而大便由难变易。转方用：干姜 10 克，白术 15 克，茯苓 12 克，炙甘草 6 克。服至 3 剂而下肢不痛，行路便利。又用上方 3 剂而身痛亦止。后以丸药调理，逐渐平安。(《新编伤寒论类方》)

〔病案解析〕

韩某某，男，37 岁——介绍患者的一般情况。

自诉患关节炎有数年之久——说明病程。

右手腕关节囊肿起如蚕豆大——西医可能称之为腱鞘囊肿，中医称之为痰核。

周身酸楚疼痛——是气虚不运，浊物堆积过多所致。

尤以两膝关节为甚——人体的正常站立，膝关节的作用很大。当人体出现气虚时，肝的疏泄功能就不能正常的发挥（肝调气）；肝主筋，而膝为筋之聚；肝功能下降，则筋的功能也减弱；不营则痛，从而出现了膝关节的疼痛。

已不能蹲立，走路很困难——说明病情较重。

每届天气变化，则身痛转剧——与寒有关。

视其舌淡嫩而胖苔白滑——淡嫩，主虚；胖，主痰湿；白，主寒；滑，主痰湿。

脉弦而迟——弦，疼痛可以导致，气滞也可以导致；迟，主寒。

问其大便则称干燥难解——寒湿困脾，脾的功能减弱，布散津液失常，肠道中该有的津液没有及时补充所致。

辨为寒湿着外而脾虚不运之证——病案中的记述。

为疏：附子 l5 克，白术 15 克，生姜 10 克，炙甘草 6 克，大枣 12 枚——附子温里祛寒，白术健脾燥湿，生姜散寒，炙甘草和大枣健脾补气。

服药后，周身如虫行皮中状，两腿膝关节出黏凉之汗甚多，而大

桂枝附子去桂加白术汤由附子、白术、生姜、炙甘草、大枣组成，具有温里祛湿的作用，主治"主伤寒八九日，风湿相搏，身体疼烦，不能自转侧，不呕不喝，大便硬，小便自利者"。

痰核，指皮下肿起如核的结块。

膝为筋之聚。

变天加重者，体内有寒也。

大便干燥的直接诊断为脾虚津液布散失常所致。

便由难变易——津液得调的结果。

转方用：干姜10克，白术15克，茯苓12克，炙甘草6克——干姜温里祛寒，白术、茯苓健脾祛湿，炙甘草健脾益气。

服至3剂而下肢不痛，行路便利——效果不错。

又用上方3剂而身痛亦止。后以丸药调理，逐渐平安——效不更方。

〔读后感悟〕

关节炎数十年，数剂而愈，真是神奇。不过这则病案的最后没有记述右手腕部位的痰核变化情况，是一个遗憾。

（三）风湿留着关节：甘草附子汤

案 高汉章得风湿病，遍身骨节疼痛，手不可触近，近之则痛甚，微汗自出，小水不利。当时初夏，自汉返舟求治，见其身面手足俱有微肿，且天气颇热，尚重裘不脱，脉象颇大，而气不相续。其戚友满座，问是何症？予曰：此风湿为病。渠曰：凡驱风利湿之药，服之多矣，不惟无益，而反增重。答曰：夫风本外邪，当从表治，但尊体表虚，何敢发汗；又湿本内邪，须从里治，而尊体里虚，岂敢利水乎？当遵仲景法处甘草附子汤。1剂如神，服之3剂，诸款悉愈。（《谢映庐医案》）

〔**病案解析**〕

高汉章得风湿病——介绍患者的一般情况。这里，还需了解风湿病的有关知识。

遍身骨节疼痛——湿滞关节，不通则痛。

手不可触近，近之则痛甚——病情严重。

微汗自出，小水不利——津液布散失常所致。

当时初夏，自汉返舟求治——不多说什么。

见其身面手足俱有微肿——肿，津液异常所致。

且天气颇热，尚重裘不脱——有畏寒的情况。

脉象颇大，而气不相续——实邪所致。

其戚友满座，问是何症？予曰：此风湿为病。渠曰：凡驱风利湿

左栏旁注：

服药后出现的"症状"，我们需分清楚是正常的病情变化还是药物的毒副作用。

甘草附子汤由甘草、附子、白术、桂枝组成，主治风湿相搏，骨节疼烦，掣痛不得屈伸，近之则痛剧，汗出短气，小便不利，恶风不欲去衣，或身微肿。

拒按者属实。

畏寒，是感觉到冷，但盖衣被能缓解。和恶寒不同。

上医治病靠谋略。

之药，服之多矣，不惟无益，而反增重。答曰：夫风本外邪，当从表治，但尊体表虚，何敢发汗；又湿本内邪，须从里治，而尊体里虚，岂敢利水乎？当遵仲景法处甘草附子汤——介绍诊治思路。

1剂如神，服之3剂，诸款悉愈——效果很是不错。

〔**读后感悟**〕

上医治病靠谋略，治病的方法不对，虽辨证准确，也将难以取效。不过这则病案中记述的"1剂如神，服之3剂，诸款悉愈"也是令人刮目。

四、体虚伤寒证

伤寒，心中悸而烦：小建中汤

案 王某，腹痛，喜按，痛时自觉有寒气自上下迫，脉虚弦，微恶寒，此为肝乘脾，小建中汤主之。

川桂枝三钱，大白芍六钱，生草两钱，生姜五片，大枣十二枚，饴糖一两。（曹颖甫《经方实验录》）

> 小建中汤由饴糖、桂枝、芍药、炙甘草、大枣、生姜组成，具有温中补虚，和里缓急之功效。主治中焦虚寒，肝脾不和证。

〔**病案解析**〕

王某——介绍患者的一般情况。

腹痛——最好根据疼痛发生的三个机制（不通则痛、不营则痛、不松则痛）来判断。

喜按——主虚。由此也可以知道上面的腹痛是不营则痛所致。

> 喜按主虚。

痛时自觉有寒气自上下迫——寒为阴邪，阴主降（阳主升）。

脉虚弦——虚，主气血不足；弦，疼痛可以引起，气滞也可以引起。

微恶寒——有一分恶寒，就有一分表证。说明有表证存在。

此为肝乘脾——这是病案中的诊断。

小建中汤主之——了解小建中汤的有关知识。

> 中医的诊断，一般来说，一种病因能全部解释的，就不要用其他的病因来解释。

川桂枝三钱，大白芍六钱，生草两钱，生姜五片，大枣十二枚，**饴糖一两**——桂枝和生姜散寒，大枣和饴糖补虚，芍药甘草缓急止痛。

〔**读后感悟**〕

疾病的诊断，由于角度不同，结果就会有所不同。这个病证，有恶寒，就说明有外寒存在；有"喜按"，就说明有虚证存在；其余的腹痛和脉虚都可以用上面两种病因来解释。这里还有"脉弦"，因为疼痛有可以导致，故而，可以不用"气滞"来解释。中医的诊断，一般来说，一种病因能全部解释的，就不要用其他的病因来解释。当然，如果要说气滞的话，也是外寒束表，当从皮肤向外排的浊气不能畅排，郁结体内所致的。

五、素有疾病

（一）心下有水气者：小青龙汤

熊曼琪医案 陈某某，女，59 岁，美国华侨，1986 年 9 月 17 日诊。咳喘痰多反复发作 4 月余，伴胸痛 1 周，入院前曾在美国多方求治数家医院，用多种抗生素及止咳药无效，咳嗽渐甚，痰多质稀，近 1 周伴右侧胸胁疼痛，咳嗽气促，病情加重，故专程从美国回国治疗。诊时神疲乏力，咳嗽痰多，质稀色白，卧则气短，右胸胁疼痛，咳唾转侧左侧亦有引痛，口渴喜热饮，舌淡偏暗、苔白略滑，脉细滑。体温 37.1℃～37.5℃，脉搏：96～100 次 / 分，呼吸：22 次 / 分，血压：100/60 毫米汞柱。右胸稍隆起，叩诊过清音，左下肺呈浊音；右侧语颤强，左侧语颤减弱，双肺呼吸音减弱，以左侧为甚；右下肺闻及湿性啰音。痰培养：肺炎双球菌；白细胞 11.4×10^9/ 升，中性粒细胞 0.77，淋巴细胞 0.23。

胸透及 X 光片示：双肺纹理增粗，左胸膜增厚粘连，左肋膈角变钝，见有移动性液体，左膈活动受限，右肋膈角稍钝，密度增高，左上肺陈旧性肺结核。

中医诊为悬饮。届饮停胸胁，脉络受阻，肺气不利。治悬饮，常用十枣汤类方。患者病久体虚，恐不堪峻逐，故拟温肺化饮，给予小青龙汤加减：

炙麻黄、五味子、桂枝各 10 克，干姜、炙甘草各 6 克，细辛 3 克，

小青龙汤由麻黄、芍药、细辛、炙甘草、干姜、桂枝、五味子、半夏组成，具有辛温解表、解表散寒、温肺化饮之功效。主治外寒里饮证。

法半夏、杏仁各 12 克，白芍、桃仁、云茯苓、丝瓜络各 15 克煎服，每日 1 剂。

服药 3 剂，咳嗽、胸痛等症明显减轻，咯痰少，可平卧。以此方加减进服 20 余剂，呼吸平顺，卧起行走自如，咳嗽、胸痛等症均愈，出院时查各生理常数均正常。为巩固疗效，带本方数剂，加用理中丸以调理善后。[新中医，1989，3,（4）：18]

〔**病案解析**〕

陈某某，女，59 岁，美国华侨，1986 年 9 月 17 日诊——介绍患者的一般情况和初诊时间。

咳喘痰多反复发作 4 月余，伴胸痛 1 周——主诉。

入院前曾在美国多方求治数家医院，用多种抗生素及止咳药无效，咳嗽渐甚，痰多质稀，近 1 周伴右侧胸胁疼痛，咳嗽气促，病情加重，故专程从美国回国治疗——介绍以前就诊的一些情况。

诊时神疲乏力——气虚所致。

咳嗽痰多——咳嗽，是胸中的浊气过多，人体一过性的外排所致；痰多，直接诊断要责之于脾，因为"脾为生痰之源"，脾虚之后，津液布散失常，部分产生凝聚而成痰。

质稀色白——主寒。

卧则气短——气虚。

右胸胁疼痛——这个还是从疼痛出现的三个发生机制（不通则痛、不营则痛、不松则痛）来考虑。

咳唾转侧左侧亦有引痛——这里要注意引痛的有关情况。

口渴喜热饮——口渴的直接诊断结果就是口里的津液不足；喜热饮，说明有寒。也由此可知，寒则血涩，血脉不通，上达于口的血液不足，津液的补充受阻（津液是由血中的物质外出于脉而补充的），津液亏少，于是便出现了口干。

舌淡偏暗、苔白略滑——淡，主虚；暗，主血瘀；白，主寒；滑，主痰湿。

脉细滑——细，气血不足可以导致，痰湿也可以导致；滑，主痰湿。

体温 37.1℃～ 37.5℃，脉搏：96 ～ 100 次 / 分，呼吸：22 次 / 分，

主诉，是患者对就诊原因的叙述，也就是让患者来看病的最痛苦的症状、体征及持续时间。

咳嗽，更多时候是胸中的浊气过多，人体一过性的外排所致。当然也有因人体需用气体排痰所致者。

有时候，西医的检查结果，我们可以借鉴。当然，中医的疗效，更多时候也可以用西医的检查结果来证实。

血压：100/60 毫米汞柱。右胸稍隆起，叩诊过清音，左下肺呈浊音；右侧语颤强，左侧语颤减弱，双肺呼吸音减弱，以左侧为甚；右下肺 56 闻及湿性啰音。痰培养：肺炎双球菌；白细胞 11.4×10^9/升，中性粒细胞 0.77，淋巴细胞 0.23。胸透及 X 光片示：双肺纹理增粗，左胸膜增厚粘连，左肋膈角变钝，见有移动性液体，左膈活动受限，右肋膈角稍钝，密度增高，左上肺陈旧性肺结核——西医的有关诊断情况，可以借鉴。

中医诊为悬饮——了解悬饮的有关知识。

悬饮，是饮邪停留于胸胁部位而导致咳唾引痛的病证。

届饮停胸胁，脉络受阻，肺气不利。治悬饮，常用十枣汤类方。患者病久体虚，恐不堪峻逐，故拟温肺化饮，给予小青龙汤加减——介绍医者自己的诊治思维。

炙麻黄、五味子、桂枝各 10 克，干姜、炙甘草各 6 克，细辛 3 克，法半夏、杏仁各 12 克，白芍、桃仁、云茯苓、丝瓜络各 15 克煎服，每日 1 剂——麻黄、杏仁、五味子止咳；桂枝、细辛散寒；干姜温里祛寒；半夏、茯苓、丝瓜络祛痰湿；炙甘草补气健脾，温暖中宫；白芍滋阴养血。

对于难治性的病证或者更多的慢性病，效不更方，只是随症的变化而略事加减，这叫守方。

服药 3 剂，咳嗽、胸痛等症明显减轻，咯痰少，可平卧——效果不错。

以此方加减进服 20 余剂，呼吸平顺，卧起行走自如，咳嗽、胸痛等症均愈，出院时查各生理常数均正常。为巩固疗效，带本方数剂，加用理中丸以调理善后——效不更方，随症之变稍作加减，结合丸药巩固疗效。

〔读后感悟〕

中医治病，更多时候，西医的检查结果可以作为借鉴，但辨证用药的时候需严格按照中医的理论体系来进行，不能受其干扰。

白芍在咳嗽中的应用，需辨虚实。

这则病案中记述的咳嗽，处方中用到了白芍，这点，和以前谈到的外感咳嗽不大一样，因为患者有虚证存在，故而，敛咳是正治，就如处方中用到的五味子一样。这也是这个病案读后要学的一个知识点。

（二）脉结代，心动悸：炙甘草汤

炙甘草汤加减治疗心脏期前收缩的初步观察。病例选择和方法：

①期前收缩和结代脉的诊断是根据心脏听诊，脉搏切诊及结合心电图而成立。②无明显发生期前收缩之原因，或诱因的病例。③经院外或门诊治疗无效，而住院用一般休息镇静疗法2周以上无效者（其中一例住院1周）。④治疗以炙甘草汤为主而随证加减，每日1剂，水煎分3次服，同时停服有关西药。⑤治疗期间或治疗后继续在医院或门诊随访观察2周至3个月以上。本文共报道4例，其中3例临床治愈，分别随访2个月、5个月、半年未复发，一例病情减轻，兹选录①例如下。

案　男，30岁，期前收缩每分钟3～5次，有心悸、关节酸痛，心尖有二至三级收缩期杂音。心电图为窦性心动过缓、心律不齐，结性期前收缩，室性逸搏，服炙甘草汤加减3剂，期前收缩消失，9剂心电图恢复正常，15剂痊愈，随访2个月未复发。[中医杂志，1964，（7）]

〔 **病案解析** 〕

　　炙甘草汤，是我们常用来治疗"脉结代，心动悸"的一个方剂。脉有暂时停跳的现象，称为结脉；停有定期的，称为代脉，心动悸是指心慌难受、动悸不安的表现。其方由炙甘草、生姜、人参、生地黄、桂枝、阿胶、麦冬、麻仁和大枣组成。现代名医岳美中先生在《岳美中医案集》中谈到：仲景炙甘草汤以炙甘草为名，显然是以甘草为君。乃后世各注家都不深究仲景制方之旨，意退甘草于附庸地位，即明如柯韵伯，清如尤在泾，也只认甘草留中不使速下，或囫囵言之，漫不经意。不知甘草具"通经脉、利血气"之功能，载在陶弘景《名医别录》，而各注家只依从甘草和中之说法，抛弃古说不讲。顾甘草命方，冠诸篇首，日人丹波元坚还知注意。若方中大枣，无论中外医家，多忽而不谈，不知此方用大枣至30枚之多，绝非偶然。在《伤寒论》《金匮》诸方中，大枣用量居多者，惟此方为最，而本方中药味用量之中堪与比肩者，惟生地黄为500克。考大枣，《神农本草经》主"补少气、少津液"；可互证此义者，在仲景十枣汤用十枚，煎送甘遂等峻药，皂荚散、葶苈大枣泻肺汤，也用枣膏，大枣量很重，都是恐怕峻药伤津，为保摄津液而设。生地黄，《神农本草经》主"伤中，逐血痹"；《名医别录》主"通血脉，利气力"。则大枣、地黄为辅助甘草"通经脉，利血气"

炙甘草汤，又叫复脉汤，由甘草、生姜、桂枝、人参、生地黄、阿胶、麦门冬、麻仁、大枣组成，具有益气滋阴、通阳复脉之功效。主治阴血阳气虚弱，心脉失养证。

更多时候，见到"脉结代，心动悸"，就可以用炙甘草汤来治疗。

甘草更有"通经脉、利血气"的作用。

之辅药无疑。乃柯氏只认大枣与生姜相配，佐甘草以和营，直看作如卒徒之侣，不知仲景在大枣、生姜相配之方，从未有如此方为30枚者。此方生姜是合人参、桂枝、酒以益卫气，各有专职，非寻常姜、枣配伍之例。前医把炙甘草汤各味药量平列起来，而欲取复脉之效，何怪其无验。

问曰："此方以胶、麦、麻、地、草、枣为补益营血，以参、姜、桂、酒为补益卫气，使阳行阴中，脉得以复，则已有领会。惟用阴药则大其量，而阳药用量反不及其半，还不能理解？"所问正是关键处。阴药非重量，则仓卒间无能生血补血。但阴本主静，无力自动，必凭借阳药主动者，以推之挽之而激促之，才能上入于心，催动血行，使结代之脉去，动悸之证止。假令阴阳之药平衡，则濡润不足而燥烈有余，如久旱之禾苗，仅得点滴之雨露，立见晞干，又怎能润枯泽槁呢？此方煮服法中以水、酒浓煎，取汁多气少，其用意也是可以理解的。

随症用药，剂量很关键。

这里。我们来分析一下上面的这个病例：

男，30岁——说明患者的一般情况。

期前收缩每分钟3～5次——这是西医的检查结果，不过，可以为中医所用，说明患者有结代脉存在。

现在的社会，即使纯中医，也需要了解点西医的知识。

有心悸、关节酸痛——由关节酸痛可以知道，此患者有虚证存在（本虚标实）。

心尖有二至三级收缩期杂音。心电图为窦性心动过缓、心律不齐，结性期前收缩，室性逸搏——这些都是西医的检查结果。

服炙甘草汤加减3剂，期前收缩消失，9剂心电图恢复正常，15剂痊愈，随访2个月未复发——说明效果很好。

〔读后感悟〕

从这个病案可以知道，只要我们在临床上见到患者出现结代脉，其表现为"心动悸"，那么就可以直接应用炙甘草汤来治疗。

这里有个问题，就是炙甘草汤为什么能治疗"心动悸，脉结代"？

知其然，还需知其所以然。我们最好了解一下炙甘草汤的治疗机制。

前面我们已经对"心动悸，脉结代"的意思进行了解释，也就是说当一个人很是心中动悸不安的时候，脉却出现了结代，也就说却出现了脉一会儿跳动一会儿停止的情况。这些表象的出现，只能说明一个问题，就是体内的阴血不足。何以言之？我记得以前骑摩托车当油

不足的时候，摩托车会"突突"的往前跑一下，就熄火了，然后再点火，往前跑一下，又熄火；点火，熄火，直至汽油彻底用光。取象比类，当人体中的"油（阴血）"快耗尽的时候，也会出现"点火，熄火，点火"的结代脉出现；心中的"动悸不安"则是血虚之后，气无以藏而乱跑的结果。由于炙甘草汤是以滋阴为主，补气为辅，故而，岳美中老先生说"整个处方，阴药约重2斤半，阳药仅重半斤，阴药是阳药的5倍，道理何在？阴药非用大量，则仓促间何以生血补血。然而阴本主静，无力自动，必须凭借阳药动力，使阳行阴中，催动血行，致使脉复。反之若阳药多而阴药少，则濡润不足而燥烈有余，犹如久旱禾苗，虽得点滴之雨露而骄阳一曝，立见枯槁。即使阴阳均衡，亦恐阴液不足，虽用阳动之力推之挽之，究难奏复脉之效"。

（三）胸中有热，腹痛欲呕者：黄连汤

案 林某某，男，52岁，1994年4月18日就诊。患腹痛下利数年，某医院诊为"慢性非特异性溃疡性结肠炎"。迭用抗生素及中药治疗，收效不显。刻下：腹中冷痛，下利日数行，带少许黏液。两胁疼痛，口渴，欲呕吐。舌边尖红，苔白腻，脉沉弦。辨为上热下寒证。治以清上温下，升降阴阳。为疏加味黄连汤：

黄连10克，桂枝10克，半夏15克，干姜10克，党参12克，炙甘草10克，大枣12枚，柴胡10克。

服药7剂，腹痛、下利、呕吐明显减轻，但仍口苦、口渴、胁痛。又用柴胡桂枝干姜汤清胆热温脾寒，服7剂而病愈。（刘渡舟临证验案精选.1996：104-105）

〔**病案解析**〕

林某某，男，52岁，1994年4月18日就诊——说明患者的一般情况。

患腹痛下利数年——这里，说明了主症和病程。腹痛，说明病位在腹，症状为疼痛。至于疼痛的原因，需从不通则痛、不营则痛、不松则痛这三个发作机制来判断。下利，有时候也叫做下痢，是一种病症，是早期古医籍中痢疾与泄泻的统称，后来，把利与痢区分开了，

（旁注）黄连汤由黄连、甘草、干姜、桂枝、人参、半夏、大枣组成，可以平调寒热，和胃降逆，主治伤寒，胸中有热，胃中有邪气，腹中痛，欲呕吐者。

（旁注）下利，有时候也叫做下痢，是一种病症，是早期古医籍中痢疾与泄泻的统称。

利为泄泻，痢为痢疾。由于后面有"带少许黏液"，故而，这里的"下利"，还是痢疾和泄泻的统称。数年，说明病程很长，这时我们要考虑"久病多虚"和"久病多瘀"。

某医院诊为"慢性非特异性溃疡性结肠炎"——西医的病名，可以先不谈。

选用抗生素及中药治疗，收效不显——西医不是万能的。

刻下：腹中冷痛——病位在腹；冷痛，受寒可以导致，体内气虚，温煦作用下降也可导致。

下利日数行——说明病情严重。

带少许黏液——从中医的角度来说，这是痰湿。

两胁疼痛——部位牵扯到两胁；虚可导致疼痛，不通可导致疼痛，不松也可以导致疼痛。从后面的"欲呕吐"和"脉弦"可知，这里的疼痛是气滞所为。

口渴——直接诊断出的原因就是津液不足。结合后面的诊断可以知道，这是因热灼津液所致。

欲呕吐——人体内只有气具有自主运动性，其余所有的物质都是随着气的运动而运行的。当胃中的浊气过多时，根据就近外排原则，人体会出现恶心、嗳气等症状，一旦胃内有饮食物存在，这些东西则会随着浊气的外出而外排，于是便形成了"呕吐"。从后面的舌边尖红可知上焦有热，由于"气有余便是火"，火热同义，只是程度的不同，故而，此"欲呕吐"为"有余"之气"热胀"所致。

舌边尖红——舌，不但可以判断五脏的情况，如舌尖属心和肺，两边属肝，中间属脾，舌根属肾，哪个地方出现了问题，就说明哪脏的功能异常，而且，还可以判断三焦的情况，比如舌的前部属上焦，中段属中焦，后面属下焦，一旦哪里出了问题，就说明哪一"焦"有异常。从后面的病案中自带的辨证可知，这里用的就是三焦辨证法。

舌尖红——说明上焦有热。

苔白腻——白为寒，腻为湿。

脉沉弦——沉，主里；疼痛可以出现弦脉，气滞也可以出现弦脉。

辨为上热下寒证——由于舌尖红，说明上焦有热，热灼津液，出现"口干"，热胀之后，出现"欲呕吐"；腹中冷痛，说明下焦有寒，寒则津凝，津液聚集成痰，出现"带少许黏液"。

左栏边注：

人体内只有气具有自主运动性，其余所有的物质都是随着气的运动而运行的，不管是体内的运行还是对身体而言的进入或者外出。

舌，其部位的划分不但可以定脏腑，也可以定三焦，更可以定阴阳。

治以清上温下，升降阴阳——热者寒之，寒者热之，是中医的治疗原则。由于患者出现了"上热下寒证"，故而，"清上温下"则为正治。

黄连10克，桂枝10克，半夏15克，干姜10克，党参12克，炙甘草10克，大枣12枚，柴胡10克——黄连，清在上之热，干姜，温在下之寒；党参、炙甘草和大枣，健脾和中，交通上下；半夏除湿降逆止呕，桂枝散寒，柴胡理气。全方共用，既温下清上以治本，且和中以交通阴阳（下与上），更消除症状以治标。

服药7剂，腹痛、下利、呕吐明显减轻——标本同治，效果自然不错。

但仍口苦、口渴、胁痛——说明清上热和理气的作用还是不足。

又用柴胡桂枝干姜汤清胆热温脾寒，服7剂而病愈——方随证变，这才是我们常说的"有是证，用是药"。

〔 **读后感悟** 〕

中医，来源于生活，中医之理，就是生活之理（当然，也是自然之理）。生活，是简单的，比如我们口渴了想喝水，直接拿起一杯水就可以喝了，没有谁会想我要用多大的力，用什么角度，手指是什么形状，口张多大等等问题。中医，也是一样，其治疗大法就是：虚了，我就给你补；实了，我就给你通泻；寒了，我就给你温热；热了，我就给你清散。这则病案说的就是这个道理。

证变了，法也要变，一定要做到"有是证，用是药"。

脾胃在中焦属土，土生万物，且脾胃为后天之本，故而，照护脾胃，至关重要。

六、杂病

在《伤寒论》中张仲景介绍了很多的肠滞、小便不利、痞结的证治方剂，这就说明素有这些病证之人，可能患有伤寒，此时的治疗，因旧有疾病为本，后患的伤寒为标，急则治其标，缓则治其本，故而，我们一定要分清楚是先治疗标还是先治疗本。如果以外感为重的而误用下、吐之法来治疗肠滞小便不利痞结的话，则会使"伤寒"出现变证，所以，张仲景云：本发汗，而复下之，此为逆也，若先发

寒者热之，热者寒之，这是治疗原则。

中医，来源于生活，中医之理，就是生活之理（当然，也是自然之理）。

分清标本缓急，至关重要。

汗，治不为逆。本先下之，而反发汗，为逆，若先下之，则不为逆。如患者既有外感表证，又有胃肠症状，这时应区分是先有外感后有胃肠不适还是先有胃肠不适后有外感。先有外感者，解表为正治；先有胃肠道症状者，吐下为正治。

（一）大黄黄连泻心汤

案 王某某，女，42 岁，1994 年 3 月 28 日初诊。心下痞满，按之不痛，不欲饮食，小便短赤，大便偏干，心烦，口干，头晕耳鸣。西医诊为"植物神经功能紊乱"。其舌质红，苔白滑，脉来沉弦小数。此乃无形邪热痞于心下之证，与大黄黄连泻心汤以泄热消痞：大黄 3 克，黄连 10 克，沸水浸泡片刻，去渣而饮。

服 3 剂后，则心下痞满诸症爽然而愈。(《刘渡舟临证验案精选》)

〔病案解析〕

王某某，女，42 岁，1994 年 3 月 28 日初诊——说明患者的一般情况。

心下痞满，按之不痛——痞满，就是胀满的意思。不管是"痞"还是"胀"，都是气滞所为。按之不痛，说明病情不严重。这里应和"按之则舒"相区别，因为后者是鉴别虚实证的一个方法，喜按者为虚，拒按者为实。

不欲饮食——直接诊断结果就是脾虚，因为脾主思，所以，想不想吃在于脾。

小便短赤——一般来说是热所为。

大便偏干——津液不足所致。脾虚之后，津液布散失常可以导致，热灼津液也可以导致。

心烦，口干——因热所致。

头晕耳鸣——直接诊断结果就是血和/或津液不足所致。从前面的表象可以知道，这里要么是脾虚运化功能下降所致，要么就是热邪灼伤所致。

西医诊为"植物神经功能紊乱"——西医的诊断结果，这里可以不予考虑。

其舌质红——有火热之邪存在。

大黄黄连泻心汤由大黄、黄连组成，主治心下痞，按之濡，其脉关上浮者。

按之不痛和按之则舒是不一样的。

苔白滑——有寒湿存在。

脉来沉弦小数——说明内有郁热。由此可以知道,"心下痞满"是外有寒湿困阻,体内的浊气不能正常的排散,郁结所致。气有余便是火,浊气郁结,化火之后,出现心烦;灼伤血液和津液,导致大便偏干、口干、头晕耳鸣等症状。脾喜燥恶湿,寒湿困阻,脾气受伤,功能下降,便出现"不欲饮食"。

此乃无形邪热痞于心下之证,与大黄黄连泻心汤以泄热消痞:大黄 3 克,黄连 10 克,沸水浸泡片刻,去渣而饮——急则治其标,以黄连清心热,以大黄通大便而导热,两药相合,除热之功更强。热邪散掉,就等于把"有余之气"排掉了,故而,"服 3 剂后,则心下痞满诸症爽然而愈"。

> 急则治其标,缓则治其本。

〔**读后感悟**〕

这则病案,看起来是"诸症爽然而愈",然而从分析可知,这样的治疗,只不过是治标而已,也就说把"热"除掉了,但是,没有把"热"产生的根源去掉,即没有把表现出的"寒湿"去掉,故而,这样的治疗只能是暂缓症状,也许在不久的将来,病情还会复发。如果在条件允许(患者配合,大夫也有时间来治疗)的情况下,标本兼治,则结果更好。

> 更多时候,症状的消失,不代表疾病的痊愈。只有舌和脉的正常,才算真正的"治好了"。

(二)附子泻心汤

案 宁乡学生某,得外感数月,屡治不愈。延诊时,自云:胸满、上身热而汗出,腰以下恶风,时夏历六月,以被围绕。取视前所服方,皆时俗清利、搔不着痒之品。舌苔淡黄,脉弦。与附子泻心汤,阅二日复诊,云药完二剂,疾如失矣。为疏善后方而归。(《遁园医案》)

> 附子泻心汤由黄芩、黄连、大黄、附子组成,具有温经回阳、扶阳固表、泄热消痞之功,主治心下痞,而复恶寒汗出者。

〔**病案解析**〕

宁乡学生某——介绍患者的一般情况。

得外感数月,屡治不愈——介绍病因,并说明病程较长。

延诊时,自云:胸满——胸满,说明有物堵塞。一般来说,要么是气滞,要么是血瘀,要么是痰湿水饮。结合后面的表象可知,导致胸满的原因为气滞。

上身热而汗出——虽然中医上的热有三种，实热，虚热和郁热，但不管哪一种热，都是因"气有余便是火"导致的。上身的热，是"有余"之气太多所致；有余清气都在被人体利用，故而，凡是出现的"有余"之气，都是浊气，浊气必排，随着浊气的外排，津液随之外出，这就是这里谈到的"汗出"的发作原因。这里，上身，谈的是部位，也可以说是上焦。由此可知，上焦有热。

腰以下恶风，时夏历六月，以被围绕——说明下焦有寒。

取视前所服方，皆时俗清利、搔不着痒之品——前医的失败，可以借鉴。

舌苔淡黄，脉弦——黄，为火所致；弦，为气滞。

与附子泻心汤——泻热温里，上下兼顾。

阅二日复诊，云药完二剂，疾如失矣。为疏善后方而归——说明效果较好。

〔**读后感悟**〕

这则病案，相对比较简单，就是一个上热下寒之证。上热，用黄芩、黄连来泄热，下寒，用附子来温热即可，不过，这里用到了大黄，耐人寻味：

我们知道，热，是因有余之气过多所致，故而，散气，为治本之法。而气的外出，无非就是从口鼻、皮肤、二便来进行的。对这个患者来说，本来就有"汗出"的情况，故而，用发汗法从皮肤外排浊气，是不成的；体内郁结过多的浊气，凡是能从口鼻外出的，基本都外出了，除非用宣通鼻窍和吐法来排浊，说真的，这样做相对来说点麻烦，还不如从二便来排浊，则更快，特别是通利大便，故而，处方中就用了大黄降气以从肠道排浊。

（三）半夏泻心汤

案 张某某，男，36岁。素有酒癖，因病心下痞闷，时发呕吐，大便不成形，日三四行，多方治疗，不见功效，脉弦滑，舌苔白。此证为湿伤脾，升降失调，痰从中生。痰饮逆胃则呕吐；脾虚气陷则大

不管是什么地方的"热"，总从"气有余便是火"来分析就成。

前车之鉴。

祛邪，更多时候，是就近给邪以出路。

半夏泻心汤由半夏、黄连、黄芩、干姜、甘草、大枣、人参组成，有寒热平调、消痞散结之效。主治寒热错杂之痞证。

便不调；中气不和，气机不利，故心下痞。拟方：半夏12克，干姜6克，黄芩6克，黄连6克，党参6克，炙甘草9克，大枣7枚，服1剂，大便泻出白色黏涎甚多，呕吐遂减十分之七；再服1剂，而痞、利俱减，又服2剂，则病痊愈。(《伤寒论通俗讲话》)

〔病案解析〕

张某某，男，36岁——说明患者的一般情况。

素有酒癖——酒为辛燥之品，长期大量饮酒，则会伤血炼津，可导致血虚和痰湿出现。

因病心下痞闷——痞，为气滞所为；闷，有物堵塞所致。

时发呕吐——说明胃中有物，且还有更多的浊气存在。

大便不成形，日三四行——津液过多所致。直接诊断结果就是脾虚，因为脾主运化，脾虚之后，津液布散失常，需要津液的地方会出现津液不足，不需要过多津液的地方却出现津液聚集过多。

多方治疗，不见功效——没有遇见"明"医。

脉弦滑，舌苔白——弦，为气滞；滑，为痰湿。苔白，主寒。

此证为湿伤脾，升降失调，痰从中生。痰饮逆胃则呕吐；脾虚气陷则大便不调；中气不和，气机不利，故心下痞——这是病案中的辨证分析思路。

拟方：半夏12克，干姜6克，黄芩6克，黄连6克，党参6克，炙甘草9克，大枣7枚，服1剂，大便泻出白色黏涎甚多，呕吐遂减十分之七；再服1剂，而痞、利俱减，又服2剂，则病痊愈——说明效果很好。

〔读后感悟〕

通过读这则病案，让我想到了两个问题：

1. 是痰湿导致了气滞，还是气滞导致了痰湿？

病案中记述有患者"素有酒癖，因病心下痞闷"，说明是因酒所致，酒为辛燥之品，伤血炼津，所以，可以出现血虚和痰湿；血为气之母，血虚之后，气没有地方藏，故而，外出于血而成邪气，气聚成痞；津凝成痰，痰湿滞留，产生"闷"，由此可知，痞闷的产生原因

有时候，病理产物也是"病因"。

是酒的辛燥所致。也因此可以知道，虽然气有推动津液运行的作用，但是，这里痰湿的滞留和气滞应该是结伴而成，并没有先后的问题，虽然痰湿可以导致气滞的出现，气滞也可以导致痰湿的出现。

2. 处方中用的黄芩、黄连是否合适？

明白了第一个问题，就能知道这个问题的答案了：非常合适。何以言之？因为痰湿是和气滞结伴而来的，故而，祛痰的同时还需消除气滞。气滞的治疗，传统上都是用理气之品，可是，如果从"气有余便是火"来考虑的话，用寒凉之品以"热者寒之"也算正治（且黄连和黄芩还有燥湿之功），因为气滞，就是局部的"气有余"（这里的气，指的是浊气）。纵观处方，以半夏除痰，以干姜温里，以黄芩和黄连来消除"有余之气"，以党参、炙甘草和大枣来健脾益气（这里的气，指的是清气），脾为后天之本，是气血生化之源，所以，脾功能增强之后，可以补充因长期饮酒而导致的气血不足。

> 气滞，少加寒药，很妙。同样道理，气虚，加用一些温药，也不错。

当然，病案中说的总共服用4剂就痊愈，好像只是针对患者的表象而言的，因为一口吃不了个胖子，补充患者体内的气血使之正常，需要一个比较长的时间。

（四）生姜泻心汤

> 生姜泻心汤由生姜、干姜、黄芩、黄连、半夏、人参、大枣组成，具有和胃消痞、散结除水之功，主治伤寒汗后，胃阳虚弱，水饮内停，心下痞硬，肠鸣下利；妊娠恶阻，喋口痢。

案 潘某某，女，49岁。心下痞塞，高起如拳，嗳气频作，呕吐酸苦水液，肠鸣漉漉，大便溏，饮食不思，日见疲惫。脉滑按之无力、舌胖嫩，苔水滑，面虚浮而黄。触按其胃脘部，似有块物，但重按即无，抬手又起，中空无物，故属气痞。拟方：生姜15克，干姜3克，黄连3克，黄芩6克，党参6克，炙甘草9克，半夏9克，茯苓18克，大枣7枚。服2剂，则心下块物消退，饮食好转。照原方又进2剂，诸症皆除。为巩固疗效，又服2剂痊愈。（《伤寒论通俗讲话》）

〔**病案解析**〕

潘某某，女，49岁——介绍患者的一般情况。

心下痞塞，高起如拳——痞，为气滞所致，高出皮肤，说明气滞严重。

嗳气频作，呕吐酸苦水液——浊气外排所致。

肠鸣漉漉，大便溏，饮食不思，日见疲惫——脾虚所致。脾主运化，脾虚之后，运化功能下降，津液布散失常，水湿滞留肠道，便出现了"肠鸣漉漉，大便溏"；脾主思，脾虚之后，思欲减弱，故而，出现"饮食不思"；饮食减少，可致血虚，血虚之后，可致气虚，气血不足，故而"日见疲惫"。

脉滑按之无力——滑，主痰湿；按之无力，为气血不足。

舌胖嫩，苔水滑——水湿所致。

面虚浮而黄——脾虚所致。

触按其胃脘部，似有块物，但重按即无，抬手又起，中空无物，故属气痞——气滞所致。

气滞之甚，既可以产生纵向的气逆，也可以导致横向局部的膨隆。

拟方：生姜15克，干姜3克，黄连3克，黄芩6克，党参6克，炙甘草9克，半夏9克，茯苓18克，大枣7枚。服2剂，则心下块物消退，饮食好转。照原方又进2剂，诸症皆除。为巩固疗效，又服2剂痊愈——效果不错。

〔读后感悟〕

这则病案中的黄连、黄芩，其用法同上一个半夏泻心汤的病例。这里要说的是同一个处方中应用生姜和干姜的问题。

我们知道，生姜是"走而不守"，干姜是"守而不走"，对于中焦气滞有寒之证，干姜温中驱寒，生姜温里散寒，两药合用，温热散气，共同消除患者的"心下痞塞"之证。

生姜是"走而不守"，干姜是"守而不走"。

细想一下，生姜与干姜同用，还有"粮草与兵"之妙：干姜温中为"粮草"，生姜散寒是"兵"；干姜为生姜提供"热量"，生姜让干姜之"热"能很快地发挥作用。

甘草泻心汤由甘草、干姜、黄芩、黄连、半夏、大枣组成，具有益气和胃、消痞止呕的作用。治伤寒中风，医反下之，以致胃气虚弱，其人下利日数十行，完谷不化，腹中雷鸣，心下痞硬而满，干呕，心烦不得安。

（五）甘草泻心汤

案 宋某某，男，59岁，1960年12月31日初诊。便燥数月，每于饥饿时胃脘胀痛，吐酸，得按则痛减，得矢气则快然，惟矢气不多，亦不口渴。诊见面部虚浮，脉象濡缓。投甘草泻心汤加茯苓。3剂后大便甚畅，矢气转多。改投防己黄芪汤加附子4.5克。1剂后大便甚畅，胃脘痛胀均减，面浮亦消，惟偶觉烧心。原方加茯苓服用2

剂。3 个月后随访, 诸症皆消。(岳美中医案集. 1978: 45)

〔 **病案解析** 〕

宋某某, 男, 59 岁, 1960 年 12 月 31 日初诊——介绍患者的一般情况。

便燥数月——大便的干燥, 其直接诊断就是肠道的津液不足。津液不足的成因一般来说有两方面, 一是热灼所致, 二是脾虚津液布散失常所致。

胀, 应分虚实。

每于饥饿时胃脘胀痛——由此可知, 这是虚胀。

吐酸——酸, 为肝所主之味。上面的胀, 虽然是因虚所为, 不过, 也是浊气的郁结所形成; 肝主疏泄, 调气调血; 由于气是脏腑功能发挥的物质 (这点, 在《三个月学懂中医》中已经谈过了), 气虚之后, 脏腑功能低下, 肝的疏泄功能减弱, 但体内的浊气还需肝来疏泄, 故而, 肝就"拼命"为之, 于是便把所主之味带出来了。

气郁时, 得矢气则舒。

得按则痛减——这是明显的虚证标志。

得矢气则快然——体内浊气郁结的明证。

惟矢气不多, 亦不口渴——说明病情还不是很严重。

诊见面部虚浮——脾虚津液布散失常的表现。

脉象濡缓——濡, 主湿; 缓, 湿也可导致, 寒也可导致。

投甘草泻心汤加茯苓——健脾利湿, 和胃消痞 (甘草泻心汤的组成是炙甘草、黄芩、黄连、半夏、大枣、干姜)。

3 剂后大便甚畅, 矢气转多——效果不错。

改投防己黄芪汤加附子 4.5 克——益气健脾, 温阳利水 (防己黄芪汤的组成是防己、黄芪、白术、甘草)。

烧心, 属于火热的一种, 是"气有余便是火"所致。

1 剂后大便甚畅, 胃脘痛胀均减, 面浮亦消, 惟偶觉烧心——补新推陈, 健脾益气之后, 虚胀自然得以缓解; 利水之后, 浮肿自然得以消退。不过这里却出现了"偶觉烧心", 我们不知道这是以前就有的病症还是用药后出现的变症, 不管如何, 烧心, 属于火热的一种, 是"气有余便是火"所致, 由于前面已经谈到了因虚而导致的气滞, 故而, 针对这种病症, 也应补虚健脾才是。

原方加茯苓服用 2 剂——这是正治。

3 个月后随访, 诸症皆消——效果不错。

〔读后感悟〕

胀，有两种，一种是实胀，一种是虚胀。实胀的治疗需要理气或者像前面"半夏泻心汤"中的应用适量的寒凉药；虚胀的治疗则需补益，正治为补气，也可以相反，用寒凉药治疗实胀，用温里药来治疗虚胀。

虚证导致的"烧心"，虽然很多人应用补阴药取得疗效，但是，也可以仿照这个病案中的加一味茯苓而收效。

（六）赤石脂禹余粮汤

喻嘉言医案 治李萍搓。食饮素弱，三日始更一衣，偶因大便后，寒热发作有时，颇似外感，其实内伤，非外感也。缘素艰大便，努挣伤气，故便出则阴乘于阳而寒，顷之稍定，则阳复胜阴而热矣。若果外感之寒热，何必大便后始然耶？医者先治外感不应，谓为温热，而用滑利之药驱导之，致向来燥结者，转变肠澼，便出急如箭，肛门热如烙。又用滑石、木通、茯苓、泽泻等，冀分利小便以止泻。不知阴虚，自致泉竭，小便从何得来。于是食入不能停留，即从下注，将肠中之垢，暗行驱下，其臭甚腥，色白如脓，虽大服人参，而下空反致上壅，胸膈不舒，喉间顽痰窒塞，口燥咽干，彻夜不寐，一切食物，惟味薄质轻者，胃中始爱而受之。久久阴从泻伤，阳从汗伤，两寸脉浮而空，阳气趋于上也。关尺脉微而细，阴气趋于下也。阴阳不相维，附势趋不返矣。议用四君子汤为补脾之正药，去茯苓以其淡渗恐伤阴也，加山茱萸以收肝气之散，五味子以收肾气之散，宣木瓜以收胃气之散，白芍药以收脾气及脏气之散。合之参术之补，甘草之缓，再佐升麻之升，俾元气下者上而上者下，团聚于中不散，斯脉不至上盛，腹不至雷鸣，汗不至淋漓，肛不至火热，庶饮食可加，便泻渐止，是收气之散为吃紧关头，故取四味重复，借其力专。又须大剂药料煎浓膏，调禹余粮、赤石脂二末频服，缓咽为佳。古云：下焦有病患难会，须用余粮赤石脂。盖肠之空，非此二味不填，肠垢已去，非此二味不能复其黏着之性。又况误以石之滑者伤之，必以石之涩者救之，尤有同气相求之妙。

人参、白术、炙甘草、净山茱萸、升麻、北五味子、宣木瓜、杭

赤石脂禹余粮汤由赤石脂、禹余粮组成，具有涩肠止泻的作用，主治伤寒下痢不止，热在下焦。

白芍。

八味共煎，浓缩为膏。

赤石脂、禹余粮二味共研极细末。用膏一匙，调服二味细末，每次 1.5 克，缓咽频服，不拘次数。(《伤寒名案选新注》)

〔**病案解析**〕

治李萍搓——说明患者的一般情况。

食饮素弱——说明脾胃素虚。

更衣，为上厕所的意思。

三日始更一衣——更衣，为上厕所的意思。这里，主要表明的应该是大便三日一行。

偶因大便后，寒热发作有时，颇似外感，其实内伤，非外感也——大便之后出现这种情况，只能是因虚所致。

气郁时，得矢气则舒。

缘素艰大便，努挣伤气，故便出则阴乘于阳而寒，顷之稍定，则阳复胜阴而热矣——这是病案中的解释，用现在的话来说就是：气属阳，血和津液属阴；患者用力大便之后，伤了正气，气虚之后，血和津液就相对的过多，它们都属阴，而寒属阴，故而，血和津液相对过多之后就会表现出寒象来；等休息一会儿之后，正气得补，当气相对过多的时候，气属阳，热也属阳，所以，就表现为热。

若果外感之寒热，何必大便后始然耶？——这是说了一个推理的问题。

知其理，才能推其果。

医者先治外感不应，谓为温热，而用滑利之药驱导之，致向来燥结者，转变肠澼，便出急如箭，肛门热如烙。又用滑石、木通、茯苓、泽泻等，冀分利小便以止泻。不知阴虚，自致泉竭，小便从何得来——庸医害人不浅啊！

于是食入不能停留，即从下注，将肠中之垢，暗行驱下，其臭甚腥，色白如脓——气虚之甚。

人参杀人无过，大黄救人无功。

虽大服人参，而下空反致上壅，胸膈不舒，喉间顽痰窒塞，口燥咽干，彻夜不寐——虚不受补所致。由此可知，不但有气虚，更有痰湿和津液不足的现象。

一切食物，惟味薄质轻者，胃中始爱而受之——这是误治伤胃后所致。

久久阴从泻伤，阳从汗伤，两寸脉浮而空，阳气趋于上也——阴阳两虚之证。这里的阴，指的是津液（津血同源）；阳，指的是气。

关尺脉微而细，阴气趋于下也——微，主虚；细，虚可导致，痰湿也可以导致。

阴阳不相维，附势趋不返矣——气和津液（血）之间的含量比例失调了。

议用四君子汤为补脾之正药，去茯苓以其淡渗恐伤阴也，加山茱萸以收肝气之散，五味子以收肾气之散，宣木瓜以收胃气之散，白芍药以收脾气及脏气之散。合之参术之补，甘草之缓，再佐升麻之升，俾元气下者上而上者下，团聚于中不散，斯脉不至上盛，腹不至雷鸣，汗不至淋漓，肛不至火热，庶饮食可加，便泻渐止，是收气之散为吃紧关头，故取四味重复，借其力专——既然诊断为阴阳两虚，气和津液（血）不足，所以，补，为正治，不过，要考虑到患者"虚不受补"的情况，故而，轻补的同时结合升敛，以防出现"食入不能停留，即从下注"的情况。

补虚，一定要注意有无"虚不受补"的情况。

又须大剂药料煎浓膏，调禹余粮、赤石脂二末频服，缓咽为佳——增强收敛之功。

古云：下焦有病患难会，须用余粮赤石脂。盖肠之空，非此二味不填，肠垢已去，非此二味不能复其黏着之性。又况误以石之滑者伤之，必以石之涩者救之，尤有同气相求之妙——给我们说了一个很好的知识点。

古云：下焦有病患难会，须用余粮赤石脂。盖肠之空，非此二味不填，肠垢已去，非此二味不能复其黏着之性。

人参、白术、炙甘草、净山茱萸、升麻、北五味子、宣木瓜、杭白芍——这是处方。

八味共煎，浓缩为膏——说明煎煮方法。

赤石脂、禹余粮二味共研极细末。用膏一匙，调服二味细末，每次 1.5 克，缓咽频服，不拘次数——说明服用方法。

不为良相，便为良医。要做良医，首做明医。

〔读后感悟〕

1. 不为良相，便为良医

要做良医，首做明医。要做明医，必做理医。不明中医之理，不知诊断之理，想当然的随意诊治，后果必然很是麻烦。这则病案，患者病情本来相对简单，可是经过误治之后，病情就变得相当复杂，以至于到了"虚不受补"的地步。所以，我们在临床上诊治疾病，一是要用心，二是要明理。

2. 学习赤石脂和禹余粮两药的用法

现在，有直肠给药法，如果把这两种药研成粉之后，用水化开，直接送到直肠中，药效应该更好。

（七）五苓散

五苓散，由茯苓、猪苓、泽泻、桂枝和白术组成，具有利水渗湿、温阳化气之功效。主治膀胱气化不利之蓄水证。

案 某。遗由精窍，淋在溺窍。异出同门。最宜分别。久遗不摄，是精关不摄为虚。但点滴茎中痛痒，久腹坚满，此属淋闭。乃隧道不通，未可便认为虚。况夏令足趾湿腐。其下焦先蕴湿热。热阻气不流行，将膀胱撑满。故令胀坚。议理足太阳经。五苓散。（《临证指南医案》）

〔病案解析〕

某——介绍患者的一般情况时，可以很简单，只要其年龄、性别、就诊时间等与诊治关系不大。

遗由精窍，淋在溺窍。异出同门。最宜分别——由此可以知道，前面谈的"某"是男性。这里说的是遗精出现的路径和淋沥出现的路径是一样的。男性，精液也是通过小便口外出的。

久遗不摄，是精关不摄为虚——长久的遗精，是肾虚固摄力下降所致。

淋闭，古方为癃。癃者，罢也。不通为癃。

但点滴茎中痛痒，久腹坚满，此属淋闭——如果遗精时出现了阴茎中疼痛发痒，小腹满硬，这就属于淋闭所致了。淋闭，有两种说法，一种是淋与癃闭的合称，另一种则专指癃，如《丹溪心法》就说"淋闭，古方为癃。癃者，罢也。不通为癃。"也就说如果遗精时出现了小腹满硬、阴茎疼痛不适的症状，则说明这是有物堵塞所致。

乃隧道不通，未可便认为虚——这是隧道不通所致，可不能认为是虚证。

况夏令足趾湿腐——如果夏天时脚趾湿烂，则说明是有湿邪阻塞所致。

其下焦先蕴湿热。热阻气不流行，将膀胱撑满。故令胀坚——这里解释了原因：下焦有湿热滞留，可导致气机不畅，膀胱撑满，所以便出现了胀坚的情况。

议理足太阳经——足太阳是膀胱，现在是膀胱里面有湿热留滞，故而，通利膀胱为正治。

五苓散——五苓散，由猪苓、白术、泽泻、茯苓和桂枝组成，其具有利水渗湿、温阳化气的作用，这里应用，只能说明本案是湿邪为重，其中的"热"是湿邪久郁之后产生的郁热。

〔读后感悟〕

这是典型的通因通用的治疗方法。

治病求本。当标不是很明显的时候，我们就可以只治本而不管标。

（八）旋覆代赭汤

案 牛某某，女，30岁，教师。1966年2月25日初诊。头部胀麻，心烦意乱，胃脘痞满，频频嗳气，恶心欲呕，大便秘结，二三日一行。月经按期，颜色紫黑。舌苔薄黄，脉象沉细涩。

辨证：胃虚肝乘，虚阳上逆。

治则：补虚清热，重镇降逆。

拟旋覆代赭汤合竹茹汤加减：旋覆花9克，代赭石6克，清半夏9克，党参9克，竹茹9克，陈皮4.5克，生姜0.9克，生杷叶9克，炒枳实4.5克，制香附9克，菊花9克，水煎服。

2月28日二诊：头胀已除，恶心已止，大便已畅，嗳气未止，舌苔白黏，脉象同前。按上方去竹茹、菊花、香附，加茯苓9克，姜川朴4.5克，苏梗4.5克，水煎服。

3月3日三诊：服药3剂，嗳气大减，二便均调，将届经期，胃纳不甘，有时胃脘痛，痞满已轻，舌苔薄白，脉仍沉涩。上方佐以调经为治。去党参、枳实、代赭石，加当归6克，白芍9克，砂仁4.5克。水煎服。

3月8日四诊：服药3剂，月经已过，嗳气已止，惟食后脘胀，舌苔薄白，脉象细缓，仍用二诊方去苏梗，加黄连1.5克，生甘草3克，水煎服。服药5剂，痊愈。（吴少怀医案）

治病求本。当标不是很明显的时候，我们就可以只治本而不管标。

旋覆代赭汤，由旋覆花、代赭石、生姜、半夏、炙甘草、大枣和党参组成，具有和胃降逆，下气消痰的作用，常用于胃气虚弱，痰浊内阻，胃失和降之证。

〔病案解析〕

牛某某，女，30岁，教师——介绍患者一般情况。

1966年2月25日初诊——就诊时间。

头部胀麻——胀，为气滞所为；麻，为气血不足所致。

心烦意乱——一般是因热所致。

胃脘痞满——痞，为气滞所致；满，是有物堵塞所致。

频频嗳气，恶心欲呕——胃中的浊气上逆所致。

大便秘结，二三日一行——秘结，直接诊断为肠道中的津液不足。虚可导致，火热也可以导致。

月经按期，颜色紫黑——紫黑，直接诊断的结果就是血瘀所致。寒可致瘀，热也可致瘀，虚可致瘀，实也可以导致瘀。

舌苔薄黄——有热存在，不过不严重。

脉象沉细涩——沉，主里；细，主虚或湿；涩，主血瘀。

辨证：胃虚肝乘，虚阳上逆——这是传统的一个诊断结果。

治则：补虚清热，重镇降逆——从上面的诊断结果来看，此患者为气滞为主，气虚为辅：气滞导致的"头部发胀"；气滞导致的"胃脘痞满"；气滞导致的"频频嗳气，恶心欲呕"；气滞导致的血瘀，出现月经"紫黑"；气滞是气的结聚，气有余便是火，气滞可导致火热出现，火热所致"心烦意乱"；火热所致"大便秘结"；火热所致"舌苔薄黄"。由于脉象中出现了"细"，病案中没有"湿"象出现，故而，这里所主的就是虚，也就说这个病证是本虚标实。

拟旋覆代赭汤合竹茹汤加减：旋覆花9克，代赭石6克，清半夏9克，党参9克，竹茹9克，陈皮4.5克，生姜0.9克，生杷叶9克，炒枳实4.5克，制香附9克，菊花9克，水煎服——治疗气滞之证，可以理气，也可以散气，也可以降气，也可以用吐法从口外排，也可以用宣肺法从鼻窍外出。这里，因于"大便秘结"，故而可以采用降气之法，既可以消除气滞，又可以消除"大便秘结"之表象。

2月28日二诊：头胀已除，恶心已止，大便已畅，嗳气未止，舌苔白黏，脉象同前——舌苔白，主寒；黏，主痰湿。这里有个问题，为什么会出现寒湿？看了上面的处方后我们就会明白，竹茹和菊花的药性为寒，且治本的补气力不足；气虚之后，推动津液的功能减弱，致

气属阳，虚阳，就是清气不足，清气不足，浊气自然就增多，故而，虚阳，实际是指浊气。虚阳上逆，就是指浊气上行。

治疗气滞之证，可以理气，也可以散气，也可以降气，也可以用吐法从口外排，也可以用宣肺法从鼻窍外出。

对用药后的病情变化，要明理。

使部分津液停滞而成痰湿；前面因有"火"存在，火灼津液，故而，"寒湿"的表象不明显。

按上方去竹茹、菊花、香附，加茯苓9克，姜川朴4.5克，苏梗4.5克，水煎服——去掉寒凉的竹茹和菊花，也因为"头胀已除，恶心已止，大便已畅，嗳气未止"。加茯苓以健脾利湿，姜川朴温里理气，苏梗，《本草经》上谈到"主下气，除寒中"。

3月3日三诊：服药3剂，嗳气大减，二便均调——效果不错。

将届经期，胃纳不甘，有时胃脘痛，痞满已轻，舌苔薄白，脉仍沉涩。上方佐以调经为治。去党参、枳实、代赭石，加当归6克，白芍9克，砂仁4.5克。水煎服——补虚以治本。

3月8日四诊：服药3剂，月经已过，嗳气已止，惟食后脘胀，舌苔薄白，脉象细缓，仍用二诊方去苏梗，加黄连1.5克，生甘草3克，水煎服。服药5剂，痊愈——由于只剩下"食后脘胀"，说明是气滞所为；由于气滞可以产生"火热"，故而，可能是考虑到此而加用了黄连和生甘草。不过由于舌苔是白的（虽然薄），这也应该是寒啊，为什么不考虑用温热的理气或散气药来治疗？

〔读后感悟〕

急则治标，缓则治本。这个患者的病症就是以气滞之标为急，故而，先行治疗，等因标导致的表象不是很明显的时候，再行治本。

（九）十枣汤

案 徐某，女。因咳嗽少痰，左侧胸痛，呼吸困难，发冷发热6天入院。入院前3天上述症状加剧。体检：营养、精神差，舌苔厚腻，脉弦滑。呼吸较急促，在左胸前第二肋间隙以下语颤消失，叩呈浊音，呼吸音消失。X线透视积液上缘达前第二肋间，心脏稍向右移位。穿刺抽液50毫升，黄色半透明，李凡他试验（++），白细胞2.55×10^9/升，淋巴细胞0.88，中性粒细胞0.12，未找到结核菌；血沉40毫米/小时。根据上述情况合乎中医所说的悬饮，其病属实证，因此，以逐祛饮邪法，用十枣汤：大戟、芫花、甘遂各三分，研成极细粉末，肥大红枣十个，破后煎汁，在上午十时空腹吞服。药后1小时腹中雷鸣，

急则治标，缓则治本。

十枣汤，由大戟、甘遂、芫花和大枣组成，具有攻逐水饮之功效。主治悬饮，咳唾胸胁引痛，心下痞硬，干呕短气，头痛目眩，胸背掣痛不得息，舌苔白滑，脉沉弦；水肿，一身悉肿，尤以身半以下肿甚，腹胀喘满，二便不利。

约 2 小时左右即便下稀水 5 次。依法隔日 1 剂，投 3 剂后，体温正常，胸畅，胸痛减半，左前三肋以下仍呈浊音，呼吸音减低，X 线胸透复查，积液降至第三肋间以下。继服原方 4 剂，体征消失，血沉 5 毫米/小时，X 线胸透：积液完全吸收，住院 26 天，病愈出院。[解放军医学杂志，1965:（2）]

〔病案解析〕

徐某，女——介绍患者的一般情况。

因咳嗽少痰，左侧胸痛，呼吸困难，发冷发热 6 天入院——说明基本情况。咳嗽的直接诊断就是胸中的浊气过多；脾为生痰之源，少痰，可以先不管这个表象；左侧胸痛，我们知道发病部位的同时还需按照疼痛发生的三个机制来判断；呼吸困难，由于呼为肺所主，吸为肾所主，故而，这个要责之于肺或/和肾；发冷，是恶寒还是畏寒，不好说；发热的诊断，应从"气有余便是火"考虑。

入院前 3 天上述症状加剧——这句话告诉我们的信息是：患者的发病原因不清；这几天的治疗不明；这些症状特别是呼吸困难已经持续了好几天了。

体检：营养、精神差，舌苔厚腻，脉弦滑——营养、精神差，说明气血不足；舌苔厚腻，说明里面有水湿；弦，疼可导致，气滞也可导致。

肾主吸气，肺主呼气。

呼吸较急促——肺或/和肾的功能有些低下。

在左胸前第二肋间隙以下语颤消失，叩呈浊音，呼吸音消失。X 线透视积液上缘达前第二肋间，心脏稍向右移位。穿刺抽液 50 毫升，黄色半透明，李凡他试验（++），白细胞 2.55×10^9/升，淋巴细胞 0.88，中性粒细胞 0.12，未找到结核菌；血沉 40 毫米/小时——这些是西医的检查结果，临床上我们也需掌握一下。

根据上述情况合乎中医所说的悬饮，其病属实证——由于左胸部位有水饮出现，故而，这属于中医上说的悬饮。悬饮，属于中医上痰饮的范畴，是水饮潴留于胁下，咳嗽牵引作痛的病证。

因此，以逐祛饮邪法——虽然导致悬饮的原因不明，不过，急则治其标，先消除水饮再说。

用十枣汤：大戟、芫花、甘遂各三分，研成极细粉末，肥大红枣十个，破后煎汁，在上午十时空腹吞服——十枣汤，是消除水饮的峻剂。

药后1小时腹中雷鸣，约2小时左右即大便稀水五次——十枣汤，其利水是通过降气来实现的。降气，也能消除胸中的浊气以止咳。

依法隔日1剂，投3剂后，体温正常，胸畅，胸痛减半，左前三肋以下仍呈浊音，呼吸音减低，X线胸透复查，积液降至第三肋间以下。继服原方4剂，体征消失，血沉5毫米/小时，X线胸透：积液完全吸收，住院26天，病愈出院——效果不错。不过，这只是治标，而没有治本，也就说没有根治导致悬饮出现的病证。

〔 **读后感悟** 〕

这则病案，其治疗思路应该是西医的方法：患者有胸腔积液，故而，就消除胸腔积液，等胸腔积液消除之后，如果其他的症状缓解消失，那么，就算"病愈"。而中医，治病求本，可以有效地防止病情的复发。

> 症状的消失，只是"治愈"的一个指标。

另外，我们还应想到，患者在住院期间，是否应用了西药，比如抗生素等，如果有，那么，所有的功劳不能全记在"十枣汤"的头上。这里不是说中医不好，中药不好，一者实话实说，二者是这里的中药应用，说真的，不算完满。

降气止咳法，这在临床上也经常应用。比如在《其实中药不难学》中谈到的车前子、厚朴的止咳，就是这个道理。

（十）桃核承气汤

案 李某。年20余，先患外感，诸医杂治，证屡变，医者却走。其人不远数十里踵门求诊。审视面色微黄，少腹满，身无寒热，坐片刻即怒目注人，手拳紧握，伸张如欲击人状，有倾即止，嗣复如初。脉沉涩。舌苔黄暗，底面露鲜红色。诊毕，主人促疏方，并询病因，答曰：病已入血，前医但知用气分药，宜其不效。《内经》言："血在上善忘，血在下如狂。"此证即《伤寒论》热结膀胱，其人如狂也。当用桃核承气汤，即疏方授之。一剂知，二剂已。嗣以逍遥散加丹、栀、生地调理安。

> 桃仁承气汤，由桃仁、大黄、桂枝、炙甘草和芒硝组成，具有逐瘀泻热之功效。主治下焦蓄血证。

〔**病 案 解 析**〕

李某。年20余——介绍患者的一般情况。

先患外感，诸医杂治，证屡变，医者却走——简单的外感疾病，本应汗法，但却屡遇庸医，乱治一通，使得病证已经发生了变化，后面的大夫也不敢治疗了。

其人不远数十里踵门求诊——求一良医不容易啊。

审视面色微黄——为脾所致。

少腹满——有物堵塞所致。

身无寒热，坐片刻即怒目注人——肝开窍于目，主怒，这是由于气机郁结，肝之疏泄太过所致。

手拳紧握，伸张如欲击人状——气有余便是火，火大所致。

有倾即止，嗣复如初。脉沉涩。舌苔黄暗，底面露鲜红色——沉，主里证，涩主血瘀；黄和红都主火。由此看来，这是因瘀导致气滞，气滞化火，血瘀、气滞、郁火导致了病症的出现。

药不达位，犹如隔靴搔痒。

诊毕，主人促疏方，并询病因，答曰：病已入血，前医但知用气分药，宜其不效——治病求本，消除血瘀为正治。

《内经》言："血在上善忘，血在下如狂。"——说真的，这个不好解释。

此证即《伤寒论》热结膀胱，其人如狂也——由于前面有"少腹满"的表象，故而，准确地说，应是瘀在下焦。

当用桃核承气汤，即疏方授之——这是正治。桃仁承气汤，由桃仁、大黄、桂枝、炙甘草和芒硝组成，祛瘀的同时以桂枝散气、以大黄和芒硝通腑降气，用炙甘草调和诸药，以防伤正。

一剂知，二剂已——效果不错。

嗣以逍遥散加丹、栀、生地调理安——逍遥丸，理肝气补肝血，加用丹皮和栀子，更好地泄热，加用生地，以补因热灼津液和通腑之后而导致的津液不足。

〔**读后感悟**〕

不管何种解释，病案的结果当责之于气血津液的有关变化。有是证，用是药，因血瘀所致的疾病，除瘀为正治。这则病案，由于血瘀在下焦，故而选用桃仁承气汤治疗为佳。

祛邪之后，一定要注意扶正。

（十一）抵当汤

案 张意田治角口焦姓人，七月间患壮热舌赤，小便自利，目赤发狂，已三十余日，初服解散，继则攻下，但得微汗，而病终不解。诊之，脉至沉微，重按疾急。夫表证仍在，脉反沉微者，邪陷于阴也，重按疾急者，阴不胜真阳，则脉流搏疾，并乃狂矣，此随经瘀血，结于少腹也，宜服抵当汤。乃自制虻虫、水蛭，加桃仁、大黄煎服，服后下血无算，随用熟地一味捣烂煎汁，时时饮之，以固真元。共服熟地二斤余，人参半斤，附子四两，渐得平复。（《续名医类案》）

〔**病案解析**〕

张意田治角口焦姓人——介绍患者的一般情况。

七月间患壮热舌赤——这句话既告诉了我们发病时间，又说了患者的一个主要症状：七月，此时易感暑湿之邪，这是我们要考虑的；壮热舌赤，说明火很大。

小便自利——说明热邪没有侵犯到下焦。

目赤发狂——热迫血行可出现"目赤"；热伤心神可出现"发狂"。

已三十余日——说明病程。关于病程的长短，要因病来谈，比如患有风寒感冒，则病程一周为长，因为一般情况几天就能治好；患有痛痹，则病程一月为短，因为临床上经常能见到病程好几个月、几年甚至几十年的患者。

初服解散，继则攻下，但得微汗，而病终不解——患者的火热之邪，如果是外感引起，则解散可除，如果是内伤引起，则攻下可愈。但现用两法均没有治好，只能说明是治标而没有治本，也就是说没有针对产生火热之邪的原因进行治疗。

诊之，脉至沉微，重按疾急——沉，主里；微，主气血不足；重按疾急，说明脉象跳动很快。

夫表证仍在，脉反沉微者，邪陷于阴也，重按疾急者，阴不胜真阳，则脉流搏疾，并乃狂矣，此随经瘀血，结于少腹也，宜服抵当

抵当汤，主要由水蛭、虻虫、大黄、桃仁组成，具有很强的祛瘀之功，主要用于治疗因瘀血导致经闭、精神类疾病等。由于此方药力强劲，故而，不可轻易应用。

病程的长短，要因病来谈。

前医的教训，必须吸取。

汤——这是病案中记述。这里谈到的"表证仍在"，说真的，我不明白何来此言？也许因为我的愚钝所致。看看前面的病案记述，我们不能根据七月发作的壮热来判断是表证吧，要判断这个是表证，就要有其他的兼症来证明，现在，能证明是表证的症状没有，舌和脉也证明不了，故而，我不明白这个"表证仍在"的说法根据。

乃自制虻虫、水蛭，加桃仁、大黄煎服，服后下血无算——活血化瘀荡涤肠胃。

随用熟地一味捣烂煎汁，时时饮之，以固真元——滋阴养血。

共服熟地二斤余，人参半斤，附子四两，渐得平复——熟地补血滋阴，人参补气，附子补阳，这个治法，为全面扶正法。扶正之后，病得愈。

祛邪不忘扶正，好！

〔读后感悟〕

国医大师颜德馨老先生说过"久病必有瘀"，这个患者的所有表象虽然没有瘀的情况出现，但医者依然用破血之品来除瘀，然后补其气血阴阳而使病愈。由此告诉我们：条条道路通罗马，治病，方法很多，可以采用直接治疗的正治，也可以采用间接治疗的偏治，总之，以治好为原则。

我们常说"久病多瘀"，颜德馨老先生说"久病必有瘀"。

（十二）抵当丸

案 常熟鹿苑钱钦伯之妻，经停九月，腹中有块攻痛，自知非孕，医予三棱、莪术多剂未应，当予抵当丸三钱，开水送下。入夜，病者在床上反复爬行，腹痛不堪，天将旦，随大便下污物甚多，其色黄白红夹杂不一，痛乃大除。次日复诊，予加味四物汤调理而愈。（《经方实验录》）

抵挡丸，破血逐瘀。"伤寒有热，小腹满，应小便不利，今反利者，为有血也，当下之，不可余药，宜抵当丸。"

〔病案解析〕

常熟鹿苑钱钦伯之妻——介绍患者的一般情况。

经停九月——说明病程很长。

腹中有块攻痛，自知非孕——这应属于中医癥瘕积聚的范畴。

医予三棱、莪术多剂未应——除瘀应为正治，但用破瘀的三棱和莪术而未收效，只能说要么没有给瘀血以出路，要么没有根据气血结合的原则而加用适当的补气药，当然，还有一种情况就是病重药轻。

当予抵当丸三钱，开水送下——抵挡丸，由水蛭、虻虫、桃仁和大黄组成，攻下瘀血。

入夜，病者在床上反复爬行，腹痛不堪，天将旦，随大便下污物甚多，其色黄白红夹杂不一，痛乃大除——不通则痛，患者用了除瘀的峻剂之后，当血瘀没有被排除之时，随着药物的应用，血瘀的程度会更重，故而，患者就出现了较之前更难受的疼痛。这个好如生活当中用水来通堵塞的水管子一样，当堵塞的水管子没有被通开之前，随着水流的进入，水管内的压力会越来越大，此时会导致水管内堵塞更为严重。一旦堵塞被水冲开，则水管子豁然开通，压力剧减。我在临床上治疗乳腺增生病，有很大一部分人在快要治好的时候更疼，其机制也是这样的。

次日复诊，予加味四物汤调理而愈——邪去还得扶正。

〔读后感悟〕

临床上当我们诊断的很清楚，但用药之后就是没有治好的时候，就要考虑是药物的选择错误，药物的用量不对，还是配伍的问题，亦或是没有给病邪以出路而造成的。

应用扶正祛邪，是中医的一个治疗原则，很多人记得很熟，但是具体临床的时候可就有可能会忘得很干净。因为以前我就是这样的人。通过这则病案，我们领悟到，治病，不仅仅是消除病邪这么简单，更重要的是扶正，使人体的气血阴阳都正常。

（十三）大陷胸丸

案 温某某，女，52 岁，社员。患者平素喜饮冷水，四肢关节常感酸痛。1973 年 10 月 26 日初诊。症见少腹至心下痞满胀痛，拒按，心中懊恼，起卧不安，大便秘结，口渴，舌燥苔黄，脉寸浮关沉。察其形素盛，必多痰湿，且喜饮冷饮多年，属膈间留饮为患，水与热互结心下，治宜大陷胸汤泻热逐水。处方：甘遂一钱半（醋炒），大黄四钱，芒硝三钱，水煎去滓。温分三服。10 月 30 日复诊，自诉药后

用药如用兵，处方之后，需明白用药后出现的正常反应。

大陷胸丸由大黄、葶苈子、芒硝、杏仁、甘遂、白蜜组成，逐水破结，峻药缓攻。主治结胸病。

得快利、胸腹满痛顿减，诸症减轻，仍照原方半量加味连服三剂，病情好转，停药数日，诸症复见，如此反复两次，此乃顽饮根固，药力不足，续与前方一剂。次日得悉心中懊侬比前更甚，坐立不安，患者因反应严重，试进稀粥一小碗，以求暂安。突然倾吐清水数碗，此后诸症悉平。半月后随访，痞消便畅，康复如常。[新中医 1974：(5)]

〔病案解析〕

温某某，女，52 岁，社员——说明患者的一般情况。

患者平素喜饮冷水——由此可知，患者容易感寒。

四肢关节常感酸痛——局部的气血不足所致。从前面的饮冷水可知，这是感寒之后，寒则血涩，血脉不通，局部的血被利用之后，不能得到及时的补充所致。

1973 年 10 月 26 日初诊——说明就诊时间。

症见少腹至心下痞满胀痛——既有气滞，又有他物堵塞。从后面的大便秘结来看，此处的"他物"应为肠滞（宿便）。

拒按——实邪所致。

心中懊侬——是心烦的意思，为火所致。上面谈到了患者有气滞的情况存在，气滞，就是局部有多余之气，气有余便是火，所以，有郁火出现。

起卧不安——这也是郁火所致。

大便秘结——火灼津液可以导致。

口渴，舌燥苔黄——这都是因火所致。

脉寸浮关沉——寸脉浮，为火邪外出之故；沉，主里。

察其形素盛，必多痰湿，且喜饮冷饮多年，属膈间留饮为患，水与热互结心下，治宜大陷胸汤泻热逐水——这好像是想当然所为。中医里，虽然谈到胖人多湿，但没有说胖人必有湿；也不能凭多年喜饮冷水就判定这个人一定有水饮为患，因为这些诊断一定要依据，从舌和脉的情况来看，既有火邪为患，又有里证出现。

处方：甘遂一钱半（醋炒），大黄四钱，芒硝三钱，水煎去滓。温分三服。10 月 30 日复诊，自诉药后得快利、胸腹满痛顿减，诸症减轻——虽然诊断有误，但毕竟用药通利肠滞，随着宿便的外排，火热之邪也随之外出，故而，有效。

仍照原方半量加味连服三剂，病情好转，停药数日，诸症复见，如此反复二次，此乃顽饮根固，药力不足，续与前方一剂——治病求本，这里的治疗，仅仅是通腑泄热，而没有考虑到火热之邪的来源。

次日得悉心中懊憹比前更甚，坐立不安——不停地通利肠道，则伤血耗津液，随着血和津液的减少，气无以藏[血（津液）为气之母]，外出（血和津液）而化火。

患者因反应严重，试进稀粥一小碗，以求暂安——稀饭，可以有效地补充津液（还能补一些血）的不足。

突然倾吐清水数碗，此后诸症悉平——可能的原因是：用几次通利肠腑的药物之后，血和津液耗伤，导致气相对"有余"，火热更严重，所以才有"心中懊憹比前更甚，坐立不安"；中焦之火严重（有余之气很多），服用稀粥之后，产生格拒，就如一个人渴了以后快速喝水产生的呕吐机制一样，向外排气，随着气的外排，胃中之物随之外出所致。由此可知，这里的"清水"应该包括刚吃进去的稀粥。

半月后随访，痞消便畅，康复如常——下泻（通利）之后，肠道的有余之气外排；上吐之后，胃中的有余之气外排，所以，患者是"痞消便畅"，但言"康复如常"，好像有点不妥，因为还没有把因寒导致血脉不通，血脉不通导致的关节酸痛给治好。

〔读后感悟〕

中医治病，对很多患者而言，让痛苦的症状消失，就算治愈；对某些大夫而言，让痛苦的症状消失，就算医术高超，但是，此次治疗之后，有没有并发症，有没有后遗症，却很少有人来考虑。这就是用西医的症状思维来指导中医的用药。一旦出现了变证，只是继续治疗，复发之后，仍在继续治疗。唉，这是没有真正的把握中医治病求本的真谛啊！

中医治病，不能有并发症，更不能有后遗症。

七、太阳病误治变证

（一）汗不得法

脉浮紧，不发汗，致衄：麻黄汤

案 贺某，女，38岁。1991年8月6日就诊。症见患者全身散

麻黄汤，由麻黄、桂枝、杏仁、甘草组成、具有发汗解表、宣肺平喘之功效。主治外感风寒表实证。

在稍隆起皮肤的结节性红斑，色若葡萄，大小不等，对称发生，四肢多于躯干，发痒，舌质淡，苔白，脉沉细。病程已2月余，经某医院诊断："结节性红斑"。曾服用肾上腺皮质激素、马来酸氯苯那敏片等西药近3周及清热凉血利湿之中药20余剂均罔效。经人举荐而求治于高师，辨证为寒湿凝滞肌肤之候，治宜辛温宣通，祛寒开凝，用麻黄汤加味主之。药用麻黄5克，杏仁10克，桂枝6克，炙甘草5克，忍冬藤10克，连翘10克，赤芍10克，山栀皮10克，白鲜皮10克，滑石15克，蒲黄炭10克。

服药3剂后，红斑见暗，痒止，7剂后大部红斑消退，连投18剂病获痊愈，随访1个月未见复发。(《高辉远临证验案精选》)

〔**病案解析**〕

贺某，女，38岁。1991年8月6日就诊——介绍患者的一般情况。

症见患者全身散在稍隆起皮肤的结节性红斑，色若葡萄，大小不等，对称发生，四肢多于躯干——直接诊断为热。

发痒——痒为风所致，上面谈到皮肤中有"热"，是"气有余"所致，而气是以运动的形式存在的，气有余之后，运动增强，故而，和生活当中的"空气流动形成风"的机制一样，产生风，因风生痒。看到这里也许有人会问，人体中气滞有火的情况很多，为什么更多人没有表现为痒？原因为一是度的不同，程度轻的，就感觉不到，程度大的才能感觉到；二是个人的敏感程度不同，敏感的，就能感觉到痒，不敏感的，就感觉不到痒；三是有风之后，有的会表现为痒，可有的会表现为抽动等，就如同样的风寒感冒，有人就表现为头疼，有人就表现为咳嗽，还有人表现为流清涕等。

舌质淡——主虚。

苔白——主寒。

脉沉细——沉，主里；细，虚可导致，痰湿也可以导致。

病程已2月余——病程较长。

经某医院诊断："结节性红斑"——西医的诊断结果，我们中医可以不管。

曾服用肾上腺皮质激素、马来酸氯苯那敏片等西药近3周及清热凉血利湿之中药20余剂均罔效——只能说是失误。

经人举荐而求治于高师，辨证为寒湿凝滞肌肤之候——不知道这个诊断结果的来源。从前面的表象（症状及舌脉）来看，为内有虚寒，外有郁热。

治宜辛温宣通，祛寒开凝，用麻黄汤加味主之。药用麻黄5克，杏仁10克，桂枝6克，炙甘草5克，忍冬藤10克，连翘10克，赤芍10克，山栀皮10克，白鲜皮10克，滑石15克，蒲黄炭10克——这个治疗，是按照"辛温宣通，祛寒开凝"来的，不过，我们分析用药后可知，这个方子具有补虚散寒、清解郁热的功效：麻黄、桂枝，发散风寒；炙甘草益气补虚；杏仁和滑石降气；连翘、山栀皮、白鲜皮清解郁热；忍冬藤、赤芍、蒲黄炭清热止血。既治疗病之根本，也治疗病之表象。

服药3剂后，红斑见暗，痒止，7剂后大部红斑消退，连投18剂病获痊愈，随访1个月未见复发——也算效好。

〔**读后感悟**〕

衄，泛指人体各部位的出血。这则病案，虽然不是"汗不得法"所致，但为肌衄，故而，我选在这里进行病案分析。

从这个病症的分析来看，此为皮中有郁热，因为郁热只需发散即可，故而，可以仿麻黄汤法来治疗，也可以仿银翘散法来治疗，总之只要发散就成。由于内有虚寒，故而，银翘散这个整体方剂是不大适合的。

> 皮中郁热，发散最速。

如果治疗时加用更多的温里驱寒补虚的药物，则效果会更好。

汗出不解：真武汤

刘某，男，35岁，于1966年4月25日入院。

两年前因严冬涉水，受寒冷刺激而诱发双下肢发凉，麻木，跛行，继则色变黯紫，左足二趾溃破，经河南省多家诊治医院均确诊为"血栓闭塞性脉管炎"。1964年12月作双下肢腰交感神经节切除术及中西药治疗无效。

症见：双下肢麻木凉困，剧烈疼痛，夜难成眠，暖之稍减，五趾呈黯紫色，抬高则苍白，下垂见黯紫。左足二趾溃破已2个月，脓

> 真武汤，由白术、附子、芍药、茯苓、生姜组成，具有温阳利水之功效。主治阳虚水泛证。

液清稀，足背、胫后、踝动脉均消失，股动脉跳动微弱，小腿腓肠肌萎缩，皮肤枯槁，汗毛脱落，趾甲增厚不长，面色黄瘦，舌淡苔白多津，腰背凉痛，小便清长，常自汗出，脉沉细无力。

此肾寒脾湿之证，治宜温肾阳、燥脾湿。

方用：炮附子15克，茯苓30克，白芍15克，白术15克，桂枝15克，干姜15克，潞党参15克，甘草12克，黄芪30克。

上方加减共服57剂，疼痛消失，温度色泽基本恢复正常，跛行基本消失，趾甲汗毛开始生长，踝动脉、足背动脉跳动恢复，伤口愈合。治愈及恢复工作。[新中医，1980:（5）]

〔病案解析〕

刘某，男，35岁，于1966年4月25日入院——介绍患者的一般情况及治疗时间。

两年前因严冬涉水——说明病因。

受寒冷刺激而诱发双下肢发凉——我们常说的体内寒邪，其实是指寒邪对人体造成的伤害。

麻木，跛行——直接诊断就是气血不足。前面谈到了病因是感寒，寒则收引，血流不畅，气血补充不及时所致。

寒则血涩。受寒之后，血流缓慢，严重者可致血行不畅。

继则色变黯紫，左足二趾溃破——寒则血涩，瘀血之后，出现"黯紫"；病久之后，出现"破溃"。

经河南省某某等医院均确诊为"血栓闭塞性脉管炎"——西医病名，可以了解。

1964年12月作双下肢腰交感神经节切除术及中西药治疗无效——这个，就不多谈了。

症见：双下肢麻木凉困——气血不足可致"麻木"；气有温煦作用，气虚之后，温煦作用下降，可致"凉"；困，亦为气血不足所致。

疼痛剧烈者，多为实证。

剧烈疼痛，夜难成眠——疼痛剧烈者，为实证。由此可知，此为实邪所致。结合后面颜色的"黯紫"和舌的"苔白多津"可以判断出这里的"实邪"是指血瘀和痰湿。

暖之稍减——说明是"寒"。

五趾呈黯紫色——血瘀所致。

抬高则苍白——这是气血不足的表现。

下垂见黯紫——血瘀。

左足二趾溃破已 2 个月，脓液清稀——液清稀者为寒。由此可知，这是寒湿所致。

分泌液清稀者为寒。

足背、胫后、踝动脉均消失，股动脉跳动微弱——气血不足。

小腿腓肠肌萎缩——脾为气血生化之源，气血不足，说明脾的功能下降，脾主肌肉，脾虚，肉弱。

肌肉萎缩，直接诊断就是气血不足，脾的功能下降。

皮肤枯槁，汗毛脱落，趾甲增厚不长，面色黄瘦——这些都是气血不足的表现。

舌淡苔白多津——淡，主虚；白，主寒；多津，为痰湿。

腰背凉痛，小便清长——寒湿所致。

常自汗出——气有固摄作用，气虚固摄力下降所致。

脉沉细无力——沉，主里；细，痰湿可致，气血不足也可导致；无力，气虚所致。

此肾寒脾湿之证，治宜温肾阳、燥脾湿——这是病案作者的诊断。从前面的诊断可知，此患者是感寒之后，不但使得气血不足，而且还导致血瘀和痰湿的出现；由于"剧烈疼痛，夜难成眠"，故而，先应通血脉祛痰湿为主，补气血为辅。如果让我选方，则以阳和汤为基本方，再加用适当的补气血之品。

方用：炮附子 15 克，茯苓 30 克，白芍 15 克，白术 15 克，桂枝 15 克，干姜 15 克，潞党参 15 克，甘草 12 克，黄芪 30 克——附子、干姜温里驱寒；茯苓、白术燥湿健脾；桂枝以"枝"治"肢"，温通气血；党参、甘草、黄芪、白芍补益气血。从全方来看，温补之品很多，以扶正为主，但通血脉祛痰湿的药物较少，祛邪为辅。

上方加减共服 57 剂，疼痛消失，温度色泽基本恢复正常，跛行基本消失，趾甲汗毛开始生长，踝动脉、足背动脉跳动恢复，伤口愈合。治愈及恢复工作——效果也行。

〔读后感悟〕

看到很多人在很多中医论坛里谈论中医的本质，其实，我们只要知道中医之理就是生活之理，中医之理就是自然之理，那么，我们就知道了在生活和自然的道理指导下用适当的工具来治病就是中医的本质。

芍药甘草汤，由
芍药、甘草组成，
具有调和肝脾、
缓急止痛的作
用，主治伤寒伤
阴，筋脉失濡，
腿脚挛急，心烦，
微恶寒，肝脾不
和，脘腹疼痛。

中医治病，原则
很重要。

在生活中，我们更多是掌握原则，比如搞销售，只要把销售的任务定了，我们不管销售人员采取什么办法，只要完成销售额就成。中医，只要掌握了治疗原则，不管用什么办法，只要能把病治愈就成。故而，中医治病，十人十方。由此我们也可以知道，中医的病案处方，没有标准答案。

生活当中有一句话，叫作胜者为王，败者为寇。很多人治好了一个患者，就说自己的方剂用的很对，我们想想看，天外有天，人外有人，如果让他人来治疗，也许治愈的时间可能更短，不过，由于没有同一个人的同一个病同时让两个人来治疗的情况出现，故而，我们只能采用分析的办法来看治疗效果如何。

汗后脚挛缩不伸者：芍药甘草汤

徐迪华医案　王某某，男，28 岁，1958 年 1 月 4 日初诊。自诉：3 个月来小腿抽筋经常发作，轻工作轻发，重工作重发，休息后不发。发作后小腿酸痛数天不退。近 4 夜连续小腿抽筋，头昏少力，食欲正常。2 年前有钩虫病史，服 2 次驱虫药后，5 次大便检查，未见虫卵。检查：血压 90/60 毫米汞柱。舌淡苔滑，脉软细。面色萎黄，心肺正常，腹平软，肝脾未触及。红细胞 3.25×10^{12}/升，血红蛋白 60 克/升。处方：芍药甘草汤 60 毫升，为 2 天量。

1 月 6 日复诊：服药 1 剂，小腿抽筋减轻，2 剂即停。再服原方 100 毫升，外添服黄芪 9 克、党参 12 克、当归 9 克，服 5 剂。3 个月后随访，小腿抽筋未发过。[中医杂志，1959,（9）：140]

〔**病案解析**〕

王某某，男，28 岁，1958 年 1 月 4 日初诊——介绍患者的一般情况及就诊时间。

腿抽筋的原因，
中医上更多是
两种，一种是寒
则收引所致，另
一种是因风所
致。

自诉：3 个月来小腿抽筋经常发作——腿抽筋的原因，中医上更多是两种，一种是寒则收引所致，另一种是因风所致。导致风出现的原因，常见的有热极生风和血（津液）不足生风。中医学院课本里的肝阳上亢、血虚、阴虚、血燥、津液不足等的生风都可以归于上面两种。

轻工作轻发，重工作重发，休息后不发——说明与劳累有关，鉴于此，我们就可以排除因寒所致这个原因。

发作后小腿酸痛数天不退——劳动后发作的，是气血不足所致。发作后好多天不能恢复，只能说明：①肝功能（中医上的）下降，因为肝有调气调血的功能；②中间道路不通。中间有物堵塞，肝功能即使很正常，但因道路不通也不能把气血调配到所需之处。这里，我们应排除全身气血不足的情况，因为如果全身出现了气血不足，小腿这个地方的气血必然也会出现不足，但是，患者一定会出现全身气血不足的现象，而非只是小腿部位出现气血不足。

近4夜连续小腿抽筋，头昏少力，食欲正常——说明虽然气血不足，但饮食正常，就说明营养物质的供应正常。

2年前有钩虫病史，服2次驱虫药后，5次大便检查，未见虫卵。检查：血压90/60毫米汞柱——西医上的知识，可以了解。

舌淡苔滑，脉软细——淡，为虚；滑为痰湿；软细，为气血不足。

面色萎黄——气血不足所致。

心肺正常，腹平软，肝脾未触及。红细胞3.25×10¹²/升，血红蛋白60克/升——西医检查，可以了解。

处方：芍药甘草汤60毫升，为2天量——用芍药和甘草来做治疗。

1月6日复诊：服药1剂，小腿抽筋减轻，2剂即停——效果很好。

再服原方100毫升，外添服黄芪9克、党参12克、当归9克，服5剂。3个月后随访，小腿抽筋未发过——后用黄芪、党参补气、当归补血以扶正。

中药治病，更多地是根据阴阳结合、气血结合、动静结合、补泻结合的原则进行配伍应用。

〔读后感悟〕

我们知道，芍药甘草汤是由芍药和甘草组成，方中芍药酸寒，养血敛阴，柔肝止痛；甘草甘温，健脾益气，缓急止痛。二药相伍，酸甘化阴，调和肝脾，有柔筋止痛之效。单纯从这则病案的小腿抽筋来看，可以应用，故而，"服药1剂，小腿抽筋减轻，2剂即停"，但是，从舌脉来看，补气血之力明显不足，故而，后面又加用党参、黄芪和当归来补益。

这里，有人会说：你前面的分析是肝的疏泄不力或者中间的道路不通，从舌上来看，有湿邪存在，可为什么用芍甘汤就能取效？

原因有二，一是芍药味苦微酸，苦能燥湿，同时苦味入心，能助心来活血通脉，比如《本草别录》上就谈到芍药能"通顺血脉，散恶血，逐贼血"；酸味入肝，能助肝疏泄；二是甘草味甘，甘入脾，能助脾运化津液。两者合用，不但能助肝调气调血，而且还能活血除湿，通利道路，故而，用芍甘汤就能取效。

不过，话说来，在应用芍甘汤来治疗这则病证的时候，如果再加用适当的祛湿药和平病性之品，则效果更好。

汗后恶寒者：芍药甘草附子汤

随志化医案 张某，男，40岁，1986年8月21日就诊。时值酷暑盛夏，而病者却厚衣加身，仍打寒颤。自述因天热贪凉，夜宿树下，晨起即感恶寒头痛，身痛，鼻塞流涕，自认为感冒，遂购 APC 三片服之，半小时后大汗淋漓，良久方止。自此，觉气短懒言，倦怠乏力，畏寒怕冷、倦卧欲被，动则汗出，半月未愈。舌红苔白，脉迟无力。此乃大汗伤阳耗阴所致。治以扶阳益阴。

方药：白芍 12 克，炙甘草 10 克，附子 15 克。

服 2 剂，四肢转温，汗出停止，病愈体安。[河南中医,1988,（5）: 34]

〔病案解析〕

张某，男，40 岁，1986 年 8 月 21 日就诊——介绍患者的一般情况及就诊时间。

时值酷暑盛夏，而病者却厚衣加身，仍打寒颤——要么是患者感寒所致，要么就是体内气虚所致，因为气有温煦作用。

自述因天热贪凉，夜宿树下——由此可知，这是感寒所致。

晨起即感恶寒头痛，身痛，鼻塞流涕——有一分恶寒，便有一分表证。鼻塞流涕，外感可致。

自认为感冒，遂购 APC 三片服之，半小时后大汗淋漓，良久方止——中病即止，矫枉过正，则伤气，随着汗液的大量外出，气也随之外出。

自此，觉气短懒言，倦怠乏力——气虚的明证。

畏寒怕冷、倦卧欲被——气有温煦作用，气虚之后，温煦作用下

芍药甘草附子汤，由芍药、甘草、附子组成，多用于治疗阳虚外感汗多恶寒者，或用于治疗风寒湿痹阳气虚之关节疼痛、周身恶寒汗出者，亦可用于汗后亡阳证、腰痛、肠痉挛、腓肠肌痉挛等而见本方证者。

矫枉过正，很多时候，为害不浅。

降，故而出现寒象。由于阳虚则寒，气虚加寒象为阳虚（中医诊断学中的内容），故而，从这里可以诊断出是阳虚所致。

动则汗出——动则伤气，气虚之后，固摄无力，汗液自出。

半月未愈——病程较长。

舌红苔白——红，为火所致。此"火"，应为出汗太多之后津液耗伤，汗血同源，汗津同源，血和津液的量减少之后，相对来说气就有余（正常情况下，气和血与津液都是按照一定的比例存在的），气有余便是火。苔白，为寒所致。

脉迟无力——阳虚所致。

此乃大汗伤阳耗阴所致。治以扶阳益阴——这是正治。

方药：白芍 12 克，炙甘草 10 克，附子 15 克——以芍药滋阴养血，炙甘草补气，附子温里补阳，三药合用，很对病机。

服 2 剂，四肢转温，汗出停止，病愈体安——效果很好。

〔读后感悟〕

生活当中有句话，说"过去是回忆，将来是梦想，我们要把握的是现在"，中医治病，可以借用这句话，要治疗的是现在的病证，也就是说不管过去的情况如何，我们要治疗的是现证，是现在患者身上患有的"证"。就拿这个患者来说，因感寒所致，经误治之后出现了变证，那么，我们在治疗的时候，就是要治疗这个"变证"，而不是治疗原先的那个"感寒"，也就说，我们不能刻舟求剑。

就事论事，我们要治疗的是当下的病。

通过这个病案，我们还能感悟到，应用中药治病，有时候可以很简单（当病邪不严重的时候），不用过多的思考配伍问题，可以把阴阳结合、气血结合、动静结合、补泻结合放到一边，也可以不用过多的"照顾胃气"，更可以"不管病邪有无出路"，只是就事论事，阴虚的补阴，阳虚的补阳，气虚的补气，血虚的补血等。

汗后但热者：调胃承气汤

案 1 喻嘉言治黄长人房劳后伤寒，守不服药之戒，身热已退，十余日后忽然昏沉，浑身战栗，手足如冰，举家慌乱，忙请诊治。他医已合姜附之药矣。因不忍见人活活就毙，与医者争论医理是非，最

调胃承气汤，由大黄、芒硝、甘草组成，具有缓下热结之功效。主治阳明病胃肠燥热证。

后使病家心安，急请用药。予以调胃承气汤热服半盏，少顷又热服半盏。其医见热渐退，人渐苏，知药不误，辞去。乃与前药，服至剂终，人事大清，忽然浑身壮热，再与大柴胡汤一剂，热退身安。(《寓意草》)

〔病案解析〕

喻嘉言治黄长人房劳后伤寒——正气存内，邪不可干；邪之所凑，其气必虚。房劳之后，耗伤正气，外寒随之侵袭。

守不服药之戒，身热已退——治病，有个原则，能不用药的则尽量不用药，能用药的则尽量不打针，能打针的则尽量不输液。这个患者也许就感觉到自己能把病给扛过去，故而，就没有用药。

十余日后忽然昏沉，浑身战栗，手足如冰——头为清阳之府，出现昏沉，只能说明有浊阴存在；气有温煦作用，气虚之后，可出现这个寒象。气虚加寒象为阳虚。

他医已合姜附之药矣——准备温阳补虚。

因不忍见人活活就毙，与医者争论医理是非，最后使病家心安，急请用药——医者父母心。不过，更多的中医大夫，很容易好心办坏事，也总想把患者治好，但是，却因为自己水平的低下而把患者治坏。喻嘉言见此，就和主张用姜附温里补阳的大夫争论了起来。

予以调胃承气汤热服半盏，少顷又热服半盏——这里不明白喻嘉言的诊断依据是什么。调胃承气汤的组成是甘草、芒硝和大黄，其功用为泄热和胃，润燥软坚。

其医见热渐退，人渐苏，知药不误，辞去——主张用姜附温里补阳的大夫一看患者清醒了，便走了。

乃与前药，服至剂终，人事大清——说明对症。

忽然浑身壮热，再与大柴胡汤一剂，热退身安——大柴胡汤，是由柴胡、黄芩、芍药、半夏、枳实、大黄、大枣和生姜组成，具有表里双解之功。

大柴胡汤，由柴胡、黄芩、芍药、半夏、枳实、大黄、大枣和生姜组成，具有表里双解之功。

〔读后感悟〕

中医治病，胜者为王。这则病案中准备给患者补益的大夫一看到喻嘉言用药有效，便自行离开，就说明了这一点。不过，由于这个患者没有舌和脉的情况，只有没有完全辨证明确的"忽然昏沉，浑身战栗，手足如冰"，就直接用调胃承气汤，有点牵强，因为对于头部的昏沉来说，用降气之品还算对症，但其他的两个表象，可就不好说了，想必患者还有其他的不适，只是病案中未做记述而已。

这则病案，还有一些不明白的地方，比如本来"扛病"之后，"身热已退""十余日后忽然昏沉，浑身战栗，手足如冰"，而没有谈到发热，但喻嘉言用了调胃承气汤之后，"其医见热渐退，人渐苏，知药不误，辞去"，则说明患者有"热"出现，这是不明之一；等患者服用调胃承气汤之后，"人事大清"，但"忽然浑身壮热"，此"壮热"与使用调胃承气汤有无关系？这是不明之二。虽然，见到壮热，更多是因外感所致，但，不能因为"更多"就说成"全部"，显然不妥。

这则病案，起因为房劳感寒，应为正虚邪侵，故而，除邪之后必须扶正，也许是患者"守不服药之戒"的缘故，反正病案的后面没有记述，不过，我们在临床上针对此类病证，最好扶正以善后。

案2 刘景棋治一无名热的患者，高热已4天，发热当天即至某医院注射青链霉素，第1天注射后体温稍减，以后3天，效果不明显。诊见胃脘憋胀，恶心，纳呆，大便干，3日未行。苔黄白，脉关上滑。属阳明腑实，邪热内盛。当通便和胃，泻实除热。处方：大黄、芒硝、甘草、半夏、生姜。2剂后，大便通畅，恶心止，烧退。(《经方验》)

〔**病案解析**〕

刘景棋治一无名热的患者——介绍患者的一般情况。

高热已4天——这个病程已经很长了。前面谈到过病程，不同的病，时间一样，但病程长短却不一样。不管是哪一种热，总是"气有余便是火"所致。

发热当天即至某医院注射青链霉素，第1天注射后体温稍减——西医治疗，先不说什么了。

以后3天，效果不明显——更多患者，来找中医看的，都是西医无效的。

诊见胃脘憋胀——气滞所致。

恶心——胃中气滞严重，郁结的气根据就近外出的原则，从口外排，于是便出现了"恶心、嗳气"等症状。

纳呆——是不想吃饭的意思。思，为脾所致，不想吃饭，则责之于脾功能的下降。

> 纳呆，是不想吃饭的意思。

大便干，3日未行——有肠滞的情况存在。

苔黄白——白，主寒；黄，主热。由此可知，虽然患者已经高热了4天，但还未太伤津液。

脉关上滑——滑，积食可致，痰湿也可导致。以寸关尺来定三焦的话，则寸主上焦，关主中焦，尺主下焦，这里的"关上滑"，表述的意思应该为中焦有积食。舌苔的黄，应为郁热所致；而白，为寒，也就说这个患者是感寒所致。

属阳明腑实，邪热内盛——由于高热已经出现了4天，而大便才3日未行，故而，这个诊断有点牵强。准确的说法应该是：患者感寒之后，热胀冷缩，本来需要从皮肤外排的浊气不能畅排，"有余之气"化火，出现高热；误治之后，气郁胃中，导致"胃脘憋胀，恶心"，胃中之气不降，导致积食的出现；脾主运化，不但运化饮食物中的营养物质和水液入脉化血，而且还布散津液，现在积食停滞，脾就得加大"力气"来把这些进行运化，这样，势必就减弱了布散津液的功能，津液布散失常，肠道水液减少，无水行舟，于是便"大便干，三日未行"。

当通便和胃，泻实除热——由于患者有肠滞存在，且通利肠道之后，可以降气，故而，虽然上面的诊断有些不妥，但是此治法也可一用。

处方：大黄，芒硝，甘草，半夏，生姜。两剂后，大便通畅，恶心止，烧退——降气之后，体内的浊气含量减少，有余之气减少之后，则必然会"烧退"。

〔**读后感悟**〕

中医，个人有个人的感悟，故而，中医的理论也各有各的说法，但不管什么样的说法，总以治好为原则。这个病症，在诊断上不是很好，但用降气法治疗之后，效果明显，这就是"胜者为王"。不过，细想之后我们会有个问题：这个患者的病情是否会很快地复发？

汗后咽干烦躁吐逆者：甘草干姜汤

案 刘某，男，30岁。患遗尿证甚久，日则间有遗出，夜则数遗无间，良以为苦。医咸认为肾气虚损，或温肾滋水而用桂附地黄汤；或补肾温涩而用固阴煎；或以脾胃虚寒而用黄芪建中汤、补中益气汤。其他鹿茸、紫河车、天生黄之类，均曾尝试，有效有不效，久则依然无法治。吾见前服诸方于证未尝不合，何以投之罔效。细诊其脉，右部寸关皆弱。舌白润无苔。口淡，不咳唾涎，口纳略减。小便清长而不时遗，夜为甚，大便溏薄。审系肾脾肺三脏之病。但补肾温脾之药，服之屡矣，所未能服者肺经之药耳。复思消渴一证，肺为水之高源，水不从于气化，下注于肾，脾肾而不能约制，则关门洞开，是以治肺为首要，而本证亦何独不然。景岳有说："小水虽利于肾，而肾上连肺，若肺气无权，则肾水终不能摄。故治水者必先治气，治肾者必先治肺。"

本证病缘于肾，因知有温肺以化水之治法。又甘草干姜汤证原有遗尿之源，更为借用有力之依据。遂疏予甘草干姜汤。炙甘草24克，干姜(炮透)9克。日2帖。3日后，尿遗大减，涎沫亦稀。再服5日而诸症尽除。然以8日服药16帖，竟愈此难治之证，诚非始料所及。（《赵守真医案》）

〔**病案解析**〕

刘某，男，30岁——介绍患者的一般情况。

患遗尿证甚久，日则间有遗出。夜则数遗无间，良以为苦——因气有固摄作用，故而这里的直接诊断结果就是气虚所致。

医咸认为肾气虚损——这个并不为错，因肾有纳摄作用，不过，辨证求因，治病求本。

或温肾滋水而用桂附地黄汤；或补肾温涩而用固阴煎——由于没有其他的表象可辨，故而，不好说什么。

或以脾胃虚寒而用黄芪建中汤、补中益气汤。其他鹿茸、紫河车、天生黄之类，均曾尝试，有效有不效，久则依然无法治——这些治疗可以作为后医借鉴之用。

吾见前服诸方于证未尝不合，何以投之罔效。细诊其脉，右部寸

甘草干姜汤，由甘草、干姜组成，主治伤寒脉浮，自汗出，小便数，心烦，微恶寒，脚挛急，误用桂枝汤解表之后，出现咽中干，烦躁吐逆；肺痿，吐涎沫而不咳者。

遗尿的直接诊断是气虚，因为气有固摄作用。

关皆弱——气血不足。

舌白润无苔——白，主寒；润，主有湿；无苔，是津液不足所致。

口淡——正常人的口中应为淡淡的甜味，这里出现了口淡，说明是脾虚所致。

不咳唾涎，口纳略减——问题不是很大。

小便清长而不时遗——小便清长，为寒湿所致；遗，为气虚不固所致。

夜为甚——白天属阳，夜晚属阴，白天发作的，为阳病；晚上发作的，为阴病。白天病情加重的，是阴阳同病但以阳病为主；晚上病情加重的，是阴阳同病但以阴病为主。治疗时，虚者补之，就是说阴病的虚证，补阴；阳病的虚证，补阳；实者泻之，采用以阴制阳或者以阳制阴的"寒者热之、热者寒之"的治法，阴病的实证，可以用温热之品来治疗；阳病的实证，可以采用寒凉之品来治疗。

大便溏薄——是肠道中津液过多所致，因脾主运化，布散津液，故而，大便溏薄的直接诊断结果就是脾虚。

审系肾脾肺三脏之病——这是病案中的诊断，从上面的分析可知，这个患者为本虚标实之证，本虚，指的是脾肾气虚，因有寒象，故而，准确地说应为脾肾阳虚；标实，是指水液潴留。

但补肾温脾之药，服之屡矣，所未能服者肺经之药耳——这里谈到的肺之责任，也许是从中医院校课本上肺能"通调水道"来谈的，或者是从肺与大肠相表里而言的。

复思消渴一证，肺为水之高源，水不从于气化，下注于肾，脾肾而不能约制，则关门洞开，是以治肺为首要，而本证亦何独不然。景岳有说："小水虽利于肾，而肾上连肺，若肺气无权，则肾水终不能摄。故治水者必先治气，治肾者必先治肺。"——这段话，是从另一个侧面来做解释的。

本证病缘于肾，因知有温肺以化水之治法。又甘草干姜汤证原有遗尿之源，更为借用有力之依据——这是病案中的处方用药理论依据。

遂疏予甘草干姜汤——前面谈到了，这个患者是本虚标实，本虚是脾肾阳虚，也就是气虚加寒象，故而，治本之法就是补气温里，当然，也可以直接应用补阳药。这里，炙甘草补气，干姜温里，既能治

（旁注）小水虽利于肾，而肾上连肺，若肺气无权，则肾水终不能摄。故治水者必先治气，治肾者必先治肺。

疗气虚，又能消除寒象，故而，治本甚为合适。

炙甘草24克，干姜（炮透）9克。日2帖——这是处方。

3日后，尿遗大减，涎沫亦稀——说明效果不错。不过这里有个问题，前面谈到"不咳唾涎"，而这里却说"涎沫亦稀"，好像有点矛盾。

再服5日而诸症尽除。然以8日服药16帖，竟愈此难治之证，诚非始料所及——治病求本，疗效自然不错。

〔**读后感悟**〕

在《中医各家学说》中我们看到，中医，更多的是百家争鸣，各有各的理，不过，能治好病才是真理。这里，我是用《三个月学懂中医》上的理论来进行诊断分析的，异曲同工。

从这里我们也可以看出，中医治病，有时候很是简单，就如这个患者，是气虚加寒象，故而用炙甘草来补气，用干姜温里以消除寒象，这就成了。好多人，特别是一些初学者，总认为中医很难，这是因为他们没有抓住中医治病的本质，就是虚者补之、实者泻之、寒者热之、热者寒之。或者把这个背得滚瓜烂熟，但就是在用的时候想不起来的缘故。甚或认为这个太简单而弃之。

汗后小便不利口渴：五苓散

案 某，67岁，少腹单胀，二便通利稍舒，显示腑阳窒痹，浊阴凝结所致，前法专治脾阳，宜乎不应，当开太阳为要，五苓散加椒目。（《临证指南医案》）

〔**病案解析**〕

某，67岁——介绍患者的一般情况。

少腹单胀——胀，为气滞所致。

二便通利稍舒——二便通利之后，气随之外出，故而出现"稍舒"。

显示腑阳窒痹，浊阴凝结所致——这是病案中的分析。

前法专治脾阳，宜乎不应——由于没有其他兼症，故而不好判断。

当开太阳为要——这是根据六经辨证来谈的。

五苓散加椒目——五苓散同利小便，加椒目之后，利尿更速。

五苓散，由茯苓、猪苓、泽泻、白术、桂枝组成，具有利水渗湿、温阳化气之功效。主治膀胱气化不利之蓄水证。

通利二便，更可以排气。"气有余便是火"，利小便通大便以泄热的道理就在此。

〔**读后感悟**〕

也许是我过于笨拙，没有参悟其中的道理，只是认为这则病案的记述过简，没有舌脉的情况不要紧，但单纯根据症状根本就判断不出来过多的信息，不过，这则病案中却说了腹胀之后，通利二便则稍舒，故而，我们可以根据这点来进行治疗，要么通大便，要么利小便。至于如何选择这两种治法，一般来说应根据其他的表象来判断，比如有肠腑不通的情况时，需用通大便法，有小便不利的情况时，需用利小便法。当然，治病求本，我们还需治疗导致肠腑不通或小便不利的根本原因。

汗后不渴：茯苓甘草汤

刘渡舟医案　阎某，男，26 岁。思心下筑筑然动悸不安，腹诊有振水音与上腹悸动。三五日必发作一次腹泻，泻下如水，清冷无臭味，泻后心下之悸动减轻。问其饮食、小便，尚可。舌苔白滑少津，脉象弦。辨为胃中停饮不化，与气相搏的水悸病证。若胃中水饮顺流而下趋于肠道，则作腹泻，泻后胃饮稍减，心下悸动随之减轻。然去而旋生，转日又见悸动。当温中化饮为治，疏方：茯苓 24 克，生姜 24 克，桂枝 10 克，炙甘草 6 克。

药服 3 剂，小便增多，而心下之悸明显减少。再进 3 剂，诸症自此之后，未再复发。（刘渡舟临证验案精选 .1996，94）

〔**病案解析**〕

阎某，男，26 岁——介绍患者的一般情况。

思心下筑筑然动悸不安，腹诊有振水音与上腹悸动——这是水饮为患，直接诊断就是脾虚，因为脾主运化，布散津液。

三五日必发作一次腹泻，泻下如水——水饮太多所致。

清冷无臭味——寒所致。

泻后心下之悸动减轻——水饮外排，邪去正安。

问其饮食、小便，尚可——还没有出现其他问题。

舌苔白滑少津，脉象弦——白，主寒；滑，主水湿；少津，是津

茯苓甘草汤，由茯苓、桂枝、甘草、生姜组成，具有温中化饮、通阳利水之功。主治心下停饮，心悸，汗出不渴，小便不利；咳而遗溺；奔豚。伤寒汗出不渴者；伤寒厥而心下悸者。伤寒发汗后，腹中气满，小便不利。膀胱腑发咳，咳而遗溺。疝作奔豚。

液不足。弦，这里主气滞。看到这里，也许有人会问，既然滑主湿，可为什么还会出现津液不足？原因很简单，人体内的津液总量相对恒定，一部分津液转化为水湿之邪之后，正常的津液势必会缺少而不足。由于水湿的停滞，导致气机运行不畅，气机郁结，可致脉弦。

辨为胃中停饮不化，与气相搏的水悸病证——因水湿而导致气滞。

若胃中水饮顺流而下趋于肠道，则作腹泻，泻后胃饮稍减，心下悸动随之减轻。然去而旋生，转日又见悸动——这是病案中的诊断。

当温中化饮为治，疏方：茯苓24克，生姜24克，桂枝10克，炙甘草6克——茯苓健脾利湿，生姜温热散寒，桂枝温中通脉，炙甘草补气健脾，全方共用，补气健脾温中以治本，利湿以治标。

药服3剂，小便增多，而心下之悸明显减少。再进3剂，诸症自此之后，未再复发——标本同治，效果自然不错。

〔**读后感悟**〕

这个病案，诊断明确，用药精当，标本同治，效果自然不错。

这里要说的一点是：处方用药，选用生姜而没有用干姜，虽然它们都有温里作用，不过生姜是走而不守，干姜是守而不走，选用生姜，发散风寒的同时随着汗出而发散水湿；加用桂枝，就是增强生姜的发汗作用，加用炙甘草，在补气的同时还需防止生姜和桂枝发汗太过。

> 诊断明确，用药精当，才能取得满意疗效。

汗后漏不止：桂枝加附子汤

案1 于鸽枕医案：王某某，男，29岁，1952年10月12日入院。患者因慢性骨髓炎住院二月余，一日下午感怕冷、头痛，医者给予非那西汀0.2克、匹拉米洞0.2克，一次服下，约半小时许，大汗不止，恶风，尿急而无尿液，急邀中医会诊。检查：形体消瘦，面色萎黄，表情惶恐，全身大汗淋漓，四肢拘急，坐卧不宁，状甚危笃，脉沉微而数。诊为大汗亡阳，处方：桂枝10克，甘草6克，白芍10克，附子10克，生姜1片，大枣3枚。

当即配药煎服，服1剂汗止而愈。[山东中医学院学报，1979,（3）：59]

> 桂枝加附子汤，就是桂枝汤加附子，主治：太阳病发汗太过，遂致汗出不止，恶风，小便难，四肢拘急，难以屈伸者。

〔**病案解析**〕

王某某，男，29 岁，1952 年 10 月 12 日入院——介绍患者的一般情况和就诊时间。

患者因慢性骨髓炎住院二月余——这里有西医的病名，一定要了解。

一日下午感怕冷、头痛，医者给予非那西汀 0.2 克、匹拉米洞 0.2 克，一次服下——西医以为是感冒，采用汗法治疗。

过犹不及，就如好心办坏事一样，帮了倒忙。

约半小时许，大汗不止，恶风，尿急而无尿液，急邀中医会诊——发汗之后，没想到治疗太过，导致出汗太多；尿和汗都属津液，尿多了，汗就少了；汗多了，尿就少了。

检查：形体消瘦，面色萎黄——气血不足。

表情惶恐——正气不足。

汗血同源，大量出汗之后，自然会使得血量减少。

全身大汗淋漓——这是用西药后导致的结果。

四肢拘急——大汗之后，津液损伤严重，肌肉无以营养所致。

坐卧不宁——汗血同源，大量出汗之后，自然会使得血量减少，血为气之母，有藏气之功，血少之后，一部分气无以藏，相对于血来说，便出现了"有余之气"，气有余便是火，患者出现火热，热扰心神，故而，"坐卧不宁"。

状甚危笃——病情严重。

血属阴，气属阳，大汗之后，更多的气随之外出，这就是我们大学课本上谈的"大汗亡阳"。

脉沉微而数——沉，主里；微，主气血不足；数，主热。

诊为大汗亡阳——血属阴，气属阳，大汗之后，更多的气随之外出，这就是我们大学课本上谈的"亡阳"。

处方：桂枝 10 克，甘草 6 克，白芍 10 克，附子 10 克，生姜 1 片，大枣 3 枚——这是桂枝加附子汤。

当即配药煎服，服 1 剂汗止而愈——在前面我们谈到了桂枝汤是调和营卫第一方，故而，以桂枝汤补气敛汗，以附子补阳，既能治疗大汗之证，又能补阳，双管齐下，效果自然很好。

〔**读后感悟**〕

出汗，我们要分为主动和被动两种，如果体内自觉大量出汗，此时的治疗则需补气为急，因为气有固摄作用，这是气虚不固所致；如果像这个病案记述的用发汗药所致的大量出汗，则需敛汗为急，因为这是强迫出汗所致，因出汗导致"亡阳"。这里要注意因果关系。

中医上还有一种亡阴证，就是阴液耗伤太多所导致的病证，其表现为"汗出如油热黏味咸，呼吸短促，身畏热，手足温，躁妄不安，口渴喜冷饮，面色潮红，舌干无津，脉细数疾而按之无力"，这个应和亡阳证相鉴别。

案2　秦伯未医案：某某，男，40岁。感冒发热后，因多汗形寒不退前来诊。询知头不痛，不咳嗽，四肢不酸楚，但觉疲软无力。向来大便不实，已有十余年。诊其脉沉细无力，舌苔薄白而滑。有人因自诉感冒，且有形寒现象，拟用参苏饮，我认为参苏饮乃治体虚而有外邪兼挟痰饮的方剂，今患者绝无外感症状，尤其是发热后多汗形寒，系属卫气虚弱，再予紫苏温散，势必汗更不止而恶寒加剧。改用桂枝加附子汤，因久泻中气不足，酌加黄芪，并以炮姜易生姜两剂见效。（谦斋医学讲稿.1964：120）

〔**病案解析**〕

某某，男，40岁——介绍患者的一般情况。

感冒发热后，因多汗形寒不退前来诊——说明病因。

询知头不痛，不咳嗽，四肢不酸楚，但觉疲软无力——气虚所致。

向来大便不实，已有十余年——说明肠道中津液过多，直接诊断就是脾虚所致，因为脾主运化，脾虚之后，津液布散失常。

诊其脉沉细无力——沉，主里；细，虚可导致，湿也可导致；无力，为气虚的明证。

舌苔薄白而滑——这里，舌苔的薄白，只能说明病情较轻；滑，为痰湿所致。

有人因自诉感冒，且有形寒现象，拟用参苏饮——参苏饮是由人参、半夏、茯苓、陈皮、甘草、枳壳、干葛、紫苏、前胡、木香、桔梗、生姜、大枣组成，具有益气解表的功用。

我认为参苏饮乃治体虚而有外邪兼挟痰饮的方剂，今患者绝无外感症状——这个诊断是对的，因为脉已经出现了"沉"。

尤其是发热后多汗形寒，系属卫气虚弱，再予紫苏温散，势必汗

亡阴证：汗出如油热黏味咸，呼吸短促，身畏热，手足温，躁妄不安，口渴喜冷饮，面色潮红，舌干无津，脉细数疾而按之无力。

更不止而恶寒加剧——这时的治疗，以温里补气敛汗为正治。

改用桂枝加附子汤，因久泻中气不足，酌加黄芪，并以炮姜易生姜两剂见效——附子温里；黄芪补气；桂枝汤，调和营卫；因生姜有发汗之功，故而，这里选用了治疗中焦虚寒的炮姜。

〔读后感悟〕

中医治疗，贵在辨证。辨证准确，即使用药不是很精确，但治愈也只是时间长短问题，一旦辨证不清，则治疗就是不可能治愈的问题。而辨证，贵在细。细节决定成败，生活当中是如此，中医更是如此。临床上，最怕的就是想当然，对于患者来说，最怕的就是遇见这种想当然的大夫。

把每一次治疗都当作第一次来做的话，则收效会更好。

汗出而喘：麻杏石甘汤

案 叶某某，女，28岁。1977年10月11日诊。患者因鼻炎引致过敏性哮喘已8年，秋冬季节发作频繁。近感风寒，身热，有汗，鼻塞多涕，咳嗽气喘，胸膈烦闷，口唇发绀，便秘，口苦而渴，舌苔薄黄，脉浮数。证属风寒在表，肺有郁热，失其宣降。法当宣肺泄热，降气平喘。麻黄3克，生甘草2克，生石膏15克，苦杏仁、桑白皮、瓜蒌皮、苏子各9克，生代赭石30克。服药3剂，气喘平，循法继续治疗，诸症皆得改善。以后复发，均用该方获效。[浙江中医药，1979:(8)]

〔病案解析〕

叶某某，女，28岁。1977年10月11日诊——介绍患者一般情况和就诊时间。

患者因鼻炎引致过敏性哮喘已8年——病程较长。这时要想到两句话"久病多虚"和"久病多瘀"。

秋冬季节发作频繁——春夏属阳，秋冬属阴。现在患者是秋冬季节发作，就是阴病，治疗时，实者泻之，可用"寒者温之"之法，虚者补之，可以采用滋阴养血之法。

麻杏石甘汤，由麻黄、杏仁、石膏、甘草组成，具有辛凉宣泄、清肺平喘之功效。主治外感风邪，邪热壅肺证。

久病多虚。当然，只是"多"，并不是"一定"。

近感风寒——病因，有可能是"过敏性哮喘"的诱因。

身热——感寒之后，皮肤腠理收缩，本应从皮肤外排的浊气不得外出而滞留，气有余便是火，火热同义，故而，患者可出现"身热"。

有汗——根据就近原则，浊气从皮肤外排，带动津液外出，便形成"有汗"。

鼻塞多涕——浊气外出，带动津液外出的缘故。塞，为鼻涕滞留所致。

咳嗽气喘——本应从皮肤外排的浊气不能畅排，滞留体内，由于浊气必排，故而，在肝的调气作用下被运送到胸中，从口鼻外出，这时可以出现"咳嗽气喘"。

胸膈烦闷——闷，为实邪滞留所致，由于中医上的实邪只有四种，即气滞、血瘀、痰湿水饮和积滞（积滞也有四种：积食、结石、虫积、肠滞）；由于气滞可导致胀，而这里没有，故而可以排除；血瘀可以导致舌质紫暗，脉涩，而患者也没有这些表象，故而可以排除；积滞，更可以排除；故而，剩下的就是痰湿水饮，也就是说，导致患者胸膈发闷的原因就是痰湿水饮。烦，为火所致，胸中浊气过多，气有余产生火，火扰心神，故而，出现心烦。

口唇发绀——血瘀所致。上面已经排除了血瘀，而这里又出现了血瘀，为什么？原因很简单，因为这个患者的发病时间已经8年了，"久病多瘀"所致。

便秘——直接诊断就是津液不足。从其他表象可知，这是热灼津液所致。

口苦而渴——从前面的"烦"可知，这是由火热之邪导致的。

舌苔薄黄，脉浮数——黄，主火；浮，主表；数，主热。由此可知，这个患者虽然感受风寒，但素有热疾，两病叠加之后，表象的不是寒，而是热。

证属风寒在表，肺有郁热，失其宣降——这是病案中的解释。从病案整体可知，患者感有的"寒"已经不存在了。

法当宣肺泄热，降气平喘——这个治法就没有考虑上面谈到的"风寒在表"。

麻黄3克，生甘草2克，生石膏15克，苦杏仁、桑白皮、瓜蒌皮、苏子各9克，生代赭石30克——以麻黄散气，以生甘草和生石膏清热，

一个命题成立，其逆命题不一定成立。火热之邪可以导致口苦的出现，但是，见到口苦，我们不能直接就说是因火热所致。

苦杏仁、桑白皮、苏子和代赭石来降气除热，以瓜蒌皮理气宽胸，且苦杏仁、桑白皮、瓜蒌皮、苏子还有很好的消除痰湿的作用，全药共用，不但除热祛痰以治本，而且还除闷通便以治标，标本同治，效果自然较好。

服药3剂，气喘平，循法继续治疗，诸症皆得改善。以后复发，均用该方获效——效果真的不错。

〔**读后感悟**〕

由于这个患者已经出现了"口唇发绀"，故而，用药时如果加用适当和适量的活血药，则效果会更好。

久病多虚，针对这个患者的治疗，邪去之后，再加以更好的扶正，则能很好地巩固疗效。

汗后欲做奔豚：茯苓桂枝甘草大枣汤

案 患者，患奔豚证，发作时气从少腹往上冲逆，至心胸则悸烦不安，胸满憋气，呼吸不利，并见头身汗出。每天发作两三次，小便短少不利，有排尿不尽之感。舌质淡，苔水滑，脉沉弦无力。方用茯苓30克、桂枝12克、大枣15枚、炙甘草10克。服用两剂，则小便畅，奔豚气不再发作。(《经方临证指南》)

〔**病案解析**〕

患者，患奔豚证——说明患者的情况。什么是奔豚？豚，是小猪的意思；奔，是跑的意思。奔豚气，就是说像小猪奔跑的一股气。《金匮要略》里对奔豚气的证治谈得比较详细：其特征为"气从少腹上冲咽喉，发作欲死，复还止"。少腹部位有两个所指，一个是指腹的下部，即脐与骨盆之间的部位，又称为小腹，比如《灵枢·经脉》上说的"是动则病腰痛不可以俯仰，丈夫疝，妇人少腹肿"；一个是指脐下腹部两旁，见《伤寒直格》。所以，奔豚气的典型症状就是有一股像小猪奔跑的气从下腹部上冲，直达咽喉，难受欲死，等气消了以后，则和常人一样而无所苦。其病因与惊恐有关。其病证有肝之奔豚和肾之奔豚：肝之奔豚为肝气上逆所致，症状为腹痛，气上冲胸，寒热往来，方剂用

茯苓桂枝甘草大枣汤，由茯苓、桂枝、甘草、大枣组成，主治伤寒发汗后，其人脐下悸，欲作奔豚者。

什么是奔豚？豚，是小猪的意思；奔，是跑的意思。奔豚气，就是说像小猪奔跑的一股气。其特征为"气从少腹上冲咽喉，发作欲死，复还止"。

奔豚汤以和肝降逆。方剂组成为甘草、川芎、当归各二两，半夏四两，黄芩二两，生葛根五两，芍药二两，生姜四两，甘李根皮一升。这里的甘李根皮为甜梨树根的白皮。这里的一两约为现在的 3 克，一升为现在的 18～30 克。肾之奔豚为肾气上冲所致，这里又分为两种：水气上冲和寒气上冲。水气上冲是发汗之后，脐下悸动，欲作奔豚，用苓桂甘枣汤治疗，方剂为茯苓半斤，甘草二两（炙），大枣十五枚，桂枝四两。寒气上冲是气从少腹至心，用桂枝加桂汤治疗，方剂为桂枝五两，芍药三两，甘草二两（炙），生姜三两，大枣十二枚。这里的一两约为现在的 3 克。

发作时气从少腹往上冲逆，至心胸则悸烦不安，胸满憋气，呼吸不利，并见头身汗出。每天发作两三次——这就是典型的奔豚气。

小便短少不利，有排尿不尽之感——这是明显的气虚所致，因为气有推动作用，不但推动血液运行，更能推动津液在体内流动和外出。

舌质淡——主虚。

苔水滑——主湿。

脉沉弦无力——弦，为气滞；无力，主虚。

方用茯苓 30 克、桂枝 12 克、大枣 15 枚、炙甘草 10 克——茯苓健脾利湿，桂枝散气，大枣和炙甘草补虚。

服用两剂，则小便畅，奔豚气不再发作——效果不错。

〔读后感悟〕

人体内气的含量相对恒定，清气少者，浊气就多，清气多者，浊气就少。这个病案，从"舌淡""脉无力"就能看出这是明显的清气不足；清气不足，浊气的含量就相对过多，如果肝的调气能力下降，则这个气就会乱跑，不从下出，不从皮肤外散，就欲从上面的口鼻外出，上冲之后，就导致了奔豚气的发作。此时的治疗，补虚治本的同时还需散气，茯苓桂枝甘草大枣汤中，茯苓、大枣和炙甘草均能补气治本，桂枝疏通皮肤腠理而散气治标，标本同治，效果不错。

汗后奔豚：桂枝加桂汤

案 崔某，女，50 岁，其证颇奇，自觉有一股气流，先从两腿内

少腹部位有两个所指，一个是指腹的下部，即脐与骨盆之间的部位，又称为小腹；一个是指脐下腹部两旁，

桂枝加桂汤，有两种说法，一种是桂枝汤，加大了桂枝的用量，另一种是桂枝汤加肉桂。具体的根据临床所需来应用就是。主治：太阳病，误用烧针发汗，使心阳虚，下焦寒气上冲，致发奔豚，气从少腹上冲心胸者。

开始，沿阴股往上滚动，至少腹则腹胀，至心胸则心悸不稳，头出冷汗，胸中憋气，精神极度紧张，有死的恐怖感。稍呆一会儿，气往下行，证状随之减轻，每日发作三四次。兼见腰酸，白带增多，患者面色青黄不泽，舌胖质嫩，苔白而润，脉弦数无力。辨证：此病为（奔豚气），气从内踝上冲（不从少腹）为仅见之症。凡犯上之气，必因上虚所致。今心阳则火不旺，肾之阴气得以上犯。夫阴来搏阳，虚阳被迫而与之争，故脉虽数而按则无力也。弦脉属阴，阴盛则上逆。舌质胖嫩，无非阳虚之象。阴来搏阳，凡阴气所过之处，则发胀、心憋、心悸不安等，亦勿怪其然。治当助心阳伐阴降冲。方药：桂枝五钱，白芍三钱，生姜三钱，炙甘草二钱，大枣七枚。另服（黑锡丹）二钱。共服五帖，其病不发而愈。（《伤寒论十四讲》）

〔病案解析〕

崔某，女，50岁——介绍患者的一般情况。

其证颇奇，自觉有一股气流，先从两腿内开始，沿阴股往上滚动，至少腹则腹胀，至心胸则心悸不稳，头出冷汗，胸中憋气，精神极度紧张，有死的恐怖感。稍呆一会儿，气往下行，症状随之减轻，每日发作三四次——这也是奔豚气，虽然这个不是从"少腹"开始气上冲心的。

兼见腰酸——虚。

白带增多——气虚不能固摄津液可以导致，湿邪太盛超过了气的固摄作用也可以导致。

患者面色青黄不泽——青，为肝所主；黄，为脾所主。因为肝有调气的功能，脾有布散津液的功能，现不但有奔豚气的发作而且还有白带增多，故而，这是肝脾两虚之证。

舌胖质嫩，苔白而润——胖，为痰湿聚集所致，因脾有布散津液的作用，故而，其直接诊断结果就是脾虚；白，主寒；润，主湿。

脉弦数无力——弦，主气滞；数，主热；无力，主虚。这里要说明的是"热"是因气滞气有余便是火而来的。

辨证：此病为（奔豚气），气从内踝上冲（不从少腹）为仅见之症。凡犯上之气，必因上虚所致。今心阳则火不旺，肾之阴气得以上犯。夫阴来搏阳，虚阳被迫而与之争，故脉虽数而按则无力也。弦脉属阴，阴盛则上逆。舌质胖嫩，无非阳虚之象。阴来搏阳，凡阴气所过之处，则发胀、心憋、心悸不安等，亦勿怪其然——这是病案中的诊断。

治当助心阳伐阴降冲——这是传统中医的说法。

方药：桂枝五钱，白芍三钱，生姜三钱，炙甘草二钱，大枣七枚。另服（黑锡丹）二钱——以桂枝和生姜从皮肤散气，以白芍敛上浮之气，以炙甘草和大枣来补气，用黑锡丹来消除上盛下虚之候。

共服五帖，其病不发而愈——标本同治，效果很好。

〔**读后感悟**〕

扶正祛邪，是中医的治疗原则，从这几个字可知，一般情况下的治疗，扶正第一，祛邪第二，除非是邪特盛的时候，急则治其标而选择祛邪。故而，更多病的治疗，应遵循这个原则，而更多时候的祛邪，也应加用一定的扶正。

汗后腹胀满：厚朴生姜半夏甘草人参汤

案 叶某某，男，39岁。1973年8月10日就诊。患者行胃次全切除术后，恢复良好。惟出院后逐渐感觉胃腹痞满，嗳气频作，大便不畅，虽少食多餐以流质软食为主，亦感痞满不饥，病情日见明显。脉象细弱，舌白润。病者虽属手术之后腹胀满，但与《伤寒论》（发汗后，腹胀满）对照，病因虽不同，而病证相同，故用厚朴生姜半夏甘草人参汤加味论治。党参12克，法半夏9克，枳壳6克，厚朴9克，炙甘草6克，佛手片9克，广木香6克，生姜片3克。5剂后，自觉气往下行，腹胀、嗳气大减。继服至20余剂，每隔1～2日服1剂，治疗2个多月后一切正常。1年后腹胀未发作，消化良好，体略发胖。[新中医药杂志，1977:（6）]

〔**病案解析**〕

叶某某，男，39岁。1973年8月10日就诊——介绍患者的一般情况和就诊时间。

患者行胃次全切除术后，恢复良好——手术后，虽然恢复很不错，不过，还是要想到有没有"虚"的情况出现。

惟出院后逐渐感觉胃腹痞满——这里，我们就事论事的来分析表

黑锡丹，升降阴阳，坠痰定喘。用于真元亏惫，上盛下虚，痰壅气喘，胸腹冷痛之证。

厚朴生姜半夏甘草人参汤是由方中出现的四味药组成，主治汗后腹胀满之证。

腹满胀,分三种: 一种是虚胀,特征为腹满时减、喜温喜按,得温得按则减轻,治用理中汤类温中散寒;一种是实胀,特征为腹满不减,减不足言,按之痛,治用承气汤类通泻里实;一种是厚朴生姜半夏甘草人参汤证,证属虚中夹实,腹胀满一般多表现为上午轻,下午重,傍晚尤重,但胀满发作的时候不喜温按,属虚实夹杂。

治疗虚证,应用慢火炖肉法。

象。痞,为气滞;满,为有物堵塞。

嗳气频作——胃中气滞之后,浊气就近外排,从食道外出所致。

大便不畅——不畅,有两种情况,一种是气虚之后,外推之力减弱所致,另一种是大便秘结,体内的气推不动所致。

虽少食多餐以流质软食为主,亦感痞满不饥——从这里来看,手术后的恢复真不怎么样。

病情日见明显——疾病还在不停地发展。

脉象细弱——细,气血不足可以导致,湿也可以导致;弱,气血不足所致。

舌白润——白,主寒;润,主湿。由此可见,胃中的"满"和脉的细都是因"湿"所致。

病者虽属手术之后腹胀满,但与《伤寒论》(发汗后,腹胀满)对照,病因虽不同,而病证相同,故用厚朴生姜半夏甘草人参汤加味论治——照本"宣科",有时候也不错。

党参12克,法半夏9克,枳壳6克,厚朴9克,炙甘草6克,佛手片9克,广木香6克,生姜片3克——党参和炙甘草补气,半夏除湿,枳壳、厚朴、佛手、木香理气,生姜散寒,全方共用,补气除湿,理气散寒,甚对病机。

5剂后,自觉气往下行,腹胀、嗳气大减——效果很好。

继服至20余剂,每隔1～2日服1剂,治疗2个多月后一切正常。1年后腹胀未发作,消化良好,体略发胖——一口吃不了个胖子,对于虚证的治疗,要用文火炖肉法。

〔**读后感悟**〕

中医是讲理的医学,中医辨证,更要有理可推。这个病案中的记述,搬抄《伤寒论》中的方剂,也算对症,不过,更多时候,方是死的,人是活的,我们要根据患者的不同情况对方剂做出不同的调整,做到"有方有药"。

汗后心悸欲按:桂枝甘草汤

案 林某,男,39岁。1960年8月10日门诊。自诉:心悸而痛喜按,多天来服许多止痛药均罔效，大小便正常，时有自汗出。诊其六脉缓软，苔白滑。断为虚痛。用桂枝甘草汤（桂枝 18 克，甘草 9 克）顿服，服后痛即消失。[福建中医药，1964:（5）]

〔**病案解析**〕

林某，男，39 岁。1960 年 8 月 10 日门诊——介绍患者的一般情况和就诊的时间。

自诉：心悸而痛喜按——心悸，通俗地说，就是心慌，能导致这个表象出现的原因很多，我们看看后面的情况之后再说；疼痛的发生机制有三种，不通则痛、不营则通和不松则痛，到底是哪一种，这个也需要后面的辨证来说明；喜按，说明是虚证。

多天来服许多止痛药均罔效——只能说药不对症。

大小便正常——还没有伤害到此。

时有自汗出——人体之中，只有气具有自主运动性，其余所有的物质都是随着气的运动而运行的，汗的外出也不例外。不正常的出汗，直接诊断结果就是气虚。

诊其六脉缓软——缓，气血不足可致，湿也可导致；软，气虚所致。

苔白滑——白，主寒；滑，主湿。

断为虚痛——这是对的，不过，诊断不全面，也太简洁。从上面的诊断，这个患者为寒湿内滞，气血不足。上面的心悸，寒湿内阻可导致，气血不足也可导致，因为前面是"喜按"，故而，以气血不足为重，寒湿内滞为轻。

用桂枝甘草汤（桂枝 18 克，甘草 9 克）顿服，服后痛即消失——这里，桂枝散寒，温通血脉，甘草补气，也应该算正治，不过，如果应用生甘草的话，可不是很好，因为这个病的病因为寒，所以，以炙甘草为宜（处方没有写明炙甘草的，一般都是生甘草）。

〔**读后感悟**〕

中医可以简单，但不能太简单，这个患者的病情，也不算重，但是，诊断却是太简单，由于诊断的简单，故而，治疗也就很简单，当然，也是"简单"的收效。如果再加用补气血和散寒除湿的药物，效

桂枝甘草汤，由桂枝、炙甘草组成，主治发汗过多，其人叉手自冒，心下悸，欲得按者。

果应该更好。

发汗太过而烦躁者：桂枝甘草龙骨牡蛎汤

刘渡舟医案 宋先生与余同住一院，时常交谈中医学术。一日，宋忽病心悸，悸甚而神不宁，坐立不安，乃邀余诊。其脉弦缓，按之无力。其舌淡而苔白。余曰：病因夜作耗神，心气虚而神不敛之所致。乃书：桂枝9克，炙甘草9克，龙骨12克，牡蛎12克。

凡3剂而病愈。（新编伤寒论类方.1984：29）

〔**病案解析**〕

宋先生与余同住一院，时常交谈中医学术——介绍一般情况。

一日，宋忽病心悸——一般来说，突然发病，病多实，缓慢发病，病多虚。

悸甚而神不宁，坐立不安，乃邀余诊——心悸的原因很多。

其脉弦缓——弦，主气滞；缓，气虚不足可以导致，湿也可导致。

按之无力——气血不足所致。

其舌淡而苔白——淡，主虚；白，主寒。由此可知，这个患者虽然发病突然，但仍然以虚为主，气血不足，导致心悸，血不养神，出现"神不宁，坐立不安"。

余曰：病因夜作耗神，心气虚而神不敛之所致——这是病案中的分析。

乃书：桂枝9克，炙甘草9克，龙骨12克，牡蛎12克——桂枝温通血脉而散寒；炙甘草补气，龙骨和牡蛎安神敛气，全方共用，补气散寒，安神敛气，也算正治。

凡3剂而病愈——看来效果不错。

〔**读后感悟**〕

从这个病案中记述的表象分析得出，此为气血不足为主，寒湿内阻为辅，其"神不宁"是由于血不养神所致，治病求本，用当归补血汤加味，关于牡蛎，《本草经疏》中谈到："凡病虚而多热者宜用，虚而有寒者忌之。"

桂枝甘草龙骨牡蛎汤，就是由方中的四味药组成，《伤寒论》原文：火逆下之、因烧针烦燥者、桂枝甘草龙骨牡蛎汤主之。《金匮要略》原文：夫失精家少腹弦急，阴头寒，目眩，发落，脉极虚芤迟，为清谷，亡血，失精。脉得诸芤动微紧，男子失精，女子梦交，桂枝加龙骨牡蛎汤主之。

（二）下不得法

下后微喘：桂枝加厚朴杏子汤

案 陶某，女，61岁。咳喘十余年，时发时愈。咯出白黏痰，多咳即喘，夜难平卧，容易汗出，纳少神疲，腰痛酸楚，舌质淡青，舌苔薄腻，脉象细滑。痰饮恋肺，感邪即发，肺失肃降。治拟桂枝加厚朴杏仁汤加味：桂枝4.5克，生甘草4.5克，厚朴3克，杏仁6克，苏子9克，炙紫菀15克，陈皮6克，前胡6克，淮小麦15克。3剂喘减轻，痰黏不易咯出，渐能平卧，汗亦渐止，腰酸足麻，纳食略减，舌质淡，脉细，仍用原方去厚朴。随访，据述停药后咳喘已愈，半月来未发作。(《黄文东医案》)

桂枝加厚朴杏子汤，就是桂枝汤加厚朴、杏仁。具有解肌发表、降气平喘之效。主治宿有喘病，又感风寒而见桂枝汤证者；或风寒表证误用下剂后，表证未解而微喘者。

〔**病案解析**〕

陶某，女，61岁——介绍患者的一般情况。

咳喘十余年，时发时愈——病程很长。

咯出白黏痰——痰色白属寒，黏，为患病时间长之后，痰堵气机，产生郁结之火所致。

多咳即喘，夜难平卧——肺主排气，肾主纳气，喘，应与肺肾两脏有直接关系。

容易汗出——气虚所致，因为气对津液有固摄作用。

纳少神疲——气虚所致。这里要说的是饮食物的进入靠的也是气，因为人体之中只有气具有自主运动性，其他所有的物质都是随着气的运动而运行的。

腰痛酸楚——腰为肾之府。结合前面的病程很长，久病及肾，故而这是肾虚所致。

舌质淡青——淡，主虚；青，主血瘀。

舌苔薄腻——腻，为湿邪所致。

脉象细滑——细，气血不足可导致，痰湿也可以导致；滑，这里主痰湿。从上可知，这是气虚痰滞，寒邪伤人所致。

痰饮恋肺，感邪即发，肺失肃降——这是病案中的诊断。

治拟桂枝加厚朴杏仁汤加味：桂枝4.5克，生甘草4.5克，厚朴3

克，杏仁6克，苏子9克，炙紫菀15克，陈皮6克，前胡6克，淮小麦15克——这里，用桂枝散寒，甘草补气，厚朴、苏子、紫菀、前胡平喘，陈皮祛痰，淮小麦止汗。

3剂喘减轻，痰黏不易咯出，渐能平卧，汗亦渐止，腰酸足麻，纳食略减，舌质淡，脉细，仍用原方去厚朴。随访，据述停药后咳喘已愈，半月来未发作——这是这个病案中的记述。

〔读后感悟〕

中医上有句话，叫作"外不治癣，内不治喘"，就说很多人为了自己的名声，在皮肤外科的疾病中，不治癣，特别是牛皮癣之类的病证，内科疾病中，不治疗哮喘病证。从另一角度来说，喘，很难治。而这个病证，三付药减轻了症状，后面去掉厚朴后又用了多长时间不知道，总之是"据述停药后咳喘已愈"，说真的，从这么长的病程来看，治好不容易，从这个病案的具体分析来看，扶正之品太少，故而，治好也不容易。还有，既然有肾虚的情况存在，而治疗处方中并没有补肾的药物，虽然说"进攻就是最好的防守"祛邪之后，旧的去，新的来，正也能得到补益，可是采用这个治法来扶正，终归有点太慢。

下后喘而汗出：葛根黄芩黄连汤

案 于某，女，16岁，学生。经常感冒，每感冒体温总达39℃～40℃，前次感冒发热，余用凉膈散治愈。昨又患痢，赤多白少，里急后重，日夜无度，候诊间，竟如厕3次。但热（39℃）不寒，面颊红赤，口干口苦，不欲水饮，心下满闷。见食生厌，舌质红，苔薄黄，脉象滑数。

观其脉症，此湿热壅盛，表里俱热证也。治当表里双解，以祛其邪。拟葛根黄芩黄连汤加味：

葛根30克，黄芩10克，黄连10克，白芍15克，大黄10克，甘草6克，当归10克，木香6克，2剂。

二诊：服药当晚，体温降至37.1℃，下痢日减至3～4次，仍有脓血，里急后重轻，胃纳已醒。舌苔黄腻，脉滑略数。

葛根黄芩黄连汤，由方中的三味药加甘草组成，主治外感表证未解，热邪入里，身热，下利臭秽，肛门有灼热感，心下痞，胸脘烦热，喘而汗出，口干而渴，苔黄，脉数。

此表证已解，里邪未净。拟黄芩汤加味：

黄芩 10 克，白芍 30 克，甘草 6 克，黄连 10 克，川军 10 克，槟榔 10 克，木香 6 克，当归 10 克，2 剂。

三诊：大便日行 2～3 次，无脓血，其他无不适，惟困倦而已，舌苔薄黄，脉沉滑。原方减川军。3 剂。(《临证实验录》)

〔**病案解析**〕

于某，女，16 岁，学生——介绍患者的一般情况。

经常感冒——邪之所凑，其气必虚。由此说明该患者体质素弱。

每感冒体温总达 39℃～40℃，前次感冒发热，余用凉膈散治愈——凉膈散是由大黄、芒硝、甘草、栀子、荷叶、黄芩和连翘组成，具有凉膈泄热之功。

昨又患痢——痢疾，是一个病名。古称肠澼、滞下。为急性肠道传染病之一。临床以发热、腹痛、里急后重、大便脓血为主要症状。若感染疫毒，则发病急剧，伴突然高热，神昏、惊厥者，为疫毒痢。痢疾初起，先见腹痛，继而下痢，日夜数次至数十次不等。多发于夏秋季节，由湿热之邪，内伤脾胃，致脾失健运，胃失消导，更挟积滞，酝酿肠道而成。

赤多白少——赤，说明有出血情况；白，为痰湿。

里急后重——里急，形容大便在腹内急迫，窘迫急痛，欲解下为爽；后重，形容大便至肛门，有重滞欲下而不下之感。

日夜无度，候诊间，竟如厕 3 次——说明病情较重。

但热（39℃）不寒，面颊红赤，口干口苦，——这些都是因火所致。

不欲水饮，心下满闷——说明有物堵塞所致。旧的不去，新的不来，胃肠道有物堵塞，自然"不欲水饮，心下满闷"。

见食生厌——肠道不通畅，饮食不能正常进入所致。

舌质红，苔薄黄——火热所致。从脉象来看，体内有湿，可这个患者却表现出的舌苔是薄的，为什么不是厚的？这是因为热灼津液的缘故。

脉象滑数——滑，主痰湿；数，主热。

观其脉症，此湿热壅盛，表里俱热证也。治当表里双解，以祛其

不欲水饮，说明要么身体正常，不想喝水，要么身体不正常，体内有物（血瘀、痰湿等）占位，进入的水没地方存。

邪。拟葛根黄芩黄连汤加味——这是病案中的记述。

葛根30克，黄芩10克，黄连10克，白芍15克，大黄10克，甘草6克，当归10克，木香6克，2剂——葛根清散里热，黄芩、黄连燥湿除热，生甘草解毒清热，加用白芍滋阴退热，大黄通腑泻热，当归养血润肠通便，木香理气消食，全方共用，既治疗病之根本，也治疗病之表象。

二诊：服药当晚，体温降至37.1℃，下痢日减至3～4次，仍有脓血，里急后重轻，胃纳已醒。舌苔黄腻，脉滑略数——说明湿热之邪还未清理干净。

此表证已解，里邪未净。拟黄芩汤加味——效不更方，继用。

黄芩10克，白芍30克，甘草6克，黄连10克，川军10克，槟榔10克，木香6克，当归10克，2剂——由于体温已经下降，故而去掉清散的葛根；由于胃肠道的症状还是比较明显，故而又加用通腑的槟榔来治疗（这里的川军就是上面的大黄）。

三诊：大便日行2～3次，无脓血，其他无不适，惟困倦而已，舌苔薄黄，脉沉滑。原方减川军。3剂——祛邪，中病即止，以防伤正，故而，这里就去掉了泻下作用较强的大黄。

〔 **读后感悟** 〕

张仲景虽然是先用葛根芩连汤来治疗使用下法后导致喘而汗出的方剂，不过后世之人更多的用其来治疗痢疾病症。

通过这则病案，我们知道两点：

（1）做到有方有药。就是说我们开的药方，既符合辨证、理法的要求，又有前人有效方剂的借鉴或是按照方剂组织的原则，根据理、法的要求组成了方剂，选用了比较恰当的药物，药和药之间有着有机的联系，从而达到比较满意的效果。这则病案中记述的处方，就是在选用葛根芩连汤的基础上根据病情的变化而加减不同的药物，从而更好地治疗病证，这就是有方有药。

中病即止很关键。

（2）中病即止，以防矫枉过正而伤正。

下后脉促胸满：桂枝去芍药汤

案 寒热咳嗽，当以辛温治之，桂枝汤去芍加杏仁。(《临证指南医案》)

〔**病案解析**〕

这则病案，表述得很简洁，外感伤寒之后，出现了恶寒发热，本应用桂枝汤来治疗，但考虑到患者又出现了咳嗽，故而，就应该去掉具有收涩之性的白芍而加用具有降气作用的杏仁来止咳。这是"有是证，用是药"的具体应用。

下后脉促胸满兼微寒：桂枝去芍药加附子汤

案 王某，男，36岁。自诉胸中发满，有时憋闷难忍，甚或疼痛。每逢冬季则发作更甚，兼见咳嗽、气短、四肢不温、畏恶风寒等症。脉来弦缓，舌苔色白。参上述脉症，辨为胸阳不振，阴寒上踞，心肺气血不利之证，治当通阳消阴。方用：桂枝9克，生姜9克，炙甘草6克，大枣7枚，附子9克。服5剂，胸满、气短诸症皆愈。(刘渡舟临证验案精选.1996：38)

〔**病案解析**〕

王某，男，36岁——介绍患者的一般情况。

自诉胸中发满——满，为有物堵塞所致。

有时憋闷难忍，甚或疼痛——不通则痛。

每逢冬季则发作更甚——冬季属阴，冬季发作者，为阴病，虚者，补阴；实者，寒则温之，用热药来治疗。

兼见咳嗽——咳嗽，人体自主把胸中的浊气向外排的一种方式。

气短——气虚所致。

四肢不温——气虚所致，因为气有温煦作用。

畏恶风寒等症——有一分恶寒，便有一分表证。外感风寒所致。

脉来弦缓——弦，为气滞，由此可知，胸中发满，为气机郁结所致；缓，为气血不足所致，当然，痰湿也可导致。

舌苔色白——白，主寒。

参上述脉证，辨为胸阳不振，阴寒上踞，心肺气血不利之证，治当通阳消阴——这是病案中的记述。通过上面的分析可知，此患者为外感风寒之后，寒则收引，皮肤腠理收缩，本应从皮肤外排的浊气不能畅排而郁结于胸中，出现诸多表象，治疗应发散风寒；"每逢冬季则发作更甚"是皮肤腠理外排浊气不畅所致，为阴病之实证，故而，宜用热药治疗。

方用：桂枝9克，生姜9克，炙甘草6克，大枣7枚，附子9克。服5剂，胸满、气短诸症皆愈——由于患者有咳嗽这个表象出现，故而，去掉了有收敛之性的白芍。

〔读后感悟〕

辨证论治，讲理就成。效好治愈为准，不分彼此。

我的老师曹东义先生曾就我出版书的事说过，写书，是给别人立靶子，让别人来评说的，也就是说，不同的人看同样的书，犹如不同的人看相同的电影一样，各有各的解读。这个病案的分析，刘渡舟先生是用六经辨证的，而我却是用《三个月学懂中医》中的理论来辨证的，虽然辨证法不同，却"殊途同归"，故而，只要用真正的理论来推理中医，就成，不在乎非得用六经来辨证有关伤寒的病案。

下后下利清谷不止：四逆汤

四逆汤，由附子、甘草、干姜组成，具有回阳救逆之功效。主治心肾阳衰寒厥证。

谢良礼治泄泻案 陈某某，女性，3岁，1973年6月12日就诊。腹痛腹泻，日解十余次，水样便，挟有完谷不化之食物残渣，每次约解300～500毫升左右，食欲减退，口唇干灼，渴欲饮水，水入即吐，精神萎靡，四肢逆冷。体温38.5℃，神志清楚，嗜睡，面色㿠白，口唇青灰而干，眼球凹陷，腹软如舟，腹壁弹力明显减弱，腹中肠鸣。脉沉细而微，指纹沉滞，舌质淡红，舌苔黄腻。

中医辨证：阳虚泄泻。

治则：温补中阳，健脾燥湿。

方拟：四逆汤加味。

药用：明附片2克，炮干姜3克，炙甘草3克，焦白术6克，炒党参10克，炒山药6克，焦山楂10克，炒麦芽6克，伏龙肝20克。

服药 1 剂，泄泻次数顿减，24 小时内解大便一次，量少成糊状，呕吐消失，体温正常，精神转佳。按原方服 2 剂而痊。（江西中医药 .1980，4）

〔**病案解析**〕

陈某某，女性，3 岁，1973 年 6 月 12 日就诊——介绍患者的一般情况。

腹痛腹泻——痛，还是按照不通则痛、不营则通、不松则痛的三个发生机制的判断；腹泻，说明肠道中水液过多，直接诊断就是脾虚津液布散失常所致。

日解十余次，水样便——说明病情较重。

挟有完谷不化之食物残渣，每次约解 300～500 毫升左右——说明食物的消化吸收都受到很大影响。

食欲减退——脾主思，食欲减退，说明脾虚。

口唇干灼——直接诊断是津液不足所致。

渴欲饮水，水入即吐——旧的不去，新的不来。说明体内有实邪阻滞。

精神萎靡——气虚所致。

四肢逆冷——气有温煦作用，气虚到一定程度后，人体就会感觉到寒。由于气虚加寒象就是阳虚，故而，由此可知患者有阳虚的情况存在。

体温 38.5℃——体温有点高。

神志清楚——还没有影响到神志。

嗜睡——能导致嗜睡的原因很多。不过其直接诊断结果却是阳虚，这里的"阳"指的是人体的功能，因为功能属阳，该动的不动却"睡觉"，明显就是"阳"虚。

面色㿠白——气血不足所致。

口唇青灰而干——青灰，为寒所致；干，直接诊断结果就是津液不足。

眼球凹陷——津液不足所致。

腹软如舟，腹壁弹力明显减弱——气虚所致。

腹中肠鸣——水湿所致。

脉沉细而微——沉，主里；细，气血不足可导致，痰湿水饮也可

腹泻，说明肠道中水液过多，直接诊断就是脾虚津液布散失常所致。

"口唇干灼"的直接诊断是津液不足所致。火可以引起，寒亦能导致；痰湿血瘀等实邪可以引起，气血不足等正虚亦能导致。

以导致；微，气虚所致。

指纹沉滞——气血不畅。

舌质淡红——淡红舌，本来是正常的舌质，但出现在这里，我们就需分开来看：淡，主虚；红，主火。此处的火，应是寒湿内蕴日久之后出现的郁火。

舌苔黄腻——黄，主火；腻主湿。这里的火也是郁火。

中医辨证：阳虚泄泻——这是病案中的辨证。从本案的表象可知：气虚之后，津液布散失常，有的地方多，有的地方少，于是便出现了腹泻、口唇发干等病症；气虚日久，出现寒象，比如"四肢逆冷"，这时就为阳虚了；至于舌苔黄腻，此时可不能认为是湿热所致。

治则：温补中阳，健脾燥湿。方拟：四逆汤加味——按阳虚诊治，为治本之法。

药用：明附片 2 克，炮干姜 3 克，炙甘草 3 克，焦白术 6 克，炒党参 10 克，炒山药 6 克，焦山楂 10 克，炒麦芽 6 克，伏龙肝 20 克——附子温阳，干姜温里，炙甘草和党参补气，白术燥湿健脾；山药健脾止泻，山楂和麦芽消食，伏龙肝止泻，全方共用，既温阳补虚，又健脾止泻，标本同治，效果应该不错。

服药 1 剂，泄泻次数顿减，24 小时内解大便一次，量少成糊状，呕吐消失，体温正常，精神转佳。按原方服 2 剂而痊——效果不错。

〔**读后感悟**〕

中医治疗，辨证是关键。这个患者，虽然出现了"舌苔黄腻"但如果我们不明白其发生机制，仅按照以往的经验判断为湿热，则差之毫厘谬以千里，治疗就会完全陷入黑夜里的泥泞中。

下后利不止，心下痞硬：桂枝人参汤

案 谭某某，男，36 岁。患者素患胃痛，反复发作，经胃肠钡餐检查，诊为十二指肠球部溃疡。近月来胃脘隐隐作痛，经常发作，以饭后二三小时及夜间尤痛。右上腹部有明显压痛及痞满感，口淡无味，时泛清水，胃纳欠佳，神疲乏力，大便正常，小便较多，脉迟弱，苔薄白。此为胃虚气寒。治按温中散寒，方用桂枝人参汤：党参 15 克，

（左侧批注）

舌苔黄腻，并不一定是湿热所致，这点，可以看看《百家验案辨证心法》一书，比如"黄腻苔也有属气虚湿阻辨""阳虚胃脘痞闷隐痛饱胀见黄腻苔辨"等。

桂枝人参汤，由桂枝、人参（现多为党参）、白术、干姜、炙甘草组成，具有解表温里、益气消痞之功。

白术 15 克，干姜 9 克，炙甘草 9 克，桂枝 12 克（后下）。3 剂，每日 1 剂。二诊服上药后，胃痛已止，饮食如常。但停药后胃痛又复发，痞闷喜按，小便较多，脉迟细，舌淡，苔薄白。仍照上法治之，拟第一方减桂枝 3 克。服药 3 剂后止痛。以后按上方继续治疗，服到胃痛消失，不再复发。(《老中医经验选》)

〔病案解析〕

谭某某，男，36 岁——介绍患者的一般情况。

患者素患胃痛，反复发作——说明病程较长。

经胃肠钡餐检查，诊为十二指肠球部溃疡——西医检查结果，可以借鉴。

近月来胃脘隐隐作痛——一般来说，隐痛为虚，剧痛为实。

经常发作，以饭后二三小时及夜间尤痛——这个，虚实均可导致。

右上腹部有明显压痛及痞满感——有实邪阻滞。

口淡无味——脾虚所致。

时泛清水——寒。

胃纳欠佳，神疲乏力——气虚所致。

大便正常，小便较多——气虚不固，使得小便较多。这里，与津液的布散没有太多的关系，因为如果是津液布散失常所致，那么，小便多了之后，应该会影响大便异常，但现在大便正常，故而，这点就可以排除。

脉迟弱——迟，主寒；弱，主虚。

苔薄白——薄白苔，说明两点：一是病情较轻；二是正邪抗争或者邪与邪之间博弈之后所致。

此为胃虚气寒——这是病案中的诊断。从上面的表象可知，气虚日久，产生气滞，导致"右上腹部有明显压痛及痞满感"；"时泛清水"主寒，气虚加寒象，为阳虚，故而，补气治本的同时还需温里补阳。

治按温中散寒，方用桂枝人参汤：党参 15 克，白术 15 克，干姜 9 克，炙甘草 9 克，桂枝 12 克（后下）。3 剂，每日 1 剂——方中党参补气，白术补气的同时燥湿，干姜温里补阳，炙甘草补气，桂枝温通血脉，全方合用，温阳补气以治本，燥湿治标。

二诊服上药后，胃痛已止，饮食如常——说明有效。

但停药后胃痛又复发——说明治疗不彻底。

痞闷喜按——喜按，为虚；痞闷，气滞所致。由此可以知道，这是虚胀。

小便较多，脉迟细，舌淡，苔薄白——前已谈过。

仍照上法治之，拟第一方减桂枝3克。服药3剂后止痛。以后按上方继续治疗，服到胃痛消失，不再复发——欲速则不达。

〔读后感悟〕

中医治病，在辨证准确，用药精确的前提下，还讲究一个谋略。比如这个患者，就应徐图缓治。一口吃不了个胖子，针对虚弱之人，应用"慢火炖肉"的原则来收功。

下后心烦腹满：栀子厚朴汤

栀子厚朴汤，由栀子、厚朴、枳实组成，主治：伤寒下后，心烦腹满，卧起不安。

案 曹某某，女，72岁，1995年10月26日初诊，心烦持续2年，近有逐渐加重之势。西医诊断为神经官能症，给服镇静安神药，未见好转，转请中医治疗。刻下心烦，苦不堪言，家人体恤其情，谨慎扶持，亦不能称其心，反遭斥呵。烦躁不宁，焦虑不安，烦急时欲用棍棒捶打胸腹方略觉舒畅。脐部筑动上冲于心。筑则心烦愈重，并有脘腹胀满如物阻塞之感。伴失眠，惊惕不安，呕恶纳呆，大便不调，溺黄。舌尖红，苔腻，脉弦滑。

辨证：火郁胸膈，下迫胃肠。

立法：宣郁清热，下气除满。

处方：栀子14克，枳实10克，厚朴15克。

7剂药后，心烦减半，心胸霍然畅通，性情渐趋平稳安静，夜能寐，食渐增，获此殊效，病家称奇，又自进7剂。

复诊时仍有睡眠多梦，口舌干燥，口苦太息，小便黄赤等热未全解之症。转方用柴芩温胆汤合栀子厚朴汤，清化痰热，治疗月余而病除。（刘渡舟临证验案精选.1996：47）

〔病案解析〕

曹某某，女，72岁，1995年10月26日初诊——介绍患者的一般情况。

心烦持续 2 年，近有逐渐加重之势——病程较长。

西医诊断为神经官能症，给服镇静安神药，未见好转，转请中医治疗——这个就不多说什么了。

刻下心烦，苦不堪言，家人体恤其情，谨慎扶持，亦不能称其心，反遭斥呵——说明心烦的厉害。

烦躁不宁，焦虑不安，烦急时欲用棍棒捶打胸腹方略觉舒畅——喜按为虚，由此可知，这是虚烦。

脐部筑动上冲于心。筑则心烦愈重，并有脘腹胀满如物阻塞之感——这是气滞所致。

伴失眠，惊惕不安——神志出现了异常。

呕恶纳呆——胃中气滞，浊气外出，就近外排，于是便出现了"呕恶"；纳呆，就是食欲不好的意思。

大便不调——这个含义很多，这里就不多说了。

溺黄——黄，为火所致。

舌尖红——有火。

苔腻——水湿所致。

脉弦滑——弦，为气滞；滑，主痰湿。

辨证：火郁胸膈，下迫胃肠——这是病案中的诊断。从上面的表象可知，此患者为本虚标实之证。本虚，指的是气虚；标实，指的是气滞。气有余便是火，气滞日久化火之后，火扰心神，从而出现"心烦，苦不堪言"。

立法：宣郁清热，下气除满——胃肠气滞，是根据就近外排原则，要么用吐法，要么用下法，这里，病案中选择的后者。

处方：栀子 14 克，枳实 10 克，厚朴 15 克——栀子清热，枳实和厚朴下气通滞。

7 剂药后，心烦减半，心胸霍然畅通，性情渐趋平稳安静，夜能寐，食渐增，获此殊效，病家称奇，又自进 7 剂——应用下法之后，胃肠中的气滞减少，故而，效果很好。

复诊时仍有睡眠多梦，口舌干燥，口苦太息，小便黄赤等热未全解之症——这是因气滞之后，气有余便是火，火热之邪所致。

转方用柴芩温胆汤合栀子厚朴场，清化痰热，治疗月余而病

右栏：心烦须分虚实。

除——柴芩温胆汤，其组成是半夏、竹茹、枳实、陈皮、甘草、茯苓、生姜、大枣、柴胡、黄芩，栀子厚朴汤的药物组成是栀子、厚朴和枳实。

〔读后感悟〕

这个病案的治疗，采取的是邪去正安法。由气滞而致的火热之邪引起诸症，下气泻火为正治。如果在这个病案的治疗中加上适当且适量的补气药，应该效果更好。当然，再加用一定量的滋阴养血药，则更加不错，因为血为气之母，补血和津液之后，气有所藏，故而，外出（血和津液）之气减少，胃肠中的浊气亦会减少，扶正祛邪。

因实导致的虚，其治疗原则是"以通为补"。

（三）汗吐下之后

烦躁：茯苓四逆汤

茯苓四逆汤由茯苓、人参、附子、干姜、甘草组成，主治：伤寒，发汗或下后，病仍不解，烦躁者。

案 段某某，素体衰弱，形体消瘦，患病1年余，久治不愈。症见两目欲脱，烦躁欲死，以头冲墙，高声呼烦。家属诉：初起微烦头痛，屡经诊治，均用寒凉清热之剂，多剂无效，病反增剧。面色青黑，精神极疲惫，气喘不足以息，出汗如油而凉，四肢厥逆，脉沉细如绝。拟方如下：茯苓30克，高丽参30克，炮附子30克，炮干姜30克，甘草30克。急煎服之。服后烦躁自止，后减其量，继服10余剂而愈。[中医杂志，1965:(4)]

〔病案解析〕

段某某——介绍患者的一般情况。

素体衰弱，形体消瘦，患病1年余，久治不愈——气血不足且病程较长。

症见两目欲脱——气有固摄作用，这是气虚所致。

烦躁欲死，以头冲墙，高声呼烦——病重。

家属诉：初起微烦头痛——烦，热扰心神可导致，血不养神也可导致；对于头部的疼痛，需从疼痛发生的三个机制来判断。

屡经诊治，均用寒凉清热之剂，多剂无效，病反增剧——前医的教训，可以借鉴。

面色青黑——青为肝所主之色，黑为肾所主之色。

精神极疲惫——气虚之极。

气喘不足以息——喘，与肺和肾有直接的关系：吸多呼少者，肺病；呼多吸少者，肾病。这是因为肺主排气，肾主纳气。

出汗如油而凉——虽然中医上有亡阴和亡阳的出汗鉴别，不过，见到出汗，气虚不固为第一要。

四肢厥逆——气有温煦作用，气虚之后，温煦作用下降所致。这里要注意的是气虚加寒象就是阳虚。

脉沉细如绝——沉，主里；细，气虚不足可以引起，痰湿也可以导致；绝，说明严重的气血不足。从上可知，这是气虚严重而导致的阳虚。

拟方如下：茯苓30克，高丽参30克，炮附子30克，炮干姜30克，甘草30克。急煎服之——茯苓、高丽参、甘草补气，附子和干姜温里补阳，全方共用，补助阳气以治本。

服后烦躁自止，后减其量，继服10余剂而愈——效果不错。

〔读后感悟〕

我们知道烦躁的产生，要么是热扰心神所致，要么就是血不养神所致，这里采用了温补阳气的办法却治好了严重的烦躁不安之证，机制何在？

首先，从这个病症的表象中，我们就可以诊断出阳气不足，故而，温补阳气为正治。

其次，人体之中，气的含量是相对恒定的，当清气不足的时候，浊气的含量就会增加。这个患者，就是明显的气虚不足之后，前医见到烦躁却用寒凉之品更伤气血，于是，清气便更加不足，浊气就更加增多，气有余便是火，火热致烦。

由此，我们也知道了这则病案中记述的面色青黑的出现机制是：由于肾主纳气，现在清气不足，只能说明肾功能下降，肾功能下降，反应在面部则是颜色发黑；肝主疏泄，体内的浊气过多，肝则更多地发挥功能而疏泄，久之，因负担过重而伤，表现在面部的色泽就是青。

中医是讲理的，学习的时候，多问几个为什么，很好！

心下逆满，气上冲胸：茯苓桂枝白术甘草汤

案 陈某某，女，52岁，大便秘结，五六日一行，坚如羊屎，伴有口渴，但又不能饮。自觉有气上冲，头晕，心悸，胸满。每到夜晚随上冲之势加甚，而头目昏眩更甚。周身轻度浮肿，小便短少不利，面部虚浮，目下色青，舌胖质淡，苔则水滑。

辨证：此证属心脾阳虚，水气上乘阳位，水气不化，津液不行，则大便秘结而小便不利。水气上冲，阴来搏阳，故心悸，胸满眩晕。水邪流溢，则面目浮肿。

治法：温通阳气，伐水降冲。

处方：茯苓30克，桂枝10克，白术10克，炙甘草6克。服2剂，头晕、心悸与气冲等症均减，这是水饮得以温化的反映。

二诊：乃于上方更加肉桂3克，助阳以消阴；泽泻12克，利水以行津。服2剂，口干止，大便自下，精神转佳，冲气又有进一步的减轻。

三诊：转方用苓桂术甘汤与真武汤合方……服之3剂，诸症皆除，面色亦转红润，从此获愈。(《伤寒论诠解》)

〔病案解析〕

陈某某，女，52岁——介绍患者的一般情况。

大便秘结，五六日一行，坚如羊屎——直接诊断结果就是肠道中津液不足。由于脾主运化，布散津液，故而，这是脾虚所致。当然，究竟是脾脏本虚还是其他原因导致的脾功能不能正常发挥，这就需结合其他兼症来判断了。

伴有口渴——津液布散失常所致。

但又不能饮——说明体内有实邪存在。

自觉有气上冲，头晕，心悸，胸满——气逆所致。

每到夜晚随上冲之势加甚，而头目昏眩更甚——晚上加重者，为阴病；虚者补阴；实者，抑之。由于阴胜则寒，寒者热之，故而，用温热之品来治疗阴病之实者。

周身轻度浮肿，小便短少不利，面部虚浮——津液布散失常所致。

目下色青——青，为肝所致。

舌胖质淡——胖，为痰湿所致；淡，虚所致。

苔则水滑——主痰湿水饮。

辨证：此证属心脾阳虚，水气上乘阳位，水气不化，津液不行，则大便秘结而小便不利。水气上冲，阴来搏阳，故心悸，胸满眩晕。水邪流溢，则面目浮肿——这是病案中的记述。从上面的表象可知：气虚之后，布散津液的能力下降，导致口和大肠膀胱部位津液不足，而胃、皮肤、面部和舌的津液又过多，出现痰湿水饮；痰湿水饮滞留体内，出现占位，故而虽"口渴但又不能饮"；清气不足，浊气太多，出现上逆；肝主疏泄，当浊气太多的时候，肝的负担加重，久之受伤，于是便出现了"目下色青"。关于治法，则补气以治本，祛痰湿水饮理气降气以治标。

治法：温通阳气，伐水降冲——这是病案中的治法。

处方：茯苓30克，桂枝10克，白术10克，炙甘草6克——茯苓补气祛湿，桂枝温里散气。白术健脾燥湿，炙甘草补气，全方共用，补气治本，祛湿治标。

服2剂，头晕、心悸与气冲等症均减，这是水饮得以温化的反映——效果很好。

二诊：乃于上方更加肉桂3克，助阳以消阴；泽泻12克，利水以行津——病痰饮者，当以温药和之，加用肉桂温阳通脉；泽泻利水除湿。

服2剂，口干止，大便自下，精神转佳，冲气又有进一步的减轻——效果不错。

三诊：转方用苓桂术甘汤与真武汤合方……服之3剂，诸症皆除，面色亦转红润，从此获愈——苓桂术甘汤，是由茯苓、白术、桂枝、甘草组成，具有温阳化饮、健脾利湿的作用；真武汤是由白术、附子、白芍、茯苓、生姜组成，具有温阳利水之功。

〔读后感悟〕

刚从冰箱里取出之物，化冻时可以用凉水，也可以用温水，但绝不可用热开水。中医之理，就是生活之理，故而，对于痰湿的治疗，张仲景就说"病痰饮者，当以温药和之"。

生活当中，不小心把腿碰肿了，24小时（严格来说是48小时）

病痰饮者，当以温药和之。

之后，用热敷的办法可以加快血液循环，促使水肿的吸收。取象比类，对于水饮的治疗，也用温通血脉的桂枝和／或肉桂，也同样可以促使水液的吸收。

心下满微痛，小便不利：桂枝去桂加茯苓白术汤

陈修园医案 嘉庆戊辰，吏部谢芝田先生会亲，患头项强痛，身疼心下满，小便不利。服表药无汗，反烦，六脉洪数。初诊疑为太阳阳明合病。谛思良久，曰：前病在无形之太阳，今病在有形之太阳。但使有形之太阳小便一利，则所有病气俱随无形之经气而汗解矣。用桂枝去桂加茯苓白术汤，一服遂瘥。（长沙方歌括 .1982：76）

〔病案解析〕

嘉庆戊辰——说明患病时间。

吏部谢芝田先生会亲，患头项强痛，身疼心下满，小便不利——说明病因的同时也告诉我们症状：头项强痛，受寒所致；身疼，需要从疼痛发生的三个机制来判断；心下满，为有物堵塞所致；小便不利，要么肺虚排浊不力（肺的功能是排浊，见《三个月学懂中医》），要么是有物堵塞所致。

服表药无汗——要么解表药的力量不足，要么本身就津液亏少，要么就是解表药用的不对。

反烦——烦，为热所致。

六脉洪数——热所致。

初诊疑为太阳阳明合病——病案中的记述。

谛思良久，曰：前病在无形之太阳，今病在有形之太阳。但使有形之太阳小便一利，则所有病气俱随无形之经气而汗解矣——表述诊断思路。

用桂枝去桂加茯苓白术汤——就是桂枝汤去掉桂枝加上茯苓和白术。

一服遂瘥——效果不错。

〔读后感悟〕

根据记述，患者先有"头项强痛，身疼心下满，小便不利"，用

桂枝去桂加茯苓白术汤，就是桂枝汤去桂枝加茯苓、白术。主治服桂枝汤，或下之，仍头项强痛，翕翕发热，无汗，心下满微痛，小便不利者。

药之后，出现"服表药无汗，反烦"，此时，前面的表现有无变化，没有标明，只说"六脉洪数"，而没有言及舌的情况，故而，辨证不是很清。

也许有人说"头项强痛"服用解表药无汗，应该不是表证所致，这点，我不认同，因为应用了什么解表药、采取了什么样的服用方法、解表药的用量是否到位等都是问题。

也许有人说小便不利、心下满，是水气内停之候，这点，我也不认同，因为如果是水气内停，则舌和脉上都应有表现，而现在，只说了一个"脉洪数"，故而，这点，我也是不认可的。

桂枝去桂加茯苓白术汤，《伤寒贯珠集》中谈到：表邪挟饮者，不可攻表，必治其饮而后表可解。桂枝汤去桂加茯苓、白术，则不欲散邪于表，而但逐饮于里，饮去则不特满痛除，而表邪无附，亦自解矣。

下之复发汗，无表证，脉沉微：干姜附子汤

案1　李东垣医案：治一人。恶热目赤，烦渴引饮，脉七八至，按之则散，此无根之火也，与姜附加入人参汤服之愈。

干姜3克、生附子6克（先煎2小时）、人参6克。

〔**病案解析**〕

治一人——介绍患者的一般情况。

恶热目赤——恶热，就是怕热；目赤，就是眼睛发红。从这里可知，患者是体内有热，才出现怕热；热迫血行，出血之后，形成"目赤"。

烦渴引饮——热灼津液，津液不足，虚者补之，于是就出现了大量饮水的现象。

脉七八至——因热所致。

按之则散——说明阴液不足，气无以藏。

此无根之火也——这是病案中的诊断。由此可知，这个患者是虚火旺盛。这时的治疗，治本则滋阴养血以敛气。

与姜附加入人参汤服之愈——虽然治本之法是滋阴养血，但李

干姜附子汤，由干姜和附子组成，主治伤寒下之后，复发汗。昼日烦躁不得眠，夜而安静，不呕不渴；无表证，脉沉微，身无大热者。

东垣的治法却是用干姜和生附子来温里，用人参补气养阴，效果同样很好。

干姜3克、生附子6克（先煎2小时）、人参6克——这是处方。

〔**读后感悟**〕

读完这个病案，我有些不解，因为人参的应用为正治，但干姜和附子的应用，想不通。有人说这里"惟脉数七八至，按之则散，乃假热真寒之象，故用姜附回阳"，仔细想想，气和血（津液）的其中一个关系是血（津液）为气之母，也就说血（津液）有保藏气的作用，一旦血（津液）减少，则气无以藏，出于血（津液）而乱跑，于是可出现脉的"按之则散"。翻开由邓铁涛主编、上海科学技术出版社出版，1993年10月第13次印刷的《中医诊断学》第83页，我们看到"真寒假热：是内有真寒而外见假热的证候。其产生机制，是由于阴寒内盛，格阳于外，阴阳寒热格拒而成，又称'阴胜格阳'。其临床表现为身热，面红，口渴，脉大，似属热证，但身热反欲盖衣被，口渴喜热饮，饮亦不多，脉大无力，并且还可见到四肢厥冷，下利清谷，小便清长，舌淡苔白等一派寒象"。由此可知，虽然这里的"脉大"和病案中有相合之处，但病案中的"烦渴引饮"和这里的"饮亦不多"却不相符。而且，散，是没有约束、不集中的意思，"脉按之则散"的意思就是脉没有约束力，也即脉的固摄力下降，因为气有固摄作用，血有藏气的作用，故而，这是血（津液）弱气虚所致的。由此也可以知道，这里应用人参为正治。如果用生脉饮（散）来治疗，是否更为对证？

不管是看谁的医案，学习中思考，思考中学习，这样，会提高很快。

案2 许叔微医案：治一妇人。得伤寒数日，咽干烦躁，脉弦细，医者汗之，其始衄血，继而脐中出血，医者惊骇而遁。予曰：少阴病，强汗之所致也。盖少阴不当发汗，仲景云："少阴强发汗，必动血，未知从何道而出，或从口出，或从耳目出，是为下厥上竭，此为难治。"仲景云无治法，无药方，余投以姜附汤，数服血止，后得微汗愈。

炮干姜3克、生附子6克（先煎2小时）。

〔**病案解析**〕

治一妇人——介绍患者的一般情况。

得伤寒数日——这里的"伤寒"为外感风寒之意。

咽干烦躁——咽干，说明津液不足，热灼津液可以导致，脾虚津液布散失常也可导致；烦躁，热扰心神可致，血不养神也可以导致。

脉弦细——弦，虽然疼痛可以导致，但患者的表现没有疼痛，故而，这应是气滞所致；细，气血不足可以导致，湿邪阻滞经脉也可以导致。

医者汗之——患者虽因外感而患病，但"时位之移人也"，我们不能刻舟求剑的想当然的来治病。

其始衄血，继而脐中出血，医者惊骇而遁——这就是用药后出现了变证。如果放现在，这就是医疗事故。这里有个问题，就是发汗后为什么会出现出血的情况？简单地来说，汗血同源，前面已经出现了脉之"细"，加上咽干烦躁，则说明是血虚津液不足，且出现了热，故而，再用发汗法来治疗，汗液不足，血来补充，故而，就出现了"血溢"的情况；用推理法来谈的话，患者本身就津液不足，血虚，再用温热药来发汗，使得体内的热更多，且发汗药为动药，故而，热药鼓动血行，加上气的不足，固摄无力，故而，出现"血溢"。

予曰：少阴病，强汗之所致也。盖少阴不当发汗，仲景云："少阴强发汗，必动血，未知从何道而出，或从口出，或从耳目出，是为下厥上竭，此为难治。"——这是根据《伤寒论》而来的话语。

仲景云无治法，无药方，余投以姜附汤，数服血止，后得微汗愈——看来效果不错。

炮干姜3克、生附子6克（先煎2小时）——这是处方。

〔**读后感悟**〕

经方的运用，只要对证，更多时候是效如桴鼓，但用得不好，则必然出现变证。这则病案的误用汗法治疗，就出现了血溢变证。

在《伤寒论》中谈到"伤寒，脉浮紧，不发汗，因致衄者，麻黄汤主之"，现在，是误用发汗治疗之后导致的衄血病证，显然麻黄汤是不能用的，因内热较甚，气血津液明显不足，故而，补气养血滋阴，消除内热为正治，这则病案的治疗，选用了姜附汤，且言"数服血止，后得微汗愈"，说真的，我想不明白。也许是根据"脉弦细"（说明气血不足为主，而热象表现不明显）来用药的。

张仲景在《伤寒论》中谈到"下之后，复发汗，昼日烦躁不得眠，夜而安静，不呕、不渴、无表证，脉沉微，身无大热者，干姜附子汤主之"，因为白天属阳，晚上属阴，现在"昼日烦躁不得眠"，"夜而安静"，为阳病，且"脉沉微"主虚，由于没有他证，故而，这是典型的阳虚，张仲景用干姜和附子温里补阳，为正治。在《宋·太平惠民和剂局方》中谈到"姜附汤"，其处方是干姜一两，附子（生，去皮、脐，细切）一枚；其功能主治是治伤寒已经转下，又曾发汗，内外俱虚，邪气未解，表证不见，身无大热，昼日烦躁，不得眠睡，夜即安静，不呕不渴，脉候沉微者，宜服之。又治暴中风冷，久积痰水，心腹冷痛，霍乱转筋，一切虚寒，并皆治之。由此可知，阳虚时才用到姜附汤，而这个病证，从症状上来看，为气血虚弱，津液不足，且有内热，从脉象来看，为里证气血不足所致。故而，治疗时补气滋阴养血消除内热为正治，也许是看到里证脉象无热故用姜附汤的缘故。

这里，我再粘贴一下蓼笙的注解，以供参考：本案为少阴强汗出血证。少阴病为气血两亏证，如不辨证而强汗之，阳虚之体必亡阳，阴虚之体必伤阴。患者得伤寒数日，咽干烦躁，脉弦细，前医认为三阳表证而汗之，此误也。此案始则衄血，继则脐中出血，为误汗阳气益虚，阳不固阴所致，故用姜附汤回阳，阳能固则阴血自止。《伤寒论》中，每有不治难治之症，许氏精伤寒，往往能治，所谓不治，原非定论。本案仲景谓为难治，故无治法，亦无药方，许氏投以姜附汤而愈，可补伤寒治法之不逮。

案 3 李肇悻医案：李某某，男，40 岁，1986 年 4 月 16 日就诊。6 天前患风寒感冒，经治诸症悉减，但遗留咽痛，曾口服红霉素及肌注青霉素，咽痛不但不减，反而加重，甚至不能进食及讲话。刻见面色苍白，身冷恶寒，口淡不渴，不思饮食，微有咳嗽，咳吐少许白色痰液。查咽峡部不红不肿，扁桃腺不大，咽后壁无滤泡增生。舌淡苔白，脉沉紧。证属阳虚外感寒邪，滞结于咽部所致。法当温阳散寒，投干姜附子汤为治。

干姜附子汤，治伤寒已经转下，又曾发汗，内外俱虚，邪气未解，表证不见，身无大热，昼日烦躁，不得眠睡，夜即安静，不呕不渴，脉候沉微者，宜服之。又治暴中风冷，久积痰水，心腹冷痛，霍乱转筋，一切虚寒，并皆治之。

处方：熟附子 15 克，干姜 l0 克，2 剂，久煎频服。药后咽痛大减，已能进食、言谈。嘱其将原药服完，遂告痊愈，随访至今未复发。
[新中医.1987，2,（3）：43]

〔**病案解析**〕

李某某，男,40 岁,1986 年 4 月 16 日就诊——介绍患者一般情况。

6 天前患风寒感冒——说明发病时间及原因。

经治诸症悉减，但遗留咽痛，曾口服红霉素及肌注青霉素，咽痛不但不减，反而加重，甚至不能进食及讲话——说明就诊过程及结果。

刻见面色苍白——气血不足所致。

身冷恶寒——气有温煦作用，气不足则温煦作用下降，故而身冷；有一分恶寒便有一分表证，此处有“恶寒”存在，说明表证未除。

口淡不渴——说明虽然“感寒”有 6 天，但仍未“化热”。

不思饮食——脾主思，患病伤脾，脾虚之后，出现“不思饮食”。

微有咳嗽——说明外感不甚。如果感寒严重，则本应从皮肤外排的浊气就会更多的滞留体内，在胸中以呼吸的形式从口鼻外排。由上可知，患者已经出现了气虚不足的情况，此时机体正常的排浊功能已经下降，但浊气必排，一过性的从鼻排浊，就会出现喷嚏；一过性的从口排浊，就会出现咳嗽。现在患者出现“微咳”，就只能说明外感不是很严重。

咳吐少许白色痰液——说明有“寒”。

查咽峡部不红不肿，扁桃腺不大，咽后壁无滤泡增生——西医的知识，可以了解。

舌淡苔白——淡主虚，白主寒。

脉沉紧——沉主里，紧主寒。

证属阳虚外感寒邪，滞结于咽部所致。法当温阳散寒，投干姜附子汤为治——这是病案中的诊治结果。

处方：熟附子 15 克，干姜 10 克，2 剂，久煎频服——附子干姜相须为用，温里散寒，效果显著；久煎，不但是为了消除附子的毒性，更主要的是“慢火炖肉”的让药物的有效成分更好的析出；频服，让药力持久。

药后咽痛大减，已能进食、言谈。嘱其将原药服完，遂告痊愈，有余之气的来源，一般有两种，一种是血（津液）不足，不能很好地保藏气，使得气外出（血或津液）而成，另一种是清气被大量消耗，产生的浊气过多所致。

随访至今未复发——效果不错。

〔读后感悟〕

这则病案，应用干姜附子汤是正治。虽然从症状上来看，外寒还没有完全解除，不过，从脉上来看，是里寒严重，故而，应用附子干姜温里散寒，修复脉象；里寒解除，体内温热，寒凝热散，随着体内的温热增加，外散之后，也能解除外寒。

这里有一个问题，就是从症状上来看有气虚的情况存在，但在做治疗的时候，没有补气，但却病愈，为何？

原因很简单，阳虚是气虚加寒象，补阳，就是在消除寒象的同时补气。阳虚消失，就表示气虚得补。

（四）误用寒凉之品，引寒入里化热或汗吐下之后伤阴产热

外寒未解，内有郁热：葛根芩连汤

葛根芩连汤，由葛根、黄芩、黄连、甘草组成。具有解表清里之功效。主治协热下利。

张志民医案　陈某某，男，5岁。昨晚发烧，今晨未退次，拉稀2次，有黏液，嗜睡，抽搐昏迷，舌苔微黄，脉沉数。系胃肠症状，病属在里。经西医诊断为急性胃肠炎。与葛根芩连汤。经服3剂，病愈。[江西中医药 1963,（8）：21]

〔病案解析〕

陈某某，男，5岁——介绍患者的一般情况。

昨晚发烧，今晨未退次——说明发病时间和症状。

拉稀2次——直接诊断就是肠道中的津液过多，为脾虚布散失常所致。

大便中的黏液，属于中医上"痰湿"的范畴。

有黏液——属于中医上的"痰湿"。

嗜睡——可以结合其他兼症来辨证之。

抽搐昏迷——抽搐，为风所致，热极可以生风，血虚也可以生风；昏迷，神志活动受到影响，说明病情较重。

抽搐，为风所致，热极可以生风，血虚也可以生风。

舌苔微黄——黄，主火。

脉沉数——沉，主里；数，主热。

系胃肠症状，病属在里——这是病案中的诊断。

经西医诊断为急性胃肠炎——西医的诊断，可以借鉴。

与葛根芩连汤——葛根芩连汤，是由葛根、黄芩、黄连和炙甘草组成，是表里双解之剂。

经服3剂，病愈——效果不错。

〔读后感悟〕

一般来说，突然发病，更多的是实邪致病。这则病案中出现的发热，因是晚上出现，故而，属于阴病，要么是积食所致，要么是外寒所致（虽然血瘀和痰湿也属于阴邪，也可以导致发热，但当血瘀和痰湿能导致发热时，其程度已经很严重，这时，患者必然有血瘀和痰湿所致的表象，比如疼、沉等，而且后面的舌和脉也没有谈到这两点，故而，可以排除之），这是由于"积食"和"寒"都属于阴的缘故。从后面的脉来看，"沉"主里，故而，可以排除外寒所致；由此可以知道，这是积食所致，积食产生郁热，故而，舌苔微黄；脾主运化，不但能把饮食物中的营养物质和水液运送到脉中而转化成血，而且，还能布散津液。对于积食之现象，脾的运化能增强，其布散津液的功能就下降，这样，使得部分津液停滞肠道，引起泄泻；当然，严重的积食之后，脾过多的发挥功能日久，则脾受伤而功能下降，就如一个人长久超负荷的劳动后伤身体一样，脾功能下降，布散津液的功能失常，如果津液停滞肠道，也可以出现泄泻；患者出现的黏液，是脾虚生痰所致，因为脾为生痰之源，准确地说，是脾虚之后，津液停滞，加上热灼凝炼，故而出现"黏液"；积食停滞，饮食不化，血充不足，不能养神，故而出现神志症状；血不养筋，虚而生风，故而出现抽搐。治疗时消食导滞为本，泄热为标。这个病案中用的葛根、黄芩、黄连均为清热之品，可以消除火热之邪，炙甘草补气健脾，虽没有消食导滞，但却起到扶正祛邪的作用而使病愈。

条条道路通罗马，能治好病就成。

治病，必须明理。在知其所以然之后，才能更好地借鉴并灵活运用。

外寒缓解，内有郁热：栀子豉汤、栀子生姜豉汤、白虎加人参汤

心中懊侬，虚烦不得眠：栀子豉汤

案 袁某，男，24岁。患伤寒恶寒，发热，头痛，无汗，予麻黄

栀子豉汤由栀子、淡豆豉组成，主治发汗吐下后，余热郁于胸膈，身热懊憹，虚烦不得眠，胸脘痞闷，按之软而不痛，嘈杂似饥，但不欲食，舌质红，苔微黄，脉数。

汤一剂，不增减药味，服后汗出即瘥。历大半日许，患者即感心烦，渐渐增剧，自言心中似有万虑纠缠，意难摒弃，有时闷乱不堪，神若无主，辗转床褥，不得安眠，其妻仓皇，恐生恶变，乃复迎余，同往诊视。见其神情急躁，面容怫郁。脉微浮带数，两寸尤显，舌尖红，苔白，身无寒热，以手按其胸腹，柔软而无所苦，询其病情，曰：心乱如麻，言难表述。余曰无妨，此余热扰乱心神之候。乃书栀子豉汤一剂：栀子9克，淡豆豉9克。先煎栀子，后纳豆豉。

一服烦稍安，再服病若失。（湖北中医医案选集·第一辑.1978：18）

〔病案解析〕

袁某，男，24岁——介绍患者的一般情况。

患伤寒恶寒，发热，头痛，无汗，予麻黄汤一剂——从前面的表象可知，麻黄汤非常对证。

不增减药味，服后汗出即瘥——效果不错。

历大半日许，患者即感心烦，渐渐增剧——说明体内有热。气有余便是火，火热同义，只不过是程度有所不同。有余之气的来源，一般有两种，一种是血（津液）不足，不能很好地保藏气，使得气外出（血或津液）而成，另一种是清气被大量消耗，产生的浊气过多所致。

有余之气的来源，一般有两种，一种是血（津液）不足，不能很好地保藏气，使得气外出（血或津液）而成，另一种是清气被大量消耗，产生的浊气过多所致。

自言心中似有万虑纠缠，意难摒弃，有时闷乱不堪，神若无主，辗转床褥，不得安眠——由此可知，这是血虚不能养神所致。从这里也可以知道，是应用麻黄汤后发汗太过，汗血同源，血虚之后，气不能保藏，外出而出现"有余之气"，产生热象；血虚不能养神，故而出现"神若无主"。当然，也可以是热扰心神所致。

其妻仓皇，恐生恶变，乃复迎余，同往诊视——这个就不多说什么了。

见其神情急躁，面容怫郁——这是肝气不疏的表现。急躁，肝气郁结；面容怫郁，肝气不疏。体内有余之气过多，伤肝之后，疏通功能下降所致。

脉微浮带数，两寸尤显——脉轻微的有点浮，说明两点，一点是有表证存在，另一种是热邪外出所致；数，为热之意。由此可知，这是火热之邪从外而散时的脉象。

舌尖红——尖，通常有两种含义，一种表示心肺，一种表示上焦。这里的"红"，表示有热邪存在。

苔白——白，主寒。

身无寒热，以手按其胸腹，柔软而无所苦——表示没有其他的不适。

询其病情，曰：心乱如麻，言难表述——热邪郁里所致。

余曰无妨，此余热扰乱心神之候。乃书栀子豉汤一剂：栀子9克，淡豆豉9克。先煎栀子，后纳豆豉——以栀子散热，淡豆豉除烦。标本同治。

一服烦稍安，再服病若失——效果不错。

〔读后感悟〕

这则病案，从前面的分析可知，此为发汗太过，导致血和津液不足，然后出现了发热，从而导致"心乱如麻，言难表述"的表象出现。急则治其标，此时的治疗，清热为急。由于烦是热所致，故而对于热和烦而言，热为本，烦为标，用栀子和淡豆豉做治疗，栀子清热为本，淡豆豉除烦为标，所以，在上面的病案分析中，我就用了"标本同治"一词。

这个病证，用栀子豉汤后，虽然热清烦除，但是，还应该再用滋阴养血的药物来扶正，以防死灰复燃则更好。

最后再说一点，就是舌尖红舌苔白，由于患者有发热的情况存在，故而，舌尖红为病态下的正常表现，但舌苔白却主寒，这里就表明两层意思，一是没有外热，也就是患者出现的热不是外热所致，即不是外感风热所致，否则，舌苔会出现黄色，这里先不管舌苔的薄和厚；另一层意思是内热不甚且发病时间不长。如果内热严重或者病程很长的话，则舌苔必然出现黄色，这里也先不说干黄或者黄腻。

呕：栀子生姜豉汤

案 郑某，胃脘痛。医治之，痛不减，反增大便秘结，胸中满闷不舒，懊憹欲吐，辗转难卧，食少神疲，历七八日。按其脉沉弦而滑，验其舌黄腻而浊，检其方多桂附香砂之属。此本系宿食为患，初只需

栀子生姜豉汤，是栀子豉汤加生姜组成，主治栀子豉汤证兼见呕吐者。

消导之品，或可痊愈，今延多日，酿成夹食致虚，补之固不可，下之亦不宜，乃针对心中懊侬、欲吐二症，投以栀子生姜豉汤：生栀子9克，生姜9克，香豆豉15克。分温作两服，翌日，病家来谢称，服药尽剂后，未发生呕吐，诸症均愈，昨夜安然入睡，今晨大便已下，并能进食少许。(《伤寒论汇要分析》)

〔**病案解析**〕

郑某——介绍患者的一本情况。

胃脘痛——告诉了我们病位和症状。

医治之，痛不减——也许是没有辨证论治的缘故。

反增大便秘结——直接诊断结果就是肠道中的津液减少，为脾虚布散津液失常所致。

胸中满闷不舒——说明胸中有"物"堵塞。这里，可以用排除法来辨证，因为堵塞之物属于中医上实邪的范畴，而实邪，只有四种，气滞、血瘀、痰湿水饮和积滞（积滞也只有四种，积食、结石、虫积和肠滞），胸中发病，可以排除积滞这种实邪。

懊侬——为心烦之意。血不养神可致，热扰心神也可导致。

欲吐——说明胃中有郁结之气存在，根据就近外排的原则，郁结之气从口外出，轻者"欲吐"，重者呃逆嗳气。夹带胃中之物外出，则"呕吐"。

辗转难卧——身体不适所致。

食少神疲——食少，有两种情况，一种是脾肾的功能减退所致，因为脾主运化，肾主纳摄，当脾肾功能减弱之后，饮食物的进入就受限，于是便出现"食少"的情况；另一种是有东西堵塞，要么堵塞于饮食物进入的道路，要么堵塞在容纳饮食物的胃中，当然，如果肠滞严重，就如下水道堵塞之后，上面的水不能进入一样，也会出现"食少"。神疲，通常来说，与气虚有关。

历七八日——这是说明病程。

按其脉沉弦而滑——沉，主里；弦，疼痛可以导致，气滞也可导致；滑，这里主痰湿。

验其舌黄腻而浊——黄，主热，腻而浊，是痰湿壅盛。

检其方多桂附香砂之属——这里的"桂附香砂"，说的是桂附理中丸和香砂养胃丸，桂附理中丸具有温阳补肾、温中健脾之功，香砂养胃丸具有温中和胃之功。

此本系宿食为患，初只需消导之品，或可痊愈，今延多日，酿成夹食致虚，补之固不可，下之亦不宜——这是病案中的分析。

乃针对心中懊憹、欲吐二症，投以栀子生姜豉汤——清热泻火排散浊气。

生栀子9克，生姜9克，香豆豉15克。分温作两服——栀子清热泻火，淡豆豉除烦，生姜散浊。

翌日，病家来谢称，服药尽剂后，未发生呕吐，诸症均愈，昨夜安然入睡，今晨大便已下，并能进食少许——效果不错。

用消食导滞通腑泄热法，也许会更好。

〔读后感悟〕

这则病案，从表象可以看出为痰湿内蕴，火热灼津为本，懊憹等为标。从舌和脉来看，痰湿内蕴很明显，从舌苔的黄来看，内热很明显，故而出现懊憹等表象；热灼津液，津液减少，于是便出现了大便秘结的表象；由于痰湿内蕴，堵塞气道，于是便出现了胸中满闷之症；胃脘痛，痰湿阻滞可以导致，痰湿滞留导致的气滞也可以导致；欲吐，为胃中气滞之后，浊气根据就近外排的原则外出所致；所以，消痰除湿、清泻火热、滋阴润燥为根本治法，这则病案中采用的栀子、生姜、淡豆豉只是针对标的治法。

还有，这里的生姜应用，值得商榷，因为虽然脉上没有出现热象，但舌上热象明显，症状的"懊憹"也是热所为，生姜为大热之品，虽然有散浊降逆之功，但竹茹等也有降逆作用，且药性寒凉，应用之后，既能消除"欲吐"的表象，也可以消痰除湿而治根本，更有平病性的作用。

烦渴，脉洪大：白虎加人参汤

案 李某某，男，52岁，患糖尿病，口渴多饮，饮后复渴，似有水不解渴之感。尿糖阳性，血糖超出正常范围。其人渴而能饮，但食物并不为多，大便亦不秘结。问其小便则黄赤而利，然同饮入之水量比则少。脉来大软，舌红无苔。

白虎加人参汤，就是白虎汤加人参，主治伤寒或温病，里热盛而气阴不足，发热，烦渴，口舌干燥，汗多，脉大无力；暑热津气两伤，汗出恶寒，身热而渴。

辨证：为肺胃热盛，而气阴两伤之证。此病当属"上消"。

治当清上、中之热而滋气阴之虚为宜。

处方：生石膏 40 克，知母 10 克，甘草 6 克，粳米一大撮，人参 10 克，花粉 10 克。

此方共服 5 剂，则口渴大减，转方用沙参 12 克，玉竹 12 克，麦冬 30 克，花粉 10 克，太子参 15 克，甘草 6 克，知母 9 克。

此方服十数剂，病情明显好转，后以丸药巩固疗效。（《伤寒论十四讲》）

〔**病案解析**〕

李某某，男，52 岁——介绍患者的一般情况。

患糖尿病——糖尿病，这是西医的一个病名，某些时候可以和中医上的消渴证划等号。

口渴多饮——口渴，直接诊断就是体内的津液不足。多饮，则说明没有堵塞之物"拦截或阻碍"。

饮后复渴，似有水不解渴之感——说明体内的津液需用量大。而津液的需用量大，要么是火热之邪旺盛之后，热灼津液，使得津液更多的消耗，要么为津液无故流失损耗的太多，比如多尿、出汗、化为水饮等。

尿糖阳性，血糖超出正常范围——这是西医的检查结果，可以借鉴。

其人渴而能饮，但食物并不为多，大便亦不秘结——说明没有其他更多的不适出现。

消渴，泛指以多饮、多食、多尿、形体消瘦，或尿有甜味为特征的疾病。其在《内经》中称为"消瘅"。口渴引饮为上消；善食易饥为中消；饮一尿一为下消，统称消渴（三消）。

问其小便则黄赤而利——黄，说明有火；赤，说明有血外溢，气虚不固所致，热迫血行也可以导致。这里要注意的是"利"，说明没有东西阻挡。

然同饮入之水量比则少——正常人都这样。因为还有一部分水液会从皮肤外排，随呼气外出。

脉来大软——气血不足所致。

舌红无苔——津液亏少所致。

辨证：为肺胃热盛，而气阴两伤之证。此病当属"上消"。治当清上、中之热而滋气阴之虚为宜——这是病案中的记述。

处方：生石膏 40 克，知母 10 克，甘草 6 克，粳米一大撮，人参 10 克，花粉 10 克——生石膏清热，知母滋阴泻火，甘草清热的同时补气，粳米护胃，人参补气养阴，天花粉滋阴养血，全方共用，清热泻火，补气养血滋阴，祛邪扶正。

此方共服 5 剂，则口渴大减——效果不错。

转方用沙参 12 克，玉竹 12 克，麦冬 30 克，花粉 10 克，太子参 15 克，甘草 6 克，知母 9 克——太子参和甘草补气，沙参、玉竹、麦冬、天花粉、知母滋阴泻火，扶正祛邪。

此方服十数剂，病情明显好转，后以丸药巩固疗效——很不错。

〔**读后感悟**〕

治病，标本同治，扶正祛邪共用，先用劲力强大的汤药治疗，后用药力较弱但服用方便的丸药巩固，虽然"打江山难，守江山更难"，但汤药和丸药同用，很好。

治病，标本同治，扶正祛邪共用，先用劲力强大的汤药治疗，后用药力较弱但服用方便的丸药巩固，很不错。

少阳病病案解析

一、少阳病本证小柴胡汤证

案 董某，病伤寒数日，两胁挟脐痛不可忍，或作奔豚治。予视之曰：非也。少阳胆经，循胁入耳，邪在此经，故病心烦，喜呕，渴，往来寒热，默不能食，胸胁满闷，少阳证也。始太阳传入此经，故有是证。仲景云：太阳病不解，传入少阳，胁下满，干呕者，小柴胡汤主之。三投而痛止，续得汗解。（《伤寒九十论》）

〔病案解析〕

董某——介绍患者的一般情况。

病伤寒数日——说明了病因及病程。

两胁挟脐痛不可忍——说明发病部位和不适的症状。疼痛的诊断，需按照其发生的三个机制（不通则痛、不营则痛、不松则痛）来做。

或作奔豚治——这里我们可以不管为什么有人主张当奔豚气病来治疗，但最好明白什么是奔豚气。这点，在前面的桂枝汤证中已经介绍过了。

予视之曰：非也。少阳胆经，循胁入耳，邪在此经，故病心烦，喜呕，渴，往来寒热，默不能食，胸胁满闷，少阳证也。始太阳传入此经，故有是证——这是病案中的解读。

仲景云：太阳病不解，传入少阳，胁下满，干呕者，小柴胡汤主之——引经据典地表明自己观点的正确。

小柴胡汤，由柴胡、半夏、人参、甘草、黄芩、生姜、大枣组成，有和解少阳之功效。主治伤寒少阳病证。

三投而痛止，续得汗解——效果不错。

〔读后感悟〕

说真的，这个病案，没有舌和脉的记述，只是单纯地从症状来入手进行诊断，有点牵强；还有，这个症状不能给我们太多的信息，比如病态的虚实、病性的寒热等；更有，患者也没有出现往来寒热、心烦、喜呕、胁下满等症状，但病案中却"但见一症便是"的应用小柴胡汤，"三投而痛止"，给人有点像掉进云雾中的感觉。也许，病案医者是根据伤寒数日后出现了胸胁部位不适来诊治的。

> 要注意"但见一症便是"的应用原则。

二、兼证

（一）兼外邪未解者：柴胡桂枝汤

> 柴胡桂枝汤，由柴胡汤和桂枝汤各半量组成，有解表和里之功。

案 某男，49岁。春节上坟祭祖时，突有"阴风"吹过而"受凉"，回家后自服 APC 2 片后痊愈。次日饮酒后，又觉周身奇冷而痛，服解热止痛散 2 袋后身痛消失，但身冷不除。自觉周身寒冷袭人，得衣不减，以终日近火取暖。当地医院诊为感冒，给予西药对症处理后无效。曾服中药解表剂 10 余剂，效果欠佳，患者自谓为"鬼神"所作。症见身冷不已，面苍唇乌，头顶拘谨，咽痛，口渴不饮，纳食正常，二便尚可，舌红，苔薄白，脉弦滑。此为邪入少阳而太阳表征未罢之证。宗仲景之法。方用柴胡桂枝汤。

处方：柴胡 15 克，酒炒黄芩 12 克，半夏 10 克，党参 12 克，桂枝、白芍各 10 克，甘草 6 克，生姜 3 片，大枣 3 枚。3 剂，水煎服。早晚饭后各服 1 剂。服上药后身有微汗，身冷减轻，头紧口渴消失，面色微红，但咽痛加重，舌脉同前。遂予上方加青黛 8 克（包煎），炒小米 30 克（包煎）继服 3 剂。服 3 剂后身冷消失，咽痛减轻，自觉胃脘不适，恶心欲呕。遂予上方去青黛加夏枯草、苏梗各 10 克，继服 2 剂而愈。[张金玺.辽宁中医杂志.1999:(7)]

〔病案解析〕

某男，49 岁——介绍患者的一般情况。

春节上坟祭祖时，突有"阴风"吹过而"受凉"，回家后自服 APC 2 片后痊愈——介绍病因及治疗过程。

次日饮酒后，又觉周身奇冷而痛，服解热止痛散 2 袋后身痛消失，但身冷不除——也是病因介绍，不过这次没有治好。

自觉周身寒冷袭人，得衣不减——这种情况属于中医上的"恶寒"。

以终日近火取暖——既然"得衣不减"，还"终日近火取暖"，其原因就不知道了。

当地医院诊为感冒，给予西药对症处理后无效。曾服中药解表剂 10 余剂，效果欠佳，患者自谓为"鬼神"所作——这个，我就不多说了。

症见身冷不已——中医上，气有温煦作用，现在身冷严重，直接诊断就是气虚严重。这里还要注意的是，气虚加寒象，就是中医上阳虚的诊断标准。

面苍唇乌——寒则血涩，血流不畅所致。

头顶拘谨——寒则收引所致。

咽痛——我们可以按照疼痛的发生机制来判断。

口渴不饮——口渴，说明有津液不足的情况存在，但"不饮"，则说明更多的是体内有物占位，使得"新的不来"。

纳食正常，二便尚可——说明还没有这些方面的不适。

舌红——有火。

苔薄白——薄白苔，应该是正常的舌苔，但在这里就是病态，因为这是患者出现的舌苔，如何分析？因为前面已经出现了火（从舌质上），有火，舌苔应该是黄色，严重者会出现灰黑色，而这里是"薄白"，只能说明是还有寒邪存在，中和之后，出现了这种舌苔。

脉弦滑——弦，疼痛可以引起，气滞也可以引起；滑，痰湿可致。

此为邪入少阳而太阳表征未罢之证——这是病案中的分析。

宗仲景之法。方用柴胡桂枝汤——柴胡桂枝汤，就是柴胡汤和桂枝汤的合方。

处方：柴胡 15 克，酒炒黄芩 12 克，半夏 10 克，党参 12 克，桂枝、白芍各 10 克，甘草 6 克，生姜 3 片，大枣 3 枚。3 剂，水煎服。早晚饭后各服1剂——这个方剂，就不多说了。

服上药后身有微汗，身冷减轻，头紧口渴消失，面色微红，但咽痛加重，舌脉同前——这里要知道咽痛加重的原因。从前面的分析判断可以知道，咽痛，当属郁热所致，也就是说外寒束表，内有郁热。外寒所致"身冷不已，面苍唇乌，头顶拘谨"，内之郁热所致"咽痛"；"口渴"是火灼津液导致口渴，但内有痰湿阻滞占位，导致"不饮"。

遂予上方加青黛8克（包煎），炒小米30克（包煎）。继服3剂——清热泻火。

服3剂后身冷消失，咽痛减轻——效果不错。

自觉胃脘不适，恶心欲呕——为什么又会出现这些变证？原因就是青黛虽然有清热泻火之功，但毕竟是苦寒之品，虽然有小米护胃，但亦可损伤脾胃。

遂予上方去青黛加夏枯草、苏梗各10克，继服2剂而愈——用夏枯草来清散郁热为正治，苏梗宣散，加用两药，使内热更好地被清除，好！

〔读后感悟〕

辨证准确之后，用药即使不精确，也能把病治好，不过治好的较慢罢了，但最好用药要精，这样，不但能早点结束患者的痛苦，而且还能为患者节省医疗费用。这个病案后面应用的夏枯草和苏梗，就是用药之精的典范，值得我们学习。

（二）兼积食肠滞者：大柴胡汤

案 刘某，性躁善怒，凡事不如意，即情绪索然，抑郁于心，因之肝气不舒，常胸胁胀疼噫气不休，今秋天气异常，应凉反热，所谓当去不去，非时之候，复感时气，前病复作，胸胁益疼，心下痞硬，欲呕。脉弦数，口苦舌干燥，胸胃痞胀，尿黄便结。审为肝燥胃热，类于大柴胡汤证。由于天候失常，燥热为患，当用解郁疏肝清热调胃法。大柴胡汤加香附、青皮、郁金、栀仁煎服。顿时心胸朗爽，须臾大便数行。呕痛顿失。故医者贵察天时之变，审证之宜，

即使诊断准确，但用药不精，也会延误病情。

大柴胡汤，由柴胡、黄芩、大黄、枳实、半夏、白芍、大枣、生姜组成。具有和解少阳、内泻热结之功效。主治少阳阳明合病。

方随证变，药以时施。(《治验回忆录》)

〔**病案解析**〕

刘某——介绍患者的一般情况。

性躁善怒——这是血虚不能藏气，气外出于血而郁结所致。

凡事不如意，即情绪索然，抑郁于心，因之肝气不舒，常胸胁胀疼噫气不休——气滞。

今秋天气异常，应凉反热，所谓当去不去，非时之候，复感时气，前病复作，胸胁益疼，心下痞硬，欲呕——肝气郁结，出现胸胁疼痛；气滞胃脘，胃中之物不能顺畅下行，也就是我们常说的"胃气不降"，出现心下痞硬；胃中之气就近外排，夹带胃中之物，轻者"欲呕"，重者"呕吐"。

胃气不降，是指"胃中之物不能顺畅下行"。

脉弦数——弦，疼痛可以导致，气滞也可以导致；数，为热。

口苦舌干燥——这是因热所致。这里再说一下口苦，临床上更多人一见到口苦，均诊断为热，这是不对的，这点可以参看《百家验案辨证心法》一书。这里口苦出现的机制是：肝属木，脾属土，肝气郁结之后，木克土，使得脾虚；中医上有个治法是"虚则补其母"，一脏虚弱，其母脏可以"生"之；心属火，火生土，脾虚之后，心补之；如果脾虚的严重，心更多的"生"之，则其所主之味就表现于脾所开窍的口中，于是，口中因脾所主之淡淡的甜味就变成了由心所主的苦味了，这时，就出现了"口苦"这个表象。

胸胃痞胀——胸胃，是病位；痞胀，是因气滞所为。

尿黄便结——尿黄，主热；便结，虽然直接诊断是津液不足，但结合前面的"热"来看，应是热灼津液所致。这里要说明一点的是，中医的诊断，能用一个原因作解释的表象，就不要用其他的原因来解释。比如这里的便结，前面已经谈到了"热"这个病因，故而，就不要再用脾虚津液布散失常等原因来解释。

审为肝燥胃热，类于大柴胡汤证——这是很多人的辨证思维方式，说真的，这就是生活当中人们的传统思维方式，这个方式很多时候是很不错的，就如警察悬赏追捕逃犯或者找人一样，公布了其穿戴、性别、年龄、体貌特征等情况，如果有人报警时，警察一般都会问这些基本问题，如果符合，则可以判断这就是要找的人。临床诊断，如果以汤证来判病的话，也是如此。不过，这种方式在判断疾病时有个缺点，就是很多时候，"病没有按方药的证来得"，所以，判断起来就比较费劲。

由于天候失常，燥热为患，当用解郁疏肝清热调胃法——病案中的记述。

大柴胡汤加香附、青皮、郁金、栀仁煎服。顿时心胸朗爽，须臾大便数行。呕痛顿失——大柴胡汤，清热通肠，加上的香附、郁金、青皮具有理气之功，栀子清热，全方共用，清热理气，通肠导滞。从上面的分析可知，患者是气滞于胸胃，热邪内郁，积食停滞，故而，用大柴胡汤加味来治疗，甚是妥当。

故医者贵察天时之变，审证之宜，方随证变，药以时施——这个，就不多说了。

〔读后感悟〕

辨证，有很多方法，就如晨练一样，有好多形式，根据需要，根据自己的喜好，选用合适的形式很重要，但万变不离其宗，传统中医不管是八纲辨证、六经辨证、卫气营血辨证、气血津液辨证、三焦辨证等，最后都要归于脏腑辨证，这是不变之理。不过，这是理论上的东西，临床上具体的应用，更多时候是辨明病因、病位、病态、病性之后，就可以应用中药治疗了，就如这个病案中的积食，见到这个表象，要么消食导滞的正治，要么通利肠道的"釜底抽薪"。对于患者来说，治好病才是硬道理。

辨证，有很多方法，就如晨练一样，有好多形式，根据需要，根据自己的喜好，选用合适的形式（方法）很重要。

（三）兼肠滞轻证：柴胡加芒硝汤

除全忠医案　郑某某，女，29岁。患者因月经来潮忽然中止，初起发热恶寒，继即寒热往来，傍晚发热更甚，并自言乱语，天亮时出汗，汗后热退，又复恶寒。口苦、咽干、目眩、目赤、胸胁苦满，心烦喜呕，不欲饮食，神倦，9天不大便。经某医疗室血液检查：疟原虫阳性。诊为疟疾。按疟疾治疗无效。追询病史，据云：结婚多年，未曾生育。月经不正常，一般都是推迟，3～4个月来潮一次，经期甚短、量少，继即恶寒发热，虽经服药治疗，但未能根治……

柴胡加芒硝汤，由柴胡汤加芒硝组成，主治伤寒十三日不解，胸胁满而呕，日晡潮热，已而微利

舌苔白，脉象弦数。

处方：黄芩、柴胡、半夏、党参、生姜各9克，炙甘草6克，大枣6枚，芒硝9克（另冲），加清水2杯，煎取半杯，一次服。当日上午10时服药，下午4时许通下燥屎，所有症状解除。嘱常服当归流浸膏，月经恢复正常。至今4年未见复发，并生育2个女孩。（《伤寒名医验案精选》）

〔**病案解析**〕

郑某某，女，29岁——介绍患者的一般情况。

患者因月经来潮忽然中止——介绍一种表象。

初起发热恶寒——有一分恶寒，便有一分表证。

继即寒热往来——疾病加重的表现。

傍晚发热更甚——晚上属阴，由此可知，这是阴病。

并自言乱语——已经影响到了神志。

天亮时出汗，汗后热退，又复恶寒——说明出汗的程度不够或者发汗不能解决问题。

口苦——口苦的解释同前。

咽干——直接诊断为津液亏少所致，火热之邪可以导致，脾虚津液布散失常也可以导致。

目眩——是眼前发黑、视物昏花迷乱的征象。这是血虚不能养目所致。

目赤——赤，为出血导致的。要么热迫血行，要么气虚不固。当然，这里排除外伤所致。

胸胁苦满——满，为有物堵塞所致。这里的苦，是苦楚，痛苦的意思。

心烦喜呕——心烦，为热扰心神所致；喜呕，是人体自身排浊的一种形式，也就说机体自身把胃中的浊气向外排出，出现呕呃。

不欲饮食——脾主思，想不想吃饭在于脾，"不欲饮食"，说明脾虚。

神倦——气血不足的表现。

9天不大便——要么肺虚排浊无力，要么大便干结不能外出。

经某医疗室血液检查：疟原虫阳性。诊为疟疾。按疟疾治疗无效——这是西医的诊断，可以借鉴。

追询病史，据云：结婚多年，未曾生育。月经不正常，一般都是推迟——推迟，要么肺虚排浊不力，要么血虚没有东西外出。

3～4个月来潮一次——这是严重的不正常。

经期甚短、量少——血虚所致。

继即恶寒发热——正气存内，邪不可干。患者气血虚弱之后，外邪很容易侵袭。

虽经服药治疗，但未能根治……舌苔白——苔白，主寒。

脉象弦数——弦，气滞所为；数，主热。

处方：黄芩、柴胡、半夏、党参、生姜各9克，炙甘草6克，大枣6枚，芒硝9克（另冲），加清水2杯，煎取半杯，一次服——以生姜散寒，黄芩、柴胡清热，党参、炙甘草和大枣补气健脾；半夏除湿健脾；芒硝通肠导滞，全方共用，散寒除热、通肠导滞以治标，补气健脾以治本。

当日上午10时服药，下午4时许通下燥屎，所有症状解除——效果较好。

嘱常服当归流浸膏——当归补血活血。

月经恢复正常——消除了月经量少推迟的表象。

至今4年未见复发，并生育2个女孩——效果不错。

〔读后感悟〕

病证，是对人而言的，西医有西医的病名，中医有中医的叫法，临床治疗时，虽然有时候也借用西医的病名，考虑西医的"看法"，比如西医的肝炎，中医在治疗时要加入杀毒排毒药。但更多时候，需严格按照中医的辨证来论治，就如这个患者，西医诊断为疟疾，但中医辨证论治之后，也没有说刻意的选用杀死疟原虫的药物，结果也是痊愈。

中医和西医可以结合，但是，不能过多地乱结合，一定要找到结合点。更多时候，中医，就须按照中医的思维方式，应用中医的知识来解决问题。

中医和西医可以结合，但是，不能过多地乱结合，一定要找到结合点，以西为中用。

（四）兼水饮内结者：柴胡桂枝干姜汤

案 刘某某，男，35岁。患肝炎住某传染病医院。突出的症状是腹胀殊甚，尤以午后为重，坐卧不安，无法可解，遂延余会诊。切其脉弦缓而软，视其舌质淡嫩而苔白滑。问其大便情况，则每日两三行，溏薄而不成形，小便反少，且有口渴之证。

辨证：肝病及脾，中气虚寒，故大便虽溏，而腹反胀。此病单纯治肝、治脾则无效。

治法：疏利肝胆，兼温脾寒。

处方：柴胡10克，黄芩6克，炙甘草6克，桂枝6克，干姜6克，花粉12克，牡蛎12克。

连服5剂而腹胀痊愈，大便亦转正常。后用调肝和胃之药而善后。（《伤寒论十四讲》）

〔**病案解析**〕

刘某某，男，35岁——介绍患者的一般情况。

患肝炎住某传染病医院——西医的病名，可以借鉴。

突出的症状是腹胀殊甚——腹，说明病位；胀，气滞所致。

尤以午后为重——一般情况下，上午轻者为虚证，因为这是晚上休息后好转的表现；上午活动后，下午加重，为劳动后的加重，也是虚证。如果早上加重，也就是说休息后加重的，为实证，这是因为休息之后，气血的流动速度减缓，容易产生堵滞，此时的发病，就是堵滞所为，而堵滞，就属于中医上的实邪，因实邪所致的病证，就叫作实证。

坐卧不安，无法可解，遂延余会诊——患者很难受。

切其脉弦缓而软——弦，气滞所致；缓，湿邪可致，气虚不足也可以导致；软，气虚的明证。

视其舌质淡嫩而苔白滑——淡，主虚；嫩，也主虚；苔白，主寒；苔滑，主湿。

问其大便情况，则每日两三行，溏薄而不成形——这是湿邪为患所致。

小便反少——该到膀胱中的津液一部分聚集在肠道，故而出现大便溏薄，小便反少。

且有口渴之证——这是津液布散失常的缘故。由大便溏薄、小便减少、口渴可知，这是脾虚津液布散失常所致。

辨证：肝病及脾，中气虚寒，故大便虽溏，而腹反胀。此病单纯治肝、治脾则无效——这是病案中的记述。

治法：疏利肝胆，兼温脾寒——调治肝脾的同时兼平病性。

处方：柴胡 10 克，黄芩 6 克，炙甘草 6 克，桂枝 6 克，干姜 6 克，花粉 12 克，牡蛎 12 克——柴胡、黄芩理气泄热，天花粉滋阴养血，桂枝、干姜通脉温热，炙甘草补气健脾，牡蛎敛涩肠道。

连服 5 剂而腹胀痊愈，大便亦转正常。后用调肝和胃之药而善后——效果不错。

〔读后感悟〕

气有余便是火，当浊气郁结太甚的时候，即使患者没有表现出热象，但用寒凉药治疗，也是对证。就如这个病案中的腹胀严重，虽然舌和脉上都没有出现热象，但依然用药性寒凉的柴胡、黄芩来治疗（这里不谈柴胡的理气作用），这也属于正治。

（五）兼烦惊谵语者：柴胡加龙骨牡蛎汤

案 某女，35 岁。素善愁易怒，郁郁寡欢。1960 年冬季起自觉微恶风寒，浑身不适，随即失眠梦魇，继即精神失常，四五日后狂躁大作，打人骂人，撕衣裸体。至 1961 年 3 月后渐复常态，入冬原病发作，经四月余，前症又渐消失。1962 年 11 月中旬又复发。当时适余下乡乃邀诊。患者已 3 日不眠，服西药安眠药无效，言语举止异于常人，面赤，畏风，便秘，溲赤，脉弦细，舌苔薄。处方：龙骨、茯苓各 9 克，牡蛎、夏枯草各 12 克，黄芩、炒山栀各 6 克，柴胡 3 克，半夏、龙胆草、当归龙荟丸各 4.5 克，桂枝、甘草各 2.4 克，珍珠母 30 克，铅丹 1.5 克。药后即能入睡，连服 3 天，语言不乱，诸症已趋正常。后以柴胡加龙骨牡蛎汤去姜、枣、大黄、广丹，加生地、生铁落、龙胆草、夏枯草。服 5~6 剂，月余来院门诊，一切

热胀冷缩，消除"胀"之症状，少加一些寒性药，效果更好。当然，还需注意加用的寒性药之副作用。

柴胡加龙骨牡蛎汤，由柴胡、黄芩、生姜、铅丹、人参、桂枝（去皮）、茯苓、半夏、大黄、牡蛎、大枣组成，主治伤寒往来寒热，胸胁苦满，烦躁惊狂不安，时有谵语，身重难以转侧。

如常人。惟易烦躁。续给甘麦大枣汤加五味子、枣仁、龙齿、珍珠母等常服。至今 1 年未见发作。

按语：柴胡加龙骨牡蛎汤原治伤寒误下，表邪化热趁虚内陷，以胸满烦惊、谵语等为主的少阳证。作者引申本方用于肝郁化火之癫狂证。证虽不同，然病机类似。作者去原方甘壅之品：人参、大枣、生姜，配以龙胆草、炒山栀、夏枯草，苦寒直折肝火；珍珠母平肝安神；当归龙荟丸通便泄热，釜底抽薪。如此泄热乎肝，镇惊安神，与证情相符，故取佳效。复诊药味虽稍有出入，但仍宗原旨。心主神明，久病必虚，故最后以甘麦大枣汤合养心安神之品调理善后。

[浙江中医杂志，1964,（7）：19]

〔**病案解析**〕

某女，35 岁——介绍患者的一般情况

素善愁易怒，郁郁寡欢——肝气郁结。

1960 年冬季起自觉微恶风寒，浑身不适——这是外感风寒的表现，因为有一分恶寒便有一分表证。

随即失眠梦魇——说明病情日益加重。

继即精神失常，四五日后狂躁大作，打人骂人，撕衣裸体——病情很严重。

至 1961 年 3 月后渐复常态——为什么正常，这里没有说明原因。

入冬原病发作，经四月余，前症又渐消失——从这里可知，是机体自身调节作用下的恢复正常。

1962 年 11 月中旬又复发。当时适余下乡乃邀诊。患者已 3 日不眠，服西药安眠药无效——介绍此次发病时间和主诉情况。

言语举止异于常人——神志发生异常。

面赤——赤为红，热所致。

畏风——气虚，防御能力降低。

便秘——直接诊断结果就是津液亏少。热可导致，脾虚津液布散失常也可导致。

溲赤——小便出血，直接诊断脉不固血。热迫血行可出现这种情况，气虚不固也可出现这种情况。

脉弦细——弦，气滞所为。细，气血不足可以导致，痰湿也可导致。

舌苔薄——薄白苔，是正常的舌苔，但这里出现的"薄"，却是病态的舌象。

处方： 龙骨、茯苓各9克，牡蛎、夏枯草各12克，黄芩、炒山栀各6克，柴胡3克，半夏、龙胆草、当归龙荟丸各4.5克，桂枝、甘草各2.4克，珍珠母30克，铅丹1.5克——用黄芩、栀子、柴胡、夏枯草、龙胆草清热泻火，用龙骨、牡蛎、珍珠母、铅丹安定神志，以茯苓、甘草健脾益气，当归龙荟丸通肠泄热，桂枝温通血脉。

药后即能入睡，连服3天，语言不乱，诸症已趋正常——效果不错。

后以柴胡加龙骨牡蛎汤去姜、枣、大黄、广丹，加生地、生铁落、龙胆草、夏枯草。服5~6剂，月余来院门诊，一切如常人——继续泄热安神定志治疗，效果很好。

惟易烦躁。续给甘麦大枣汤加五味子、枣仁、龙齿、珍珠母等常服。至今1年未见发作——后用养心安神、健脾益气之品扶正治疗。

〔**读后感悟**〕

我们要治疗的病因，指的是现病之体内因素，而不是发病的体外因素。即使发散风寒，也是消除体外之风寒对人体造成的伤害。

患者虽然由于外感风寒引起，但有是证，用是药，我们要治疗的是现证，也就是说要消除现在患者不舒服的表象，不能刻舟求剑的治疗外感风寒证。当然，如果外感风寒同时存在，这时则必须要治疗之。

阳明病病案解析

一、因热导致的病证

（一）食入即吐：干姜黄芩黄连人参汤

阎荣科医案　郑某，女，45岁。素体弱多病，或失眠，或腰痛，口不离药。今年盛夏之际，突然呕吐，自以为暑湿为患，服藿香正气胶囊不见好转。两日内水谷不入，入则即吐。观其面色萎黄少华，形体瘦削，神气疲惫不堪，舌红少津，苔薄而微黄。切其脉，滑数无力。诊其腹，腹壁薄弱，腹肌挛急，心下、脐周俱无压痛。

《素问·至真要大论》云："诸逆冲上，皆属于火""诸呕吐酸，皆属于热。"本案脉症相参，显非暑湿所致。

询知口苦思冷，小便短赤，大便干秘。且舌红苔黄，脉象滑数，一派胃火炽盛症状跃然眼前，此中虚而胃热也。治宜苦寒直折，清降胃火，然吐势如此之盛，须防服药格拒不纳。先贤有热见热亲之对策，若衣伪装混入敌营者，为瞒天过海之计也。拟干姜黄芩黄连人参汤：干姜4.5克，黄芩6克，黄连6克，党参10克。

嘱令频频饮之，仅进一剂，呕吐便止。

〔病案解析〕

郑某，女，45岁——介绍患者的一般情况。

素体弱多病，或失眠，或腰痛，口不离药——身体很不好。

今年盛夏之际——介绍发病时间。

突然呕吐，自以为暑湿为患，服藿香正气胶囊不见好转——这

干姜黄芩黄连人参汤，其组成就是方名中出现的这四味药，主治：上热下寒，寒热格拒，食入则吐。

就说明不是暑湿所致。

两日内水谷不入，入则即吐——说明体内有物堵塞，实邪致病。

观其面色萎黄少华，形体瘦削，神气疲惫不堪——气血不足所致。

舌红少津——为火所致。

苔薄而微黄——黄，也是火所致。

切其脉，滑数无力——滑，痰湿可致；数，主热；无力，主虚。

诊其腹，腹壁薄弱，腹肌挛急，心下、脐周俱无压痛——这也是切诊的一种。

《素问·至真要大论》云："诸逆冲上，皆属于火""诸呕吐酸，皆属于热。"本案脉症相参，显非暑湿所致——引经论证。

询知口苦思冷，小便短赤，大便干秘。且舌红苔黄，脉象滑数，一派胃火炽盛症状跃然眼前，此中虚而胃热也——病案中的分析过程。

治宜苦寒直折，清降胃火，然吐势如此之盛，须防服药格拒不纳。先贤有热见热亲之对策，若衣伪装混入敌营者，为瞒天过海之计也。拟干姜黄芩黄连人参汤：干姜 4.5 克，黄芩 6 克，黄连 6 克，党参 10 克——病案中的治疗方药。

嘱令频频饮之，仅进一剂，呕吐便止——效果很好。

〔读后感悟〕

这则病案，从其他的表象诊断出体内有热，从而用干姜黄芩黄连人参汤来治疗，为正治，故而收效较好。但如果单从王冰的"食入即吐，是有火也"来诊断的话则很有可能会产生误诊。原因很简单，就是刚吃进去的东西立即吐出来，则说明体内有物堵塞占位，强行进入之后却没有地方受盛，故而只能就近外出所致。

体内堵塞之物，属于实邪的范畴，气滞、血瘀、痰湿水饮、积滞都可以。从其他的表象诊断出"火"可与知道，这个病案中的"堵塞之物"为气滞，这是因为气滞之后，"气有余便是火"。

治疗时以黄芩、黄连来清火，用人参来补气血，用干姜温热一者防止芩、连苦寒之品对胃的伤害；二者借用"虚不受补"的道理，因"脉无力"而防人体接受不了芩、连。

由于血为气之母，故而治疗时加用一些滋阴养血之品，是否更好？

治疗之后，患者只是"吐止"，但其他表象并未得到治愈，故而，后续的治疗是否需要继续？

（二）咽干口燥：栀子豉汤

案 魏长春治烦热不寐案陈妇，年三十余，产后二旬，恶露已净，惟苦四肢烦热，心烦不寐，善饥少纳，舌红苔薄，口苦，大便结，脉弦细数。此属血热虚烦，拟栀子豉汤合千金三物黄芩汤清热除烦。

处方：炒栀子、豆豉、黄芩、苦参各 10 克，生地黄 15 克。

服两剂症减，十剂痊愈。（《魏长春医案》）

〔病案解析〕

陈妇，年三十余——介绍患者的一般情况。

产后二旬，恶露已净——说明病因。

惟苦四肢烦热——热，中医上有三种，一种是实热，一种是虚热，另一种是郁热，但不管哪一种热，均是"气有余便是火"所致。

心烦不寐——热扰心神。

善饥——因热所致。

少纳——一种是不欲食，另一种是不能食。不能食，要么是脏腑功能下降，要么是体内有物滞留占位（要么在胃，要么在肠）。

舌红苔薄——红，主火。

口苦——这里是因热所致。

大便结——热灼津液所致。前面的"少纳"也正是因为这个"肠滞"所为（旧的不去新的不来）。

脉弦细数——弦，气滞；细，气血不足（由于舌和症状都没有湿象，故而就排除了"湿"所致这一种情况）；数，热。

此属血热虚烦——病案中的诊断。

拟栀子豉汤合千金三物黄芩汤清热除烦——要了解栀子豉汤和千金三物黄芩汤的有关知识。

栀子豉汤由栀子、淡豆豉组成，具有清热除烦之功。

千金三物黄芩汤，就是《备急千金要方》上谈的三物黄芩汤，它是由黄芩、苦参、地黄组成的，具有清热解毒、养血滋阴之功，主要用于治疗产后血亏阴虚，风邪入里化热，四肢烦热，头不痛者。

处方：炒栀子、豆豉、黄芩、苦参各10克，生地黄15克——栀子、黄芩、苦参清热，淡豆豉除烦，生地黄滋阴养血。

服两剂证减，十剂痊愈——效果不错。

〔读后感悟〕

这个患者，是产后所致的病证，故而，要更多地考虑气血不足，从病案的记述来看，其热的产生就是因虚所致的，故而，治疗时应以补虚为主，除热为辅，不过，看其处方，却是以除热为主，补虚为辅（虽然方中用生地15克），也许这只是急则治其标的缘故。

（三）口渴：白虎汤

白虎汤，由石膏、知母、粳米、甘草组成，具有清热生津之功效。主治气分热盛证。

案 谭某泉之女，发热，医数日未愈，忽于黎明邀诊。至则其热大渴，手足厥逆，脉浮滑，遂断曰：此热厥也，太阳表邪，随热气入里，至阴阳气不相顺接而厥耳。泉闻而寻思，盖前医连用犀解，恐其寒化脱阳，习闻余惯用温药起死回生，以为我偏于温补，因而问曰：连服犀角，何以其厥非从寒化乎？余曰：少许犀角，安能敌方中之羌活、独活、陈皮、半夏乎？此证原系少阳，小柴胡汤本可解决，乃误服以燥药为主之剂，故变为热厥也。遂与大剂白虎汤而愈。[广东医学，祖国医学版.1963,（1）：36]

〔病案解析〕

谭某泉之女——介绍患者的一般情况。

发热——介绍主诉。

医数日未愈——病程较长。

忽于黎明邀诊——不多说什么。

至则其热大渴——热灼津液所致。

手足厥逆——厥逆，是厥冷的意思，也就说手足部位感到非常寒凉。其直接诊断结果就是局部的气虚所致，因为气有温煦作用。中医上有句话叫作"热深厥亦深"，就是说当一个人体内的火热之邪越厉害，其手足的厥逆则更严重。热伤气，寒伤形，内热太盛，更伤正气，气虚不足，温煦作用下降，由于胸腹有热，故而气虚引起的寒象不能表现出来；由于四肢部位没有热邪存在，故而，气虚温煦作用下降的寒象就表现出来了。

脉浮滑——浮，是火邪外出所致；滑，主痰湿（热灼津液所致）。

遂断曰：此热厥也，太阳表邪，随热气入里，至阴阳气不相顺接而厥耳。泉闻而寻思，盖前医连用犀解，恐其寒化脱阳，习闻余惯用温药起死回生，以为我偏于温补，因而问曰：连服犀角，何以其厥非从寒化乎？余曰：少许犀角，安能敌方中之羌活、独活、陈皮、半夏乎？此证原系少阳，小柴胡汤本可解决，乃误服以燥药为主之剂，故变为热厥也。遂与大剂白虎汤而愈——病案中的记述，不多谈了。

〔**读后感悟**〕

这个病案，其病之根本是内热太甚所致，故而，清热泻火为正治；由于出现了"脉滑"，也就是说正常的津液已经减少，有部分已经转化成了痰湿，故而，治疗时还需滋阴逐痰。白虎汤中生石膏和生甘草清热；知母滋阴；粳米护胃，以防苦寒之品对胃造成损伤，全方共用，清热泻火滋阴，故而，疾病很快得愈。不过，如果加用清除热痰之品，是否效果更好？

（四）口渴欲饮水：白虎加人参汤

案 李某某，女，54岁。

初诊：伤寒七日，始起寒热类疟，今壮热，体温39.6℃，便闭六日未解，颧赤，自汗。脉象滑数；舌红，苔黄。素性急躁，肠胃热炽，深虑久热化燥。急以人参白虎合承气重剂清下。

西党参五钱，生石膏八钱，知母五钱，生甘草三钱，生苡仁八钱，生大黄四钱，元明粉三钱，川厚朴二钱，炒枳实二钱，一剂。

次诊：昨药后，便解二次，色赤而热，汗敛，有寒热往来之状，体温39℃，烦热，头痛。脉象弦滑；舌质红润，微苔。姑拟柴胡白虎合小陷胸法双解表里。

柴胡一钱，黄芩二钱，西党参三钱，炙甘草二钱，制半夏三钱，

热厥，病证名。因热邪亢盛所致手足厥冷，甚至昏迷的病证。一名阳厥。

白虎加人参汤，就是白虎堂加人参，主治伤寒或温病，里热盛而气阴不足，发热，烦渴，口舌干燥，汗多，脉大无力；暑病津气两伤，汗出恶寒，身热而渴。

生姜一钱，红枣四枚，生石膏八钱，知母三钱，生苡仁八钱，全瓜蒌六钱，川黄连一钱，一剂。

三诊：昨又解大便二次，今先冷后热，头痛，善饥思纳。刻体温仍39℃；脉象弦滑；舌质红润，苔薄。素有郁热，少阳阳明之热未清，拟三黄石膏汤清下之。

生大黄四钱，黄柏三钱，黄连一钱，生石膏八钱，知母三钱，生甘草三钱，淡豆豉三钱，焦山栀三钱，白茅根五钱，西秦艽三钱，青蒿三钱，银柴胡一钱，一剂。

四诊：昨药后，连泻三次，热减，体温38.5℃，面赤，头痛止，有咳嗽。脉象软缓；舌质红润。内火尚炽，治宜清降。

龙胆草一钱，青蒿三钱，炙鳖甲四钱，地骨皮三钱，银柴胡三钱，焦山栀三钱，生甘草一钱，石决明三钱，白茅根三钱，玄参三钱，怀牛膝三钱，生石膏五钱。

上方服一剂，次日去龙胆草，加当归龙荟丸三钱吞。

五诊：头痛止，无寒热，夜眠安，曾吐蛔。脉软缓；舌红润。拟甘寒柔肝养胃以善后。

原麦冬三钱，知母三钱，生苡仁五钱，天花粉三钱，鲜竹叶三钱，生甘草一钱，钩藤三钱，生石决明三钱，青蒿三钱，大生地四钱，银柴胡三钱，二剂。

服后，热尽，停药，渐健。(《魏长春医案》)

〔病案解析〕

李某某，女，54岁——介绍患者的一般情况。

初诊：伤寒七日——说明病因及病程。

始起寒热类疟——解说刚开始的表象。

今壮热，体温39.6℃——现在的表象。无论哪一种热（实热、虚热、郁热）都从"气有余便是火"来辨证即可。

便闭六日未解——病证较严重。

颧赤——说明有火。

自汗——直接诊断是气虚不能固摄所致（人体内气的总量相对恒定，清气不足，浊气增多，气有余便是火，火迫津出，形成出汗）。

脉象滑数——滑，主痰湿；数，主热。

舌红，苔黄——红和黄均主热。

素性急躁，肠胃热炽，深虑久热化燥——这是病案中的记述。

急以人参白虎合承气重剂清下——这里应知道人参白虎汤和承气汤的有关知识。

西党参五钱，生石膏八钱，知母五钱，生甘草三钱，生苡仁八钱，生大黄四钱，元明粉三钱，川厚朴二钱，炒枳实二钱，一剂——党参补气，生石膏和生甘草清热，知母滋阴，生苡仁清利湿热，生大黄、元明粉、厚朴和枳实通利肠道。全方共用，既清热滋阴又除湿通肠，既消除病因，又消除症状。

次诊：昨药后，便解二次，色赤而热，汗敛——由于用了大量的通腑泄热之品，故而"便解二次"；热随便结，迫津外出减少，故而"汗敛"。

有寒热往来之状，体温 39℃，烦热——体温虽降但仍高。

头痛——原因还不好确定。

脉象弦滑——弦，疼痛可以导致，气滞也可以导致；滑，主痰湿。

舌质红润，微苔——红，主热；润，主湿。

姑拟柴胡白虎合小陷胸法双解表里——这是治法。

柴胡一钱，黄芩二钱，西党参三钱，炙甘草二钱，制半夏三钱，生姜一钱，红枣四枚，生石膏八钱，知母三钱，生苡仁八钱，全瓜蒌六钱，川黄连一钱，一剂——用柴胡理气泄热，黄芩和黄连燥湿清热，生石膏、知母滋阴泻火；生苡仁清热利湿；全瓜蒌理气祛痰；生姜发散风寒；半夏燥湿健脾；党参、炙甘草和大枣补气健脾。

三诊：昨又解大便二次——这是应用苦寒之品的结果。

今先冷后热，头痛——这个表象没有明显改变。

善饥思纳——说明体内之热很甚。

刻体温仍 39℃——体温未有改善。

脉象弦滑；舌质红润，苔薄——诊断同前。

素有郁热，少阳阳明之热未清，拟三黄石膏汤清下之——这是病案中记述的治法。

承气汤，有大小、调胃之别。

三黄石膏汤，《医宗金鉴》上的药物组成是石膏两半，黄芩、黄连、黄柏、麻黄各七钱，淡豆豉二合，栀子三十个，每服一两，加葱三根，水煎，热服，气实者倍服。主治：治伤寒阳证，表里大热而不得汗，或已经汗下，过经不解，六脉洪数。

生大黄四钱，黄柏三钱，黄连一钱，生石膏八钱，知母三钱，生甘草三钱，淡豆豉三钱，焦山栀三钱，白茅根五钱，西秦艽三钱，青蒿三钱，银柴胡一钱，一剂——生大黄通腑，黄柏、黄连和栀子清热燥湿，生石膏和知母滋阴泻火，生甘草清热解毒；淡豆豉清热除烦；白茅根利尿泻火；秦艽除湿；青蒿和银柴胡清虚热。

四诊：昨药后，连泻三次——苦寒之品所致。

热减——热随二便外出的结果。

体温 38.5℃——体温下降。

面赤——仍有热。

头痛止——说明头痛是因热所致。

有咳嗽——胸中仍有郁结之气存在（胸中之气郁结，人体一过性的向外排气，气从口出，便出现了咳嗽）。

脉象软缓——气虚湿滞的表现。

舌质红润——红，主热；润，主湿。

内火尚炽，治宜清降——病案中记述的治法。

龙胆草一钱，青蒿三钱，炙鳖甲四钱，地骨皮三钱，银柴胡三钱，焦山栀三钱，生甘草一钱，石决明三钱，白茅根三钱，玄参三钱，怀牛膝三钱，生石膏五钱——龙胆草、栀子、生石膏清热泻火，青蒿、鳖甲、地骨皮、银柴胡清解虚热，生甘草清热解毒，石决明清降火热，白茅根利尿泻火，玄参滋阴泻火，怀牛膝引热下行。

上方服一剂，次日去龙胆草，加当归龙荟丸三钱吞——变换方药。

五诊：头痛止，无寒热，夜眠安，曾吐蛔。脉软缓；舌红润。拟甘寒柔肝养胃以善后——效果不错。

原麦冬三钱，知母三钱，生苡仁五钱，天花粉三钱，鲜竹叶三钱，生甘草一钱，钩藤三钱，生石决明三钱，青蒿三钱，大生地四钱，银柴胡三钱，二剂——麦冬、知母、天花粉和生地滋阴泻火，薏苡仁利尿泄热，竹叶清热散火，生甘草清热解毒，钩藤和石决明清降火热，银柴胡清虚热。

服后，热尽，停药，渐健——效果很好。

〔**读后感悟**〕

对于严重之病，不但用药需格外谨慎，而且处方也需随时变化，证变方亦变。这则病案，就是如此，只有最后的四诊和五诊用药两剂，其余均是用药一剂便变换处方，这不仅仅表现出医者处事慎微，还表现出医者的处事灵活，知常达变，更表现出了对患者的负责。

（五）口渴欲饮水，小便不利：猪苓汤

案 陈某，男，17岁。于1976年12月26日以右下腹剧痛，小便不利，而住入某医院，经X线腹部平片诊为先天性输尿管狭窄、肾积水。治疗3周，未见好转。就诊时下腹部隐痛，腰痛明显，站立困难，小便频急，淋沥不畅，24小时尿量不及300毫升，面及下肢轻度浮肿，精神萎靡，唇红舌质偏红，苔微黄，脉弦细略数。诊为溺癃。证属膀胱气滞，约而不通，水道不行；气滞则络瘀血阻，故腰痛甚；小便不利，水无去路，溢于肌肤，而为肿胀；气滞血瘀，久则化热伤阴，故唇舌均红而脉呈数象。治拟滋化源，利膀胱，佐以理气祛瘀而不伤阴者，猪苓汤加减主之。

处方：猪苓、阿胶各10克，滑石、川楝子、茯苓各15克，琥珀、木通各6克，2剂。

二诊：小便较利，尿量约较前增多一倍，腰痛减轻，但有恶心感，脉舌如前。症已减少，药颇中的。虑前方阴药过多，理气不足，仍步前法，加理气镇呕之品，并宜因势利导，使无上逆之虞。上方加砂仁5克，竹茹10克，瞿麦、冬葵子各15克，3剂。

三诊：小便通畅，除感腰微痛外，无其他不适，宜酌去通利之品，加补肾益气之药善后。

处方：猪苓、枸杞子、阿胶各10克，茯苓、滑石、川楝子、生地、淮山药、黄芪、冬葵子各15克，琥珀6克，砂仁5克，5剂。

至同年四月下旬询悉，患者服完上方5剂后，诸症解除，自动出院，在家自按原方续服5剂，即下乡劳动，于今已5年余，未见复发。[新中医.1983，（2）：31]

对于严重之病，不但用药需格外谨慎，而且处方也需随时变化，证变方亦变。

猪苓汤，由猪苓、茯苓、泽泻、阿胶、滑石组成，具有利水、养阴、清热之功效。主治水热互结证。

〔 **病案解析** 〕

陈某，男，17 岁——介绍患者的一般情况。

于 1976 年 12 月 26 日以右下腹剧痛，小便不利——说明发病时间和主诉。一般来说，疼痛剧烈的，多属实证。结合 "下腹剧痛" 可以诊断出导致 "小便不利" 的原因是有物堵塞。

而住入某医院，经 X 线腹部平片诊为先天性输尿管狭窄、肾积水——西医的检查结果，可以借鉴。

治疗 3 周，未见好转——这个，就不多说了吧。

就诊时下腹部隐痛——这里又出现了 "隐痛"，由于 "隐痛" 多属虚，难道是由实转虚？

腰痛明显——还是按照疼痛的三个发生机制（不通则痛、不荣则痛、不松则痛）来诊断为好。

站立困难——说明疼痛剧烈。多属于实邪所致。

小便频急，淋沥不畅——说明有物堵塞。

24 小时尿量不及 300 毫升，面及下肢轻度浮肿——人体无用的津液不能随小便畅排，郁结体内所致。

精神萎靡——气虚所致。

唇红——有火。

舌质偏红，苔微黄——红、黄，均为火所致。不过这里用了 "偏" "微"，说明火的程度较轻。

脉弦细略数——弦，疼痛可以导致，气滞可以导致；数，为热。这里有个 "略"，也说明轻热。

诊为溺癃——病案中的诊断结果。

"癃" 与 "闭" 虽同为小便不通，但亦有区别。一般以暴病为溺闭，小便点滴，内急，胀满而难通；久病为溺癃，欲解不解，屡出而短少。

证属膀胱气滞，约而不通，水道不行；气滞则络瘀血阻，故腰痛甚；小便不利，水无去路，溢于肌肤，而为肿胀；气滞血瘀，久则化热伤阴，故唇舌均红而脉呈数象。治拟滋化源，利膀胱，佐以理气祛瘀而不伤阴者，猪苓汤加减主之——病案中记述诊治思维。

处方：猪苓、阿胶各 10 克，滑石、川楝子、茯苓各 15 克，琥珀、木通各 6 克，2 剂——猪苓、滑石和木通清热除湿利尿；阿胶滋阴养血；川楝子清热降气；茯苓祛湿；琥珀质重降气，镇惊安神。

二诊：小便较利，尿量约较前增多一倍——降气利尿之品所致。

腰痛减轻——水湿外排的结果。

但有恶心感——为什么会出现恶心感？恶心，是胃中之浊气过多，就近外排，浊气欲从口出，于是便出现了"恶心"感。由于人体中气的含量相对恒定，当浊气增多时，说明清气减少，故而，见到"恶心感"，则说明胃中的清气不足，为什么会出现不足？看看上面的处方，利尿的同时更用降气之品，使得中上焦的气往下行，甚至随着小便而出，所以就出现了中上焦气虚的情况。

脉舌如前——虽然症状有所改善，但由于舌和脉的变化不大，故而可以说收效不是很好。

症已减少，药颇中的。虑前方阴药过多，理气不足，仍步前法，加理气镇呕之品，并宜因势利导，使无上逆之虞。上方加砂仁5克，竹茹10克，瞿麦、冬葵子各15克，3剂——加用利尿的瞿麦、冬葵子，理气的砂仁、止呕的竹茹。

三诊：小便通畅，除感腰微痛外，无其他不适——效果还行。

宜酌去通利之品，加补肾益气之药善后。处方：猪苓、枸杞子、阿胶各10克，茯苓、滑石、川楝子、生地、淮山药、黄芪、冬葵子各15克，琥珀6克，砂仁5克，5剂——扶正祛邪法同用。

至同年四月下旬询悉，患者服完上方5剂后，诸症解除，自动出院，在家自按原方续服5剂，即下乡劳动，于今已5年余，未见复发——效果很好。

〔读后感悟〕

临床上，当患者出现变证时，一定要知道这个变证发生的原因，是患者的饮食不注意、该休息而没有休息、感冒受凉还是大夫自身的用药失误，这样，临证经验才可得到积累，水平才能提高。

（六）腹胀满：调胃承气汤

案　治一人素伤烟色，平日大便七八日一行，今因受外感实热，十六七日大便犹未通下，心中烦热，腹中胀满，用洗肠法下燥粪少许，而胀满烦热如旧，医者谓其气虚脉弱，不敢投降下之药。及愚

恶心，也要辨虚实。

临床上，当患者出现变证时，一定要知道这个变证发生的原因。

调胃承气汤，由大黄、芒硝、甘草组成，功用缓下热结，主治阳明病胃肠燥热证。

诊之，知其脉虽弱而火则甚实，遂用调胃承气汤加野台参四钱，生赭石、天门冬各八钱，共煎汤一大碗，分三次徐徐温饮下，饮至两次，腹中作响，觉有开通之意，三次遂不敢服，迟两点钟大便通下，内热全消，霍然愈矣。(《医学衷中参西录》)

〔**病案解析**〕

治一人素伤烟色——讲述病因。

平日大便七八日一行——旧的不去新的不来，这种情况需尽快做治疗。

今因受外感实热——这也是一个病因。

十六七日大便犹未通下——太糟糕了。

心中烦热——肠腑不通，气机不降，郁结在上，出现"烦热"。

腹中胀满——气滞所致。

用洗肠法下燥粪少许，而胀满烦热如旧——治标而不治本。

胆大心细才可能成明医。

医者谓其气虚脉弱，不敢投降下之药——胆大心细才可能成明医。

及愚诊之，知其脉虽弱而火则甚实——急则治其标。

遂用调胃承气汤加野台参四钱，生赭石、天门冬各八钱——在泻下的同时用党参补气天冬滋阴以防伤正。

共煎汤一大碗，分三次徐徐温饮下，饮至两次，腹中作响，觉有开通之意，三次遂不敢服，迟两点钟大便通下，内热全消，霍然愈矣——效果不错。

〔**读后感悟**〕

治病求本，这个病案记述，是素有便秘，复感外热，治疗时通腑泄热，一剂药即通，效果不错，但是，如果没有继续用药调理，仅仅靠这剂药中的八钱党参和天冬来扶正，是远远不够的。所以，在条件允许的情况下，继续扶正润肠治便秘，以求痊愈。

小承气汤，由大黄、枳实、厚朴组成，具有轻下热结、除满消痞。主治：伤寒阳明腑实证。

（七）大便硬：小承气汤

案 一人伤寒至五日，下利不止，懊恼，目胀，诸药不效。有以山药、茯苓与之，虑其泻脱也。李诊之，六脉沉数，按其脐则痛。此协热自利，中有结粪。小承气倍大黄服之，果下结粪数枚，遂利止，懊忱亦痊。（《续名医类案·李士材案》）

〔病案解析〕

    一人伤寒至五日——说明了病因和病程。

    下利不止——原因很多，寒可导致，热也可导致。

    懊忱——心烦之意，说明有热。

    目胀——气滞所致。

    诸药不效——说明治疗用药也不少。

    有以山药、茯苓与之，虑其泻脱也——前医经验，可以借鉴，补法不见效，应反其道而用泻法来治疗。

    李诊之，六脉沉数——沉，主里；数，主热。

    按其脐则痛——拒按为实，喜按为虚。由此可知道，这是肠滞所为。

    此协热自利，中有结粪——热结旁流。生活当中，水龙头部位有东西堵塞，关不严，则总有水流出，这个患者的"下利"就属于这种情况。治疗时，和生活当中的修理水龙头一样，只需把水龙头打开，将堵塞之物去掉，然后轻轻一关即可，中医用药，只需通利肠滞，根本不用"轻轻地关"，因为人体自身就有这个功能。

    小承气倍大黄服之——这是正治之法。

    果下结粪数枚，遂利止，懊忱亦痊——肠滞得下，气机得降，这时不仅仅是"遂利止，懊亦痊"，更有前面谈到的"眼胀"也得以缓解消失。

> 热结旁流，是肠燥屎内结而致时泄臭水之症。

〔读后感悟〕

    临床治疗，辨证是关键，可以自己根据症状、舌和脉的表现进行诊断，也可以借鉴前医的教训反其道而治之。我记得裘沛然老先生在《壶天散墨》里谈到一个病案，现摘录于此而释理：我平生体弱而少病，偶染小恙，亦不服药。有一次患感冒咳嗽，连续数日，旋致咳嗽昼夜不停，彻夜不能眠。不得已乃自处一方，方用诃子30克、黄芩30克、龙胆草9克、甘草9克，又加乌梅、干姜、细

> 临床治疗，辨证是关键，可以自己根据症状、舌和脉的表现进行诊断，也可以借鉴前医的教训反其道而治之

辛三药。服药约两个小时后，自觉泛泛欲吐，旋即呕吐痰涎及食物残渣，隔半小时又大吐一次，自觉精神困疲，未进晚餐，即卧床安息。事出意料，这个昼夜连续不停地剧咳，竟得一吐而痊愈。是夜安睡通宵，嗣后亦无一声咳嗽，精气爽朗，工作如常。这是酸苦涌泄的吐法而愈外感剧咳的例子。我自用有捷效，后用治他人，亦每收奇功。此法张子和最擅长，今人多弃置不用，殊为可惜。

（八）大便硬，小便数：麻子仁丸

案 刘某，男，28岁。大便燥解，五六日一行。每次大便，困难异常，往往因用力太劳而汗出如雨。口唇发干，以舌津舐之则起厚皮如痂，撕则唇破血出。其脉沉滑，舌苔黄。

辨证：是属胃强脾弱之脾约证。因脾营在唇，故脾阴不足，则唇燥干裂。

处方：麻子仁丸一料，服之而愈。（《伤寒论十四讲》）

〔**病案解析**〕

刘某，男，28岁——介绍患者的一般情况。

大便燥解，五六日一行——直接诊断结果就是肠道中的津液不足。

每次大便，困难异常，往往因用力太劳而汗出如雨——大便时怒挣的结果。

口唇发干，以舌津舐之则起厚皮如痂，撕则唇破血出——津液不足所致。

其脉沉滑——沉，主里；滑，主痰湿。

舌苔黄——主火。

辨证：是属胃强脾弱之脾约证。因脾营在唇，故脾阴不足，则唇燥干裂——病案中的辨证。这里要了解一个知识点：脾约证，是脾虚津耗、肠液枯燥所致大便艰涩的病证。

处方：麻子仁丸一料，服之而愈——麻仁丸，具有润肠通便的作用，应用之后，效果自然不错。

麻子仁丸，由麻子仁、枳实、厚朴、大黄、杏仁、芍药组成，具有润肠泻热、行气通便之功效。主治肠胃燥热，脾约便秘证。

脾约证，是脾虚津耗、肠液枯燥所致大便艰涩的病证。

〔读后感悟〕

有是证，用是药，这是中医用药的原则，这个病证，就是由于脾虚津液布散失常之后，肠道中津液亏少而导致大便燥结，故而，用麻子仁丸很是对证。病案中出现了滑脉，表示痰湿，此痰湿的来源有二，一是大便燥结之后，产生郁火，火灼津液所致；二是脾虚津液布散失常，部分津液停滞凝聚而成痰湿。

（九）大便难，谵语：大承气汤

案 陈姓少年住无锡路矮屋，年十六，幼龄丧父，惟母是依，终岁勤劳，尚难一饱。适值新年，贩卖花爆，冀博微利。饮食失时，饥餐冷饭，更受风寒，遂病腹痛拒按，时时下利，色纯黑，身不热，脉滑大而口渴。家清寒，无力延医。经十余日，始来求诊。察其症状，知为积滞下利，遂疏大承气汤方，怜其贫也，并去厚朴。计大黄四钱，枳实四钱，芒硝三钱。书竟，谓其母曰：倘服后暴下更甚于前，厥疾可瘳。其母异曰：不止其利，反速其利，何也？余曰：服后自知。果一剂后，大下三次，均黑粪，干湿相杂，利止而愈。此《金匮》所谓宿食下利，当有所去，下之乃愈，宜大承气汤之例也。（《经方实验录》）

〔病案解析〕

陈姓少年住无锡路矮屋，年十六，幼龄丧父，惟母是依，终岁勤劳，尚难一饱。适值新年，贩卖花爆，冀博微利——介绍患者的一般情况。

饮食失时，饥餐冷饭，更受风寒——说明病因。

遂病腹痛拒按——拒按，说明有实邪滞留。病位在腹部，一般来说，要么是肠滞，要么是虫积，要么是结石。

时时下利——这里的"下利"，指的是腹泻。

色纯黑——大便带血所致（当然，排除服用黑色之物如羊血、黑色的中药等因素）。大便中的血，有远近之分，远血，比如胃中出血，可导致大便颜色发黑；近血，是肠道中或肛门部位的出血，其

大承气汤，由大黄、枳实、厚朴、芒硝组成，具有峻下热结之功效，主治阳明腑实证。

大便中的血，有远近之分，远血，比如胃中出血，可导致大便颜色发黑；近血，是肠道中或肛门部位的出血，其颜色发红。

颜色发红。

身不热——还没有影响到此。

脉滑大而口渴——滑，主痰湿；大，主邪实；口渴，是津液亏少所致。

家清寒，无力延医。经十余日，始来求诊——介绍患者的一般情况。

察其症状，知为积滞下利——病案中的诊断结果。

遂疏大承气汤方——表述所用方药。

怜其贫也，并去厚朴——医者，仁心也。

计大黄四钱，枳实四钱，芒硝三钱——这是处方。

书竟，谓其母曰：倘服后暴下更甚于前，厥疾可瘳——说明用药后的情况。

其母异曰：不止其利，反速其利，何也？余曰：服后自知——成竹于胸也。

果一剂后，大下三次，均黑粪，干湿相杂，利止而愈——效果很是不错。

此《金匮》所谓宿食下利，当有所去，下之乃愈，宜大承气汤之例也——借用名医所言来解释自己用药的准确。不过由于这个患者的发病部位主要在腹部（腹部拒按），所以，此证应为肠滞所为，其"下利"和"热结旁流"相类似。故而，并不是上面谈的"宿食"（肠滞病位在下，宿食病位在上）。

〔读后感悟〕

医者父母心，在准确辨证，精确用药的同时还需考虑患者的经济情况，真正做到老百姓喜欢的简便廉验。

（十）外用方：蜜煎方

案 艾道先染伤寒，近旬日，热而自汗，大便不通，小便如常，神昏多睡。诊其脉，长大而虚。予曰：阳明证也。乃兄曰：舍弟全似李某证，又属阳明，莫可行承气否？余曰：虽为阳明，此证不可下，仲景名自汗，小便利者，为津液内竭，虽坚不可攻。宜蜜兑导之。做

（侧栏） 医者父母心，在准确辨证，精确用药的同时还需考虑患者的经济情况，真正做到老百姓喜欢的简便廉验。

蜜煎方，也是蜜煎导法，就是用蜂蜜适量，在锅内熬煎浓缩，趁热取出，捻成如小指样二寸长的栓子，塞入肛门内。适用于病后或老年、新产，因肠胃津液不足，大便秘结，体虚不任攻下者。

三剂，三易之，先下燥粪，次泄溏，已而汗解。(《伤寒九十论》)

〔**病案解析**〕

　　艾道先染伤寒——说明病因。

　　近旬日——说明病程。

　　热而自汗——热迫津出。

　　大便不通——热灼津液，肠道中津液亏少，"无水行舟"所致。

　　小便如常——还未伤害及小便。

　　神昏多睡——热扰心神所致。

　　诊其脉，长大而虚——长大，为邪实；虚，为气血不足。

　　予曰：阳明证也——病案中的记述。

　　乃兄曰：舍弟全似李某证，又属阳明，莫可行承气否？余曰：虽为阳明，此证不可下，仲景名自汗，小便利者，为津液内竭，虽坚不可攻。宜蜜兑导之——介绍诊治思维。

　　做三剂，三易之，先下燥粪，次泄溏，已而汗解——效果不错。

〔**读后感悟**〕

　　上医治病靠谋略，治病，方法很重要，我记得有这么一个知识点，现摘录于此，供大家参考欣赏（特别注意后面的病案）：1983年《江苏中医杂志》上张德林介绍治疗热郁胸痛：用栀子、杏仁按2∶1配比，研细，加白酒调成糊状，于睡前外敷膻中穴，用汗巾捆好，隔夜取下，局部呈现青紫色，闷痛即止。曾治一男性患者，心中虚烦懊恼，身热不去，胸脘闷痛，连服2剂栀子豉汤，收效甚微，后敷贴上述药糊1次，闷痛立止。

> 上医治病靠谋略，治病，方法很重要。

二、阳明病因中寒所致的病证

（一）中寒欲呕：吴茱萸汤

　　案　刘翁镜人，年古稀，体羸铄，有卢同癖，时吐清涎，每届天候转变，遂发头痛，而以巅顶为烈，服温药则愈。近因家务烦劳，头痛较增，咳剧涎多，不热不渴，畏寒特甚，杂服诸药罔效。昨来

> 吴茱萸汤，由吴茱萸、人参、生姜、大枣组成，具温中补虚、降逆止呕之功效。主治肝胃虚寒，浊阴上逆证。

迎诊，切脉细滑，舌润无苔，口淡乏味，证同上述。若从其头痛吐涎畏寒等象观测，由于阳气不振，浊阴引动肝气上逆之所致。正如《伤寒论》所谓："干呕吐涎沫头痛者，吴茱萸汤主之。"且其年高体胖，嗜茶增湿，胃寒失化，水泛成痰，外表虽健，而内则虚寒痰凝也。治以吴茱萸汤温中补虚，降逆行痰，颇为证情适合。

党参八钱，吴茱萸二钱，生姜五钱，大枣五枚，连进三帖，头痛吐涎渐减，而小便清长，较昔为多，此缘阴寒下降，阳气上升，中焦得运，决渎复常耳。药既见效，原方再进四帖，诸症尽失。改用六君子汤加干姜、砂仁温脾益气，善后调理。(《治验回忆录》)

〔**病案解析**〕

刘翁镜人，年古稀，体矍铄，有卢同癖，时吐清涎，每届天候转变，遂发头痛，而以巅顶为烈，服温药则愈——介绍患者的有关情况。

近因家务烦劳——说明此次病因。

头痛较增——根据病因，说明是因虚所致。

咳剧涎多——这也应该是虚咳；气虚不固，出现涎液外出增多。

不热不渴——还没有这些症状出现。

畏寒特甚——气有温煦作用，气虚之后，温煦作用下降，故而出现"畏寒"。这里要注意的是气虚加寒象，就是阳虚的诊断标准。

气虚加寒象，就是阳虚的诊断标准。

杂服诸药罔效——看来患者也治疗了好久，因为一两天不可能"杂服诸药"。

昨来迎诊——不多说了。

切脉细滑——细，痰湿可导致，气血不足也可以导致；滑，主痰湿。

舌润无苔——润，主湿；无苔，这是患者素有疾病在舌上的表现。

口淡乏味——脾虚的表现。

证同上述。若从其头痛吐涎畏寒等象观测，由于阳气不振，浊阴引动肝气上逆之所致。正如《伤寒论》所谓："干呕吐涎沫头痛者，吴茱萸汤主之。"且其年高体胖，嗜茶增湿，胃寒失化，水泛成痰，外表虽健，而内则虚寒痰凝也。治以吴茱萸汤温中补虚，降逆行痰，颇为证情适合——这是病案中记述的诊治思路。

党参八钱，吴茱萸二钱，生姜五钱，大枣五枚——党参和大枣补气，吴茱萸温里降逆，生姜温里散寒，诸药合用，补气健脾，温里散寒降逆。

连进三帖，头痛吐涎渐减——补气的同时降逆，故而，有效。

而小便清长，较昔为多——应用降逆之品之后，寒邪下移所致。

此缘阴寒下降，阳气上升，中焦得运，决渎复常耳。药既见效，原方再进四帖，诸症尽失——病案中的诊治思维。

改用六君子汤加干姜、砂仁温脾益气，善后调理——六君子汤，是在四君子汤的基础上加了陈皮和半夏组成，益气健脾的同时祛痰湿，再用干姜温里祛寒，砂仁理气，扶正祛邪。

〔**读后感悟**〕

治病，要对用药后出现的情况了然于胸，就如这个病案中记述的"小便清长"，就是用药后，中焦温热，逼迫寒气下行所致的，继续应用，使得寒气从下而出，后再扶正以巩固疗效，以使痊愈（使这次患有的疾病痊愈）。

这里还要说的一点就是病案中记述的"无苔"，是素有疾病所致，因为寒湿不可能导致这种现象出现。治病，分清标本缓急很重要，先把这次的病患治好，如果条件允许，再治疗素有疾患则更好。

> 病证的治疗，分清楚新旧病，很重要。

（二）中寒腹痛下利：四逆汤

> 四逆汤，由附子、甘草、干姜组成，具有回阳救逆之功效。

俞长荣医案　苏某妻，三十余岁。月经期中不慎冲水，夜间忽发寒战，继即沉沉而睡，人事不省，脉微细欲绝，手足厥逆。当即针人中及十宣穴出血，血色紫黯难以挤出。针时能呼痛，并一度苏醒但不久仍呼呼入睡。此因阴寒太盛，阳气大衰，气血凝滞之故。急当温经散寒挽扶阳气。拟大剂四逆汤一方。

处方：炮附子24克，北干姜12克，炙甘草12克，水煎，嘱分4次温服，每半小时灌服1次。

病者家属问：此证如此严重，为何将药分作四次，而不一次服下使其速愈？我说：正因其症状严重，才取"重剂缓服"办法。其目的为使药力相继，缓缓振奋其阳气而驱散阴寒。譬如春临大地冰雪自然溶解；如果一剂顿服，恐有"脉暴出"之变，譬如突然烈日当空，冰雪骤，反致弥漫成灾。家属信服。服全剂未完，果然四肢转置，脉回，清醒如初。(《伤寒名医验案精选》)

〔**病案解析**〕

苏某妻，三十余岁——介绍患者的一般情况。

月经期中不慎冲水——说明病因。

夜间忽发寒战——说明是外感所致。

继即沉沉而睡，人事不省——说明病情严重。

脉微细欲绝——微，严重的气血不足；细，痰湿可以导致，虚也可以导致；欲绝，说明病情很严重。

手足厥逆——直接诊断就是气虚所致，因为气有温煦作用。

当即针人中及十宣穴出血，血色紫黯难以挤出——寒则收引所致。

针时能呼痛，并一度苏醒但不久仍呼呼入睡——病重者，有人说一针二灸三用药，这个患者，看来用针效果不大。

此因阴寒太盛，阳气大衰，气血凝滞之故——病案中诊断。

急当温经散寒挽扶阳气。拟大剂四逆汤一方——这是外感寒邪直中入里所致。

处方：炮附子 24 克，北干姜 12 克，炙甘草 12 克，水煎，嘱分 4 次温服，每半小时灌服 1 次——附子温里祛寒，干姜也是温里祛寒，炙甘草补气健脾，培补中焦之土。

病者家属问：此证如此严重，为何将药分作四次，而不一次服下使其速愈？我说：正因其症状严重，才取"重剂缓服"办法。其目的为使药力相继，缓缓振奋其阳气而驱散阴寒。譬如春临大地冰雪自然溶解；如果一剂顿服，恐有"脉暴出"之变，譬如突然烈日当空，冰雪骤，反致弥漫成灾。家属信服。服全剂未完，果然四肢转置，脉回，清醒如初——解说用药思维并介绍效果很是不错。

危急病证，需要想到应用针刺法。

〔**读后感悟**〕

这则病案，好！不仅仅是辨证准确，用药精确，更主要的是服用方法很妙和解说其诊治思路很有理。中医之理，就是生活之理，就是自然之理，在这里得到了很好的体现，故而，我说"好"。

中医之理，就是生活之理，就是自然之理，在这则病案中得到了很好的体现。

三、阳明病兼证

（一）发黄：茵陈蒿汤

黄伟康医案　袁某某，男，23 岁。因黄疸 8 天而入院。患者于入院前 12 天开始畏寒发热，伴有上呼吸道感染，疲乏，食欲不振。曾在联合诊所服消化药片，无任何进步。4 天后热退，巩膜及皮肤随即出现黄疸，小便深黄，乃入院治疗。体检：体温 36.5℃，脉搏 72 次 / 分，呼吸 20 次 / 分，血压 110/60 毫米汞柱；巩膜及皮肤有轻度黄染，心肺未见异常，腹软、无压痛，肝脾未触及。化验检查：血红蛋白 135 克 / 升，红细胞 6.3×10^{12}/ 升，白细胞 8.7×10^9/ 升，中性粒细胞 0.6，淋巴细胞 0.39，单核细胞 0.01；血康、华氏反应阴性；尿胆红素阴性、尿胆元 1/5 弱阳性；大便孵化 3 次均阴性；黄疸指数 40 单位，胆红素 68.4 微摩尔 / 升，凡登白直接反应阳性，麝香草酚浊度 4 单位（正常值 0 ~ 2.5 单位），麝香草酚絮状试验阴性；胆固醇 3.95 毫摩尔 / 升，胆固醇酯 1.8 毫摩尔 / 升，马尿酸试验 2.0 克（以安息香酸计）。诊断为黄疸型传染性肝炎。

于入院后第二天开始服茵陈蒿汤，每日 1 剂。服药 1 周后黄疸显著减退，一般情况亦见进步，黄疸指数降至 8 单位，胆红素 13.6 微摩尔 / 升，马尿酸试验 3.1 克……服药第 3 周末，临床上黄疸已不可见，黄疸指数 10 单位，胆红素 8.55 微摩尔 / 升，马尿酸试验 3.16 克。食欲增加，情况良好，于住院第 25 天出院。〔上海中医药杂志 . 1957,（8）：19〕

〔**病案解析**〕

袁某某，男，23 岁——介绍患者的一般情况。

茵陈蒿汤，由茵陈、栀子、大黄组成，具有清热，利湿，退黄之功效。主治湿热黄疸。

因黄疸 8 天而入院——介绍病因。

患者于入院前 12 天开始畏寒发热，伴有上呼吸道感染，疲乏，食欲不振——这是气虚邪凑所致。

曾在联合诊所服消化药片，无任何进步——误治。

4 天后热退——没有说明热退的原因，是自行消退好还是应用退烧药所致。

巩膜及皮肤随即出现黄疸，小便深黄，乃入院治疗——出现了"黄疸"。

体检：体温 36.5℃，脉搏 72 次 / 分，呼吸 20 次 / 分，血压 110/60 毫米汞柱；巩膜及皮肤有轻度黄染，心肺未见异常，腹软、无压痛，肝脾未触及。化验检查：血红蛋白 135 克 / 升，红细胞 6.3×10^{12}/ 升，白细胞 8.7×10^9/ 升，中性粒细胞 0.6，淋巴细胞 0.39，单核细胞 0.01；血康、华氏反应阴性；尿胆红素阴性、尿胆元 1/5 弱阳性；大便孵化 3 次均阴性；黄疸指数 40 单位，胆红素 68.4 微摩尔 / 升，凡登白直接反应阳性，麝香草酚浊度 4 单位（正常值 0～2.5 单位），麝香草酚絮状试验阴性；胆固醇 3.95 毫摩尔 / 升，胆固醇酯 1.8 毫摩尔 / 升，马尿酸试验 2.0 克（以安息香酸计）。诊断为黄疸型传染性肝炎——西医的检查和诊断结果，可以借鉴。

于入院后第二天开始服茵陈蒿汤——这里，应了解茵陈蒿汤的有关知识。

每日 1 剂。服药 1 周后黄疸显著减退，一般情况亦见进步，黄疸指数降至 8 单位，胆红素 13.6 微摩尔 / 升，马尿酸试验 3.1 克……服药第 3 周末，临床上黄疸已不可见，黄疸指数 10 单位，胆红素 8.55 微摩尔 / 升，马尿酸试验 3.16 克。食欲增加，情况良好，于住院第 25 天出院——效果不错。

〔读后感悟〕

茵陈蒿汤，治疗阳黄效果很好，只要是湿热所致的黄疸，就可以放胆用之，因为其组成是茵陈、栀子和大黄，清热利湿的同时还能排毒。

黄疸的临床上表现为巩膜、黏膜、皮肤及其他组织被染成黄色，其西医机制是由于胆红素代谢障碍而引起血清内胆红素浓度升高所致。

（二）发黄、发热：栀子柏皮汤

案 脉沉，湿热在里，郁蒸发黄，中痞恶心，便结溺赤，三焦病也，苦辛寒主之。

杏仁，石膏，半夏，姜汁，山栀，黄柏，枳实汁。（《临证指南医案》）

〔**病案解析**〕

脉沉，湿热在里，郁蒸发黄——说明患者出现了黄疸，诊脉时出现了"沉"。

中痞恶心——湿热滞留，气机不畅所致。

便结溺赤——湿热所致。

三焦病也——这是说上中下三焦均出现了问题，上焦的"恶心"，中焦的"痞"，下焦的"便结溺赤"。

苦辛寒主之——苦能燥，辛能散，寒能除热。

杏仁，石膏，半夏，姜汁，山栀，黄柏，枳实汁——降气通肠除热的同时燥湿散湿。

〔**读后感悟**〕

这个病案就如微型小说一样，虽然字数不多，但"麻雀虽小五脏俱全"，该说明的已经说明，该交代的已经交代清楚，这就是《临证指南医案》被很多人捧为"经典"的原因。

（三）阳黄兼表：麻黄连翘赤小豆汤

案 农人张友敬，家贫齿繁，操作辛勤，不避风雨，自恃体健，从不惮劳。不期春候反常，时晴时雨，田中插秧鉏草，日受湿热熏蒸，夜间又负凉取快，感受风邪。日前突然恶寒发热，头身重痛，自服表散丹方，汗出热解，暂得轻松，仍力于田。夜又发热，头重目昏，不能起立。医处以解表渗湿方，寒热稍减，反增口渴心烦，胸中嘈杂，头常汗出，身黄如橘子色，尿短黄，因疑病之加剧，延余治之。切脉滑数，舌苔黄白而腻，发热不恶寒，详参上证，是为

栀子柏皮汤，有两个方子，一个是由栀子、黄柏、甘草组成，另一个是在这个基础上又加有茵陈，主要用于：伤寒，湿热郁于肌表，身热发黄者。

麻黄连翘赤小豆汤，由麻黄、连翘、赤小豆、杏仁、桑白皮、甘草、生姜、大枣组成，主治湿热蕴郁于内，外阻经络肌肤之病候。临床常用于：①以皮肤瘙痒、水疱、糜烂、渗出等为特征的皮肤科疾病。②以发热、水肿为表现的泌尿系疾病。③湿热黄疸、小便不利者。

热邪蕴郁，湿气熏蒸而成黄疸。前医之解表渗湿为不谬。其证增者，非药误也，乃病正鸱（chī）张，一时难解而已。再稽之《金匮翼》："黄疸……此为脾胃积热，而复受风湿，瘀结不散，湿热郁蒸，或伤寒无汗，瘀热在里所致。"指明湿热郁久，蕴而成黄，或因汗出不彻，瘀积而成，治以清热渗湿为宜。但外邪尚未尽解，亦应兼予疏散，处麻黄连翘赤小豆汤加茵陈、苡米，嘱服三剂。复诊：脉不浮而滑数，外热虽除，内热尚盛，疸黄如故，苔仍黄腻，不思食，尿短黄，腹胀，三日未便，再予清热渗湿，微通腑气，改用茵陈蒿汤、栀子柏皮汤加苍术、花粉。两日服完三剂，大便通，身黄略褪，可食稀粥半碗，能起立行动。乃于前方去大黄，每次冲服明矾末五分，经服五日，黄褪三分之二，精神饮食均佳。易茵陈五苓散加苡仁，仍照常吞服矾末，一周黄褪尽，略事清补，遂告痊愈。(《治验回忆录》)

〔**病案解析**〕

农人张友敬，家贫齿繁，操作辛勤，不避风雨，自恃体健，从不惮劳——介绍患者的一般情况。

不期春候反常，时晴时雨，田中插秧鉏草，日受湿热熏蒸，夜间又负凉取快，感受风邪——说明病因。

日前突然恶寒发热，头身重痛——有一分恶寒，便有一分表证。

自服表散丹方，汗出热解，暂得轻松，仍力于田——治疗不彻底。

夜又发热，头重目昏，不能起立——正气存内，邪不可侵。本身患者就感受外邪后，治疗不彻底，加上劳作之后，正气更弱，此时外邪更易侵袭。

医处以解表渗湿方，寒热稍减——有效。

反增口渴心烦——又导致了体内有热。

胸中嘈杂，头常汗出，身黄如橘子色，尿短黄——这是湿热为患。

因疑病之加剧，延余治之——不多说这个。

切脉滑数——滑，主痰湿；数，主热。

舌苔黄白而腻——黄，主热，白主寒；腻，主湿。

发热不恶寒，详参上证，是为热邪蕴郁、湿气熏蒸而成黄疸——诊断准确。

前医之解表渗湿为不谬。其证增者，非药误也，乃病正鸱张，一时难解而已。再稽之《金匮翼》："黄疸……此为脾胃积热，而复受风湿，瘀结不散，湿热郁蒸，或伤寒无汗，瘀热在里所致。"指明湿热郁久，蕴而成黄，或因汗出不彻，瘀积而成，治以清热渗湿为宜——引经据典，谈自己的观点。

但外邪尚未尽解，亦应兼予疏散——由于舌苔还有白色，故而这个诊断很准确。

处麻黄连翘赤小豆汤加茵陈、苡米，嘱服三剂——外散寒湿，内利湿热。

复诊：脉不浮而滑数，外热虽除，内热尚盛，疸黄如故，苔仍黄腻，不思食，尿短黄，腹胀，三日未便——湿邪黏滞，不易除去。

湿邪黏滞，不易除去。

再予清热渗湿，微通腑气，改用茵陈蒿汤、栀子柏皮汤加苍术、花粉。两日服完三剂，大便通，身黄略褪，可食稀粥半碗，能起立行动——效果不错。

乃于前方去大黄，每次冲服明矾末五分，经服五日，黄褪三分之二，精神饮食均佳。易茵陈五苓散加苡仁，仍照常吞服矾末，一周黄褪尽，略事清补，遂告痊愈——效果很好。

〔**读后感悟**〕

细节决定成败，看到患者的舌苔黄，但还有白色，故而辨证为外邪未除，很是于细微之处见本事，高！后面又以明矾燥湿退黄，好！

太阴病病案解析

一、太阴本病：理中汤

案 熊某某，男，48岁，工人。1977年11月5日初诊：三四年来喜吐痰，但咳不多，痰白而稠，易咯出，冬春季节更多，有时睡眠后喜流口水，食欲尚可，二便均调，脉沉缓，舌苔正常。经几次X线胸透，两肺无异常。证属脾虚有寒，痰饮内阻，治以温脾燥湿，佐以化痰。

处方：党参15克，炒白术12克，干姜、陈皮、法半夏各9克，炙甘草6克，4剂。

11月9日二诊：药后吐痰减少，几晚未流口水，守原方再进5剂。

11月15日三诊：吐痰已少，不再流口水，继用前方5剂，并嘱服六君子丸1个月以巩固。（江西中医药.1980，4）

〔**病案解析**〕

熊某某，男，48岁，工人——介绍患者的一般情况。

1977年11月5日初诊——说明初诊时间。

三四年来喜吐痰——病程较长。正是因为痰多，而痰必排，故而，出现了"喜"。吐痰，说明有脾虚的情况存在，因为"脾为生痰之源"，脾虚之后，布散津液的作用下降，部分津液停滞成痰。喜，说明痰多。

但咳不多——说明胸中的浊气不太多，因为咳嗽是人体一过性

理中汤，由人参、白术、炙甘草、干姜组成。主要治疗脾胃虚寒证。

的外排胸中浊气而形成的。

痰白而稠——白，主寒；稠，主热。由此可知道，此为寒痰，病久（三四年）之后，郁而化热（传统的说法，简单地理解就是痰湿滞留之后，阻滞气机的正常运行，气郁生热）。

易咯出——说明肺功能还不错（肺主排浊，这点在前面已经谈过了）。

冬春季节更多——冬季和春季，都有点寒凉。

有时睡眠后喜流口水——气虚不固所致。脾主涎，脾气虚固摄之力下降，故而出现"流口水"的异常现象。

食欲尚可，二便均调——还没有伤害及此。

脉沉缓——沉，主里；缓主湿。

舌苔正常——这个就不多说了。

经几次X线胸透，两肺无异常——西医检查结果。

证属脾虚有寒，痰饮内阻，治以温脾燥湿，佐以化痰——病案中的诊治思维。

处方：党参15克，炒白术12克，干姜、陈皮、法半夏各9克，炙甘草6克，4剂——党参健脾补气，白术健脾燥湿，半夏祛湿健脾，干姜温里祛寒，陈皮祛湿理气，炙甘草温暖中宫。

11月9日二诊：药后吐痰减少，几晚未流口水，守原方再进5剂——效果不错。

11月15日三诊：吐痰已少，不再流口水，继用前方5剂，并嘱服六君子丸1个月以巩固——效不更方，继用收效。

〔读后感悟〕

一口吃不了个胖子，补虚，需要一个过程。

这个病案，相比较而言有些简单，诊断出脾虚有痰，则健脾以治本，祛痰以治标，由于一口吃不了个胖子，故而，补虚，也得需要一个过程，只要坚持用药，效不更方，则必然可以治愈。

二、兼变证

（一）脉浮：桂枝汤

孙百善医案 吕某，男，9岁，1985年7月5日初诊。其母代诉：患儿自幼未有汗出，每至暑月则全身皮肤发红，干燥，瘙痒，经常抓破皮肤结血痂，痛苦难忍，曾多次到当地医院求治，诊为植物神经功能紊乱，服用谷维素等药不效。刻诊：全身皮肤发红、干燥，四肢、胸腹部见有条状血痂及出血痕迹，呼吸气粗，时烦躁，口鼻干燥，舌质淡红，苔薄白，脉浮数。患儿呈现一派热象，然审证求因，此非内有实热，乃营卫不调，汗液不得宣泄之故。治以调和营卫，开发腠理，处以桂枝汤：

桂枝5克，白芍5克，甘草5克，生姜3片，大枣5枚。水煎5剂。

服药后，惟腋下略有汗液泌出，肌肤较前感舒服柔和。因患者服用汤药困难，改用桂枝、白芍、甘草各等份，共研极细末，装入空心胶囊，每日2次，每次10克，用生姜、大枣煎汁送下，服用21天，患儿遍身汗出，诸症皆除，如同常人，随访3个月未有发。[山东中医杂志.1989，5（45）]

〔**病案解析**〕

吕某，男，9岁，1985年7月5日初诊——介绍患者的一般情况和初诊时间。

其母代诉：患儿自幼未有汗出——不出汗，说明三点，要么体内没有汗液（这点是可以排除的，但为了严谨，还是要谈的），要么皮肤腠理紧闭，汗液没办法外出，要么就是肺功能低下，没办法把汗液进行外排。

每至暑月则全身皮肤发红——人体之中只有气具有自主运动性，其余所有的物质都是随着气的运动而运行的，汗液的外排也不例外，是浊气向外排散时带动津液外出形成的，现在患者没有汗出，导致皮下的浊气郁结在此而不得外散，气有余便是火，火热同义；皮下有热，故而出现了"皮肤发红"。

桂枝汤，由桂枝、芍药、炙甘草、大枣、生姜组成，具有辛温解表、解肌发表、调和营卫之功效。主治头痛发热，汗出恶风，鼻鸣干呕，苔白不渴，脉浮缓或浮弱者。

不出汗，直接诊断就是肺虚不能正常发挥功能以排浊。要么是肺功能本身低下，不能正常发挥，要么是皮下津液的减少或者寒邪闭郁腠理等导致肺功能的不能正常发挥。

干燥——火灼津液所致。

痒为风所致。

瘙痒，经常抓破皮肤结血痂，痛苦难忍——痒为风所致。皮肤部位出现了热，热极可以生风，血虚也可以生风，由于皮肤局部出现的热为郁热，热的程度不是很大，故而，可以排除热极生风这一可能性，也由此可以知道这里瘙痒的出现是血虚生风所致，那么，血虚是怎么来的？热灼津液之后，津液不足；津液不足，则说明血的补充出现了问题，因为津液是由血来补充的；血不能补充津液，只有两种情况，一种是血瘀之后，补充受阻，一种是血虚，自身都不足，当然就不能补充津液了。根据局部有热的情况来判断，这里的津液补充不及时，更多的是因血虚所致（热可以灼津液，也可以灼血液）。放血就是放气，抓破之后，气随血出，局部气的含量减少，郁热减轻，故而能减缓瘙痒程度。由于"经常抓破皮肤结血痂"，故而导致局部血虚更加严重。

曾多次到当地医院求治，诊为植物神经功能紊乱，服用谷维素等药不效——这个就不多说什么了。

刻诊：全身皮肤发红、干燥——前面已经解释过这种情况出现的机制了。

四肢、胸腹部见有条状血痂及出血痕迹——这是痒所致。

呼吸气粗——向外排浊的一种形式。

时烦躁——热扰心神所致。

口鼻干燥——热灼津液所致。

舌质淡红——淡，主虚；红，主火。从上面的分析可知，这里的火为郁火。

苔薄白——白，主寒。淡红舌，薄白苔，是正常的舌象，不过，出现在这个患者身上，则需分开来谈。也由此可以知道，患者的不出汗为寒郁肌表所致。

脉浮数——浮，主表；数，主热。寒郁肌表，该从皮下外排的浊气不得外排，郁结之后，产生郁热，从而导致了一系列的不适症状出现。由此可以知道，寒郁肌表，为病之根本。

患儿呈现一派热象，然审证求因，此非内有实热，乃营卫不调，汗液不得宣泄之故——病案中的诊治思维。

治以调和营卫，开发腠理，处以桂枝汤——这是正治。

桂枝 5 克，白芍 5 克，甘草 5 克，生姜 3 片，大枣 5 枚。水煎 5 剂——甘草和大枣补气，犹如打仗所需的粮草；桂枝、生姜发散风寒，犹如打仗的士兵；白芍滋阴养血，消除瘙痒这个表象。

服药后，惟腋下略有汗液泌出，肌肤较前感舒服柔和——有效。

因患者服用汤药困难，改用桂枝、白芍、甘草各等份，共研极细末，装入空心胶囊，每日两次，每次 10 克，用生姜、大枣煎汁送下，服用 21 天，患儿遍身汗出，诸症皆除，如同常人，随访 3 个月未有发——变换用药方式，因人制宜，好！

変換用药方式，因人制宜，好！

〔读后感悟〕

中医治病，诊断最为关键。虽然此患者的症状和脉均表现为热，但抓住"薄白苔"，则可以判断出疾病发作的本质。当然，层层推理也是找到病因的关键。

这里，再附上病案中本身的按语：本案无汗，自幼即见，并无外感风寒之病史，又无恶寒脉浮紧之见，知非营卫郁滞之风寒表实证，仍为"荣弱卫强"之桂枝证也。营气内弱，不济卫阳，则卫气不营，滞于玄府而逞其"卫强"之势。荣气内弱，汗孔闭塞，则见无汗；卫气"外强"，郁于腠理，而见皮肤发红、瘙痒、甚则渗血结痂、烦躁、脉浮数一派热象。但此与烦渴引饮，溲赤便结之实热内存毕竟不同本质，切勿苦寒直折，衰败营卫，又忌麻黄洞开腠理，损伤营卫。只宜桂枝汤发汗解肌、济营畅卫。待营卫相济，各司其职，则汗出肌利，烦热自除。诚信桂枝汤发汗之功寓于解肌与调和营卫之中也。

（二）腹痛：虚者，桂枝加芍药汤；实者，桂枝加大黄汤

案 1 祝谌予医案：周某，男，62 岁，1972 年 9 月初诊。1970 年 3 月患急性肺炎入院治疗，1 个月后痊愈出院。此后体力衰弱，纳食甚少，每日不过四两左右，大便每十余日一行，或服番泻叶，或用开塞露，始能解下大便，都如球状，颇以为苦。刻诊：纳少腹胀，大便难解，每解如球状，形体瘦弱，唇暗口干但不多饮，舌质红，脉沉细。诊为大病后阴液大伤，肠枯不润，以桂枝加芍药汤为主方

桂枝加芍药汤，就是桂枝汤中加大了芍药的用量。具有温脾和中，缓急止痛之效。

桂枝加大黄汤，就是桂枝汤加大黄，主治本太阳病，医反下之，因而腹满大实痛者。

加当归、肉苁蓉：桂枝9克，白芍30克，甘草6克，红枣5枚，生姜3片，当归15克，肉苁蓉30克，6剂。服药1剂，大便即下，腹不痛，胀亦消。连服6剂，每日均有大便，但量不多。食欲增，精神好。随将原方加5倍量，研为细末，蜜丸，每丸重9克，早晚各1丸，以巩固疗效。（《伤寒名医验案精选》）

〔病案解析〕

周某，男，62岁——介绍患者的一般情况。

1972年9月初诊——说明初诊时间。

1970年3月患急性肺炎入院治疗，1个月后痊愈出院——介绍病因。

此后体力衰弱——气虚。

纳食甚少，每日不过四两左右——饮食跟不上，身体会更虚。

大便每十余日一行——一是饮食量少，二是气虚推动浊物外出之力不足。

或服番泻叶，或用开塞露，始能解下大便，都如球状，颇以为苦——治标不治本。

> 治标不治本，更多时候会越用病越重。

刻诊：纳少腹胀——纳少，气虚所致；腹胀，气滞所致。

大便难解，每解如球状——气虚所致。

形体瘦弱——气血不足。

唇暗——直接诊断就是血瘀，气虚推血无力可以导致，气滞血行不畅更可以导致。

口干但不多饮——口干，说明口中的津液不足，虽然热灼津液可以导致，但结合前症，更多应是气虚气滞之后，推动津液之力下降所致（人体中只有气具有自主运动性，其余所有的物质都是随着气的运动而运行的）。不多饮，则说明体内有物堵塞，结合前症，可知这里说的物，指的是肠滞，旧的不去新的不来。还有，从另一个侧面也说明这个口干不是因热所致的（如果因热所致，则会出现烦渴引饮）。

舌质红——红，主火。这里的火，应该是气滞导致的郁火。

脉沉细——沉，主里；细，这里主气血不足，虽然痰湿可以导致，但从上来看，没有痰湿滞留的征象，故而，这点可以排除。

诊为大病后阴液大伤，肠枯不润——病案中的诊断。

以桂枝加芍药汤为主方加当归、肉苁蓉：桂枝9克，白芍30克，甘草6克，红枣5枚，生姜3片，当归15克，肉苁蓉30克，6剂——以桂枝和生姜散气来消除气滞，以甘草和红枣来补气，以白芍和当归滋阴补血，以肉苁蓉润肠通便。

服药1剂，大便即下，腹不痛，胀亦消——效果不错。由于"大便得下"，使得腹中的气也随之外出，这样，腹胀就会得到明显缓解。

连服6剂，每日均有大便，但量不多。食欲增，精神好——疗效很好。

随将原方加5倍量，研为细末，蜜丸，每丸重9克，早晚各1丸，以巩固疗效——改变剂型，巩固疗效。

改变剂型，巩固疗效，好！

〔读后感悟〕

这则病案，患者是虚实夹杂，本虚表实。本虚，指的是气血虚弱，标实，指的是气滞和肠滞。由于标和本近乎同等严重，故而处方时标本兼治。

案2 **赵正良医案：**唐某，女，27岁，1984年3月12日诊。产后15天，大便不行5天，小腹疼痛急剧，恶露6天前已尽。刻下腹痛剧烈，急迫难忍，有针刺感，夜间尤甚，扪诊拒按，压之更甚，无便意感，舌红少苔，脉象沉弦，诊为产后瘀热不行，阳明结滞。治以通瘀行滞。方用桂枝加大黄汤加味：大黄、益母草、桂枝各15克，赤芍、白芍各18克，丹参30克，甘草6克，生姜少许，大枣10克。急火煎煮。顿服疼痛立止。(《伤寒名医验案精选》)

〔病案解析〕

唐某，女，27岁，1984年3月12日诊——介绍患者的一般情况和初次就诊时间。

产后15天——说明病因。

大便不行5天——说明有肠滞存在。

小腹疼痛急剧——实邪所致。

刺痛，更多时候是血瘀之邪致病的一个标志。

恶露 6 天前已尽——说明与这个没关系。

刻下腹痛剧烈，急迫难忍——实邪致病。

有针刺感——这是血瘀致病的一个标志。

夜间尤甚——晚上属阴，夜间发作的病，属于阴病，由于上面谈到是实邪所致，故而，这是属于阴病实证。导致阴病实证出现的原因只有四种，气滞、血瘀、痰湿水饮和积滞（积滞也只有四种，积食、虫积、结石和肠滞），结合前后所谈的症状，我们可以用排除法来诊断。

扣诊拒按，压之更甚——实邪滞留较严重。

无便意感——这个不能说明什么。

舌红少苔——红，主火；少苔，为热灼津液所致。

脉象沉弦——沉，主里；弦，疼痛可以导致，气滞也可以导致。

诊为产后瘀热不行，阳明结滞。治以通瘀行滞——病案中的诊断。

方用桂枝加大黄汤加味——了解桂枝加大黄汤的有关知识。

大黄、益母草、桂枝各15克，赤芍、白芍各18克，丹参30克，甘草6克，生姜少许，大枣10克——大黄通腑，益母草和丹参活血，桂枝和生姜散气除热，赤芍和白芍清热滋阴养血，甘草和大枣补气。

急火煎煮。顿服疼痛立止——效果很好。

〔**读后感悟**〕

由于这个病案的处方中用了大量的大黄和滋阴养血的赤白芍和活血补血的丹参（丹参和赤白芍就等于是给肠道中加"水"，肠滞就相当于肠道中的"船"，大黄，就是让"船"下行的动力），故而，通腑效果很好。肠腑一通，滞气得消，加上活血药物的应用，故能使"疼痛立止"。不过，由于体内本身就有火热之邪存在，故而再应用药性温热的生姜和大枣，是否合适，应商榷。

厥阴病病案解析

一、热厥：白虎汤

案 史某某，女性，38岁，农民。急诊时患者已陷入昏迷3小时。发热已2日，急性热性病容，体质营养良好，全身多汗，皮肤湿润，体温40.5℃，手足微冷，心跳急速，口腔干燥，白色薄苔，脉滑而有力，腹诊腹壁紧张度良好，无抵抗，压痛。来院后静脉注射25%葡萄糖100毫升，为处白虎汤原方。6小时后患者诉口渴，给饮凉开水少量，次日神志清楚，诉头痛乏力，体温38.5℃，续服前方，病情续有好转，第3日恢复常温，又5日痊愈。(《伤寒论》)

〔**病案解析**〕

史某某，女性，38岁，农民——介绍患者的一般情况。

急诊时患者已陷入昏迷3小时——病情严重。

发热已2日——介绍病程。

急性热性病容，体质营养良好——体质不错。

全身多汗，皮肤湿润——热迫津出。

体温40.5℃——高热。

手足微冷——因热致厥。

心跳急速——因热所致。

口腔干燥——热灼津液。

白色薄苔——苔白，主寒。

脉滑而有力——滑，主痰湿；有力，是邪实。

热厥，病证名。因热邪亢盛所致手足厥冷，甚至昏迷的病证。一名阳厥。

腹诊腹壁紧张度良好，无抵抗，压痛。来院后静脉注射 25% 葡萄糖 100 毫升——*西医检查及处理情况。*

为处白虎汤原方——*了解白虎汤的有关知识。*

6 小时后患者诉口渴，给饮凉开水少量，次日神志清楚，诉头痛乏力，体温 38.5℃——*效果较好。*

续服前方，病情续有好转，第 3 日恢复常温，又 5 日痊愈——*效不更方。*

〔读后感悟〕

从这则病案记述来看，患者应为外寒束表、内有郁热而发病，和前面的"脉浮，桂枝汤"中记录的病案相似，但这里却用白虎汤来清泄里热，这是急则治其标的用法，如果内热清泄大半（中病即止）时，再散寒治表，则治疗更加完美。

二、寒厥：四逆汤

寒厥，又名阴厥、冷厥。指肢体厥冷由于阳衰阴盛所致。

徐宏成治阴盛格阳（高血压病）案　刘某某，女，55 岁，居民。患高血压病十余年，经某医投滋潜清降药反剧。初诊：面容憔悴，精神萎靡，步态蹒跚，面颧赤红，彻夜难寐，口干不渴，身着棉衣大汗淋漓，四肢逆冷。脉沉细欲绝，舌淡苔薄白，血压 180/110 毫米汞柱。此属阴盛格阳，拟四逆汤加味为治。

药用：熟附子 9 克，干姜 6 克，炙甘草 6 克，党参 12 克，龙骨 15 克，1 剂。

病情危笃，嘱来日复诊。

二诊：手足已温，精神转佳，大汗已收，血压 170/100 毫米汞柱，仍心烦难寐。试投已效，上方加黄连 3 克，进 3 剂。

三诊：诸症悉失，渐能入睡，血压 140/90 毫米汞柱。继服二仙汤（仙茅、仙灵脾、黄柏、知母、当归、巴戟天）15 剂以善后。（广西中医药 .1980，9）

〔病案解析〕

刘某某，女，55 岁，居民——*介绍患者的一般情况。*

患高血压病十余年——高血压病，是西医的病名，由于是常见病，多发病，故而，我们最好了解有关知识。

经某医投滋潜清降药反剧——前医的失误，我们可以借鉴。

初诊：面容憔悴，精神萎靡，步态蹒跚——气虚所致。

面颧赤红——赤红，主热。结合其他症状来判断是实热、虚热还是郁热。

彻夜难寐——病较严重。

口干不渴——口干，说明津液不足；不渴，说明不是因热引起的。

身着棉衣大汗淋漓——大汗淋漓，说明气虚不固；身着棉衣，说明寒冷。由于病案没有说明初诊时间，故而不能从"身着棉衣"来过多的说明什么，因为如果是寒冷的冬天就诊，则"身着棉衣"为正常情况。

四肢逆冷——直接诊断结果就是气虚，因为气有温煦作用。

脉沉细欲绝——沉，主里；细，主虚；欲绝，说明病重。

舌淡苔薄白——淡，主虚；白，主寒。

血压 180/110 毫米汞柱——西医的血压检测。我们要了解血压的正常值。

此属阴盛格阳，拟四逆汤加味为治——病案中记述的诊治思维。

药用：熟附子 9 克，干姜 6 克，炙甘草 6 克，党参 12 克，龙骨 15 克，1 剂——附子和干姜温里驱寒，炙甘草和党参补气，龙骨镇静安神。由于病情较重，故而，用药 1 剂，随后看病情的变化而灵活用药。

病情危笃，嘱来日复诊——细节决定成败，胆大心细是大夫应该具备的。

二诊：手足已温，精神转佳，大汗已收，血压 170/100 毫米汞柱——效果不错。

仍心烦难寐——说明体内还有热邪存在。

试投已效，上方加黄连 3 克，进 3 剂——加用黄连清内热。

三诊：诸症悉失，渐能入睡，血压 140/90 毫米汞柱——效果不错。

继服二仙汤（仙茅、仙灵脾、黄柏、知母、当归、巴戟天）15

剂以善后——调补阴阳，扶正祛邪。

〔 **读后感悟** 〕

辨证论治，是中医的特点，也是中医的优势，临床上经常能见到有些人一看到高血压病，就直接用清热降火的药物，用者鲜效，这就是没有采用辨证论治的结果，也是想当然的结果。就如这个患者的病情，为气虚阴寒所致，如果再用清热泻火的药物，则南辕北辙，会越治越糟糕。最后给处方中加的黄连，为清内热，这也是在大量温里驱寒的基础上加的，而且剂量很小，只有3克。这和应用大量的清热泻火之品来治疗高血压病是不一样的。

> 辨证论治，是中医的特点，也是中医的优势，必须紧抓不放才是。

三、血虚寒厥：当归四逆汤

案 王某某，女，37岁。痛经十余年，时重时轻。近年内，月经常错后，经量较多，色黑，且有血块。月经前后，少腹抽痛难忍，触其四肢清冷，六脉皆细。治以当归四逆汤，令其月经前3至5日，服2剂，连用8个月。服后，该患者痛经得止，经量适常。(《名方广用》)

> 当归四逆汤，由当归、桂枝、芍药、细辛、通草、甘草、大枣组成，具温经散寒、养血通脉之功效。主治血虚寒厥证。

〔 **病案解析** 〕

王某某，女，37岁——介绍患者的一般情况。

痛经十余年——介绍主诉及病程。

时重时轻——说明机体自身可以调节。

近年内，月经常错后——月经推迟，有两种情况，一种是血虚，没有血可流，就如生活当中跟欠债的要钱，当欠债的没有钱时，只能向后推，一旦有钱了，才能还（没良心的不谈）；另一种是中间道路不通，阻滞了血液的外出。更多时候，阻滞血液外出的为瘀血。

> 月经推迟，有两种情况，一种是血虚，另一种是中间道路不通，阻滞了血液的外出。

经量较多——可以排除血虚导致月经错后的情况。

色黑，且有血块——瘀血所致。

月经前后，少腹抽痛难忍——实邪所致。

触其四肢清冷——气虚所致，因为气有温煦作用。

六脉皆细——气虚所致。

治以当归四逆汤——散寒通脉，补气活血。

令其月经前 3 至 5 日，服 2 剂，连用 8 个月。服后，该患者痛经得止，经量适常——服药方法很重要。

〔**读后感悟**〕

这则病案，诊治不难，关键是用药的方法很独特，这点，很值得我们学习。

四、血虚寒厥加里寒者：当归四逆加吴茱萸生姜汤

周德禄医案 张某某，男，32 岁，1980 年 3 月诊。面色㿠白，脘腹冷痛，嗳气泛酸，大便稀黑。X 线摄片诊断为十二指肠球部溃疡。近日来呕吐频繁，初为清水涎沫，继则饮食俱出。肢凉、舌淡，苔薄，脉沉。投当归四逆汤加吴茱萸、半夏、生姜，2 剂呕止，继用本方加白豆蔻、肉桂数剂，脘痛嗳气锐减。续服药 3 个月，1981 年 2 月钡餐透视未见溃疡龛影。（《伤寒名医验案精选》）

〔**病案解析**〕

张某某，男，32 岁，1980 年 3 月诊——介绍患者的一般情况和初诊时间。

面色㿠白——气血不足。

脘腹冷痛——受寒可以导致，因为寒则收引，不松则痛；气虚温煦作用不足可致"冷"，气血不足，不营则痛可致痛。

嗳气泛酸——胃中清气不足，浊气过多；浊气必排，就近从口而出所致。

大便稀黑——大便稀，说明肠道中津液过多，直接诊断结果就是脾虚津液布散失常所致；黑，在排除了染色情况之外，说明体内有瘀血存在。

X 线摄片诊断为十二指肠球部溃疡——西医的诊断结果，可以借鉴。

近日来呕吐频繁，初为清水涎沫，继则饮食俱出——说明胃中

当归四逆加吴茱萸生姜汤，是当归四逆汤加吴茱萸和生姜，主治素体血虚，内有久寒，又复外受寒邪。

学习这个病案中的服药时间。

大便颜色发黑，一定要考虑是否有染色的情况。比如服用某些中药后、吃了羊血后等情况也能让大便变黑。

的清气越发不足，浊气越来越多。

肢凉——气虚，温煦作用下降所致。

舌淡——气血不足。

苔薄——这个不好说什么。

脉沉——主里。由此可知，这个患者是气血不足为本，中寒为标，也就说前面谈到的"脘腹冷痛"为中寒所致。

投当归四逆汤加吴茱萸、半夏、生姜——标本同治。

2剂呕止——效果不错。

继用本方加白豆蔻、肉桂数剂——增强温里之力。

脘痛嗳气锐减——疗效很好。

续服药3个月，1981年2月钡餐透视未见溃疡龛影——坚持用药是治疗慢性病的关键。

〔读后感悟〕

中医，不但要讲道理而且还要讲推理，这则病证，根据"脉沉"推理出了有中寒的情况存在，这是因为如果是气虚引起的"脘腹冷痛"，则脉会出现虚象，现在，只说脉沉而没有谈及虚，就说明没有虚象在脉上表现，故而也就排除了气虚致"冷痛"的可能性。

这则病案中的"续服药3个月"也提醒我们治疗慢性病或器质性病变时，一定要坚持用药，汤药服用不便，可以变换剂型，但连续用药很关键。

治疗慢性病或器质性病变时，一定要坚持用药，汤药服用不便，可以变换剂型，但连续用药很关键。

五、痰食致厥：瓜蒂散

一道人医案 信州老兵女三岁，因食盐虾过多，得胸喘之疾，乳食不进。贫无可召医治，一道人过门，见病女喘不止，便叫取甜瓜蒂七枚，研为粗末，用冷水半茶盏许，调澄取清汁呷一小呷。如其言，才饮竟，即吐痰涎若黏胶状，胸次既宽，胸喘亦定。少日再作，又服之，随手愈。凡三进药，病根如扫。(《名医类案》)

〔病案解析〕

信州老兵女三岁——介绍患者的一般情况。

瓜蒂散，由瓜蒂和赤小豆组成，具涌吐痰涎宿食之功效。主治痰涎宿食，壅滞胸脘证。

因食盐虾过多——介绍病因。

得胸喘之疾，乳食不进——饮食，掌握度很重要，度不够，则营养不足；度太过，则伤体。盐为咸味，肾主咸，食盐过度，则伤肾，由于肾主纳摄[附]，肾虚，纳气功能下降，可出现喘疾；纳食功能下降，可出现饮食不进。

> 肾的功能，记住"纳摄"两个字就可以了。

贫无可召医治，一道人过门，见病女喘不止，便叫取甜瓜蒂七枚，研为粗末，用冷水半茶盏许，调澄取清汁呷一小呷——介绍治法。

如其言，才饮竟，即吐痰涎若黏胶状，胸次既宽，胸喘亦定——效果不错。

少日再作，又服之，随手愈。凡三进药，病根如扫——效不更方，继用除根。

[附]

谈谈肾的功能

肾的功能，概括之后就只有两个字"纳摄"，只要我们理解了这两个字，就知道了肾的功能。

纳，就是纳入；摄，就是固摄。纳摄，就是说把体外的东西纳入体内并固摄体内之物使它们不得无故外出。

正常情况下，对人体而言，能进入体内的东西只有空气和饮食物，所以，肾的其中一个职能就是把外界的空气和饮食物纳入人体。

正常情况下，体内需要外出的东西只有大小便、汗液、精和浊气，这里就不谈女性的月经了。由于气体交换是每时每刻必须进行的事，浊气须要不停地外排才能给清气腾出地方，故而，浊气是不能被固摄的。排除了浊气之后，肾的另一个职能就是固摄二便、汗液和精等物质。

下面，具体谈谈：

1. 肾主纳气

肾主纳气，就是说外界空气的进入靠的是肾。《类证治裁·喘证》上就明确的谈到："肺为气之主，肾为气之根，肺主出气，肾主纳气，阴阳相交，呼吸乃和。"

如果肾的纳气功能下降，导致空气的进入量减少，则会出现呼多吸少证。反过来，如果在临床上见到呼多吸少证，其直接诊断结果就是肾功能下降，即我们常说的肾虚。

这里要注意的是：所谓的呼多吸少，指的是呼气量正常，吸气量下降。看看生活当中的一些"老慢支（老年慢性支气管炎）"患者，很多人是自觉有出的气，没有进的气，这就属于中医的肾虚所致。

现在，我们可以通过《脏腑证治与用药》里面的一个病案来更好地理解肾虚不能纳气所致的病症：

刘某，男，56岁，工人。

1977年10月8日初诊：素有慢性支气管炎，近半月气短喘逆明显，咳嗽痰少，汗出，活动后诸症加剧，晨起颜面浮肿明显，夜尿频繁。舌质淡红，苔薄白，脉象虚弱两尺明显，胸透：两肺肺气肿。

辨证：久咳伤肾，母病及子，肾为气之根，肾虚不能纳气而生诸症。

治法：补肾纳气。

处方：都气丸加减：熟地、山药各15克，山萸肉、泽泻、胡桃肉各9克，云苓18克，丹皮、五味子、人参各6克，蛤蚧粉3克（冲）。水煎服，日1剂。

11月5日二诊：服药23剂，气短喘咳明显减轻，夜尿次数减少，全身较前有力。舌质淡红苔薄白，脉象细弱。上方加川贝、冬虫夏草、炙杷叶各9克，以10剂药的量，共为细末，炼蜜为丸，每丸重9克，每服1丸，日3次，以巩固疗效。

3个月后随访，服药后诸症逐渐减轻，过冬，气管炎亦未大做。

肾主纳气还有一层意思，就是摄纳体内之气使之不得外散。我们临床上见到的气脱证就是由于肾功能极度低下所致的。

没有无故的爱，也没有无故的恨，所有的果都是有因的。也许因为某些原因所致，使得我们没有找到有些果的"因"。生病，也是有原因的，比如气脱证的出现，更多的是因为大量出血而引起的。

在《福建中医医案医话选编》中谈到一个气脱证的案例，我复制过来以供大家参考：

郑子礼，三十余岁。吐血后从头到颈汗出如雨，神志昏迷，不省人事。诸医均为不治。余诊其脉，虚弱无力，均为气虚之故。

气为血之帅，气虚无以摄血，汗为血之余，吐血暴汗，则血亦虚，应大补气血。用当归补血汤加粉光参、龙骨、牡蛎、小麦、附子。方以参芪补其气，当归补其血，附子扶其阳，龙牡、浮小麦敛其汗，挽虚脱之象。连服三剂汗收人醒，继以人参养营汤加附子、黑姜以竟全功。

按：此例患者吐血之后，出现大汗如雨，昏迷，脉虚无力，可知为气随血脱，气血打伤之候。根绝"善治血者，不求之有形之血，而求之无形之气"以及益气以摄血的理论，用参芪大补其气，以龙牡等敛汗并防气血之继续耗散，实乃治疗气随血脱之当务之急。故用之三剂而化险为夷。气血既失，续以人参养营汤加味，以善其后。

2. 纳饮食

饮食物的进入，实际上是在纳气功能的发挥下进行的。没有气的进入，饮食物是不可能进入人体的，想想看，在呼气的时候能吃进东西吗？还有，仔细感觉一下，每次较长时间的吞咽饮食物后是不是都是呼气？

由于气是人体内惟一具有自主运动性的物质，其余所有的物质都是随着气的运动而运行的。饮食物中营养物质的吸收也不例外，也是在气的进入运动下进行的。而气的进入本身就属"纳气"的范畴，由于纳气为肾主管，故而，营养物质的吸收靠的也是肾。

现在，我们应该可以知道为什么"三仙（麦芽、山楂、神曲）"是"焦"的其消食效果才好的原因了吧：因为"焦"为黑色，黑色入肾，有补肾之功。现代研究，"焦"的物质有一定的吸附功能。而肾主纳摄，这种"吸附"不就是肾的纳摄功能之体现吗？

民间还有一个治疗消化不良的办法，就是伤什么食，就把什么东西烧焦了来吃。现代解释就是这些烧焦的物质有吸附浊气的作用。浊气被吸附并随烧焦的物质一起下行，则胃中之浊气含量得减，胃胀胃痛等不舒服症状随即就会得到缓解。中医上的道理则是：黑为肾所主之色，黑色之物，更多的有补肾作用，用烧焦之物来补肾，肾的纳气功能增强，不但能增强消化吸收功能，更能使胃中之物很快得降，则胃胀胃痛缓解消失。不过，此种方法只可暂用，不可久用，原因就是烧焦的食物中含有致癌物。

在《名老中医之路》里，蒲志孝写到蒲辅周老先生时谈到：先父相当重视患者的客观反映，从中积累知识，他曾举一脾胃患者，腹胀、胸闷、不思饮食一个多月，形容消瘦，身倦。治疗多次无效，求他诊治。他套用古人消食导滞药如山楂、谷麦芽、鸡内金合阿魏丸，一剂后，病者未再求诊。一个月后在路上碰见，患者面色红润，形体也较前丰满。病者笑着说"上次您那药服后并没有什么效果。别人说伤了什么食，就把什么食物烧焦来吃，可以化积。我是吃海参得病的，因此我买了大海参，烧焦服后泻下黏涎不少，胸膈顿觉宽敞，没再服药就好了"。先父说"此事对我深有教益。患者讲真话可察知我们治疗上的正确与否。如果病者碍于情面，不讲真话，我们则以非为是，必然不能得到提高。伤于某种食物即以某种食物炭为引，大约是同气相求之理，几十年我用此法确有效果"。

蒲老的"同气相求"不过是一种猜测，但烧焦的食物食用后确实能帮助消化吸收，却是不争之理，这也正是补肾可以帮助饮食物消化吸收的临床道理。

临床上，当一个人不能吃饭的时候，我们就要从两方面来考虑：一是肾虚之极，纳气功能极度低下，以至于不能通过气把饮食物"吸"进人体，比如医院病房里面的危重患者，它们的不能吃饭其原因就在于此；二是中间有物堵塞，导致肾的功能不能正常发挥所致，比如咽部红肿、咽喉或食道部位的肿瘤等。

3. 固摄二便

肾主二阴，肾只要管好二便外排之口，就能把二便固摄住了。

生活当中，好多人在特殊情况下的憋尿或者欲大便但硬憋着的现象就是强迫着肾在更多地发挥功能。水能载舟亦能覆舟。如果憋的力量较小、时间较短，则可以锻炼肾功能，使肾功能增强；一旦憋力太大或者憋的时间太长，那可就麻烦了，为什么？因为肾的过度疲劳而被严重的损伤了。这就像一个人背 20 斤重的东西跑一公里，没问题；如果让这个人背 25 斤重的东西跑一公里甚至一公里半，这是锻炼，也没问题；可是如果让这个人背 100 斤重的东西跑五公里，这可就伤身体了。故而适当的憋尿是可以的，但千万不要过度。看看长途货运司机，它们的职业病之一就是肾功能的下降。

有次在门诊遇见一个男性患者，46 岁。职业是司机，跑的是长途。告诉我说肾虚的厉害，性功能很差，经常腰疼。西医检查还有点胃溃疡。看，跑长途的司机所患的两大职业病，这个患者全有了：经常憋尿导致肾虚；饮食没有规律导致胃病的出现。

辨证论治之后，用补肾药物煎煮的汤液冲服乌贼骨粉，不久即愈。

有次我们几个朋友在一起喝酒，两个人就开玩笑的互说对方的肾功能不好，呵呵，说着说着就较上劲了，然后，你一瓶、他一瓶，你五瓶、他五瓶的喝啤酒，看谁先去厕所。先去厕所的人，固摄力弱，肾功能低下。我很是好奇，怎么普通老百姓这么懂中医呢？哦，对了，中医来源于生活嘛。

生活当中，好多人根本就憋不住小便，有一点尿就要去厕所，一天要小解好多次，这就是肾虚；更有甚者，咳嗽时就出现遗尿甚或平时出现的遗尿，这都是肾虚。

在《中医辨证运用范例》中谈到一个病例，说的就是肾虚肾气不固所致的病症：

彭某某，女，29 岁，工人。1978 年 12 月 1 日诊。

自诉婚后 4 年余，先后 3 次流产，均在孕后 3 至 4 个月间发生。每次孕后 1 月余，便出现漏血、腰痛腿软、头晕等病状。虽屡次积极采用保胎措施，服用维生素 E 和注射黄体酮等，未获效验。此次怀孕已 2 个多月，精神疲乏，腰膝酸软，头晕耳鸣，小腹下坠，偶有阴道流血及小便失禁，舌淡苔薄，脉沉弱，因对西药保胎药失去信心，而求诊中医。

患者既往有滑胎（习惯性流产）史，此次孕后，又有腰痛、漏血等流产前兆，此乃肾气亏虚，冲任不固，胎失所系之证。冲为血海，任主胞胎，而冲、任二脉皆为肾所主，肾虚，冲任不固，因而阴道下血，小腹下坠。肾主骨生髓，脑为髓海，肾虚则骨不坚，髓不满，故腰膝酸软，头晕耳鸣；肾虚膀胱失约，故小便失禁。拟补肾固胎之法，方用补肾安胎饮加减：熟地 20 克，党参 15 克，白术 10 克，当归 10 克，续断 12 克，杜仲

12 克，菟丝子 12 克，益智仁 10 克，砂仁 6 克，苎麻根 25 克，炙甘草 6 克，糯米 30 克。文火久煎，服 7 剂后，精神转佳，腹痛等缓解，漏血止。嘱其按原方每隔 3～4 天服 1 剂，连服 3 个月。患者守方服用，终足月顺产一男婴，母子俱安。

鉴于肾有固摄二便的作用，故而，就有人就想到了一个养生的办法，这就是提肛强肾法（柿子都捡软的捏，前阴不好固，那就固后阴吧）：

早在我国明朝就已流行的"养生十六宜"中，提倡人们"谷道宜常撮"，又称"气宜常提"。这里的"谷道"实际上是指肛门。中医里面讲的"中气宜升提"便是这个道理。

具体的提肛动作是：吸气时收腹、迅速收缩并升提肛门及会阴，停顿 2～3 秒，再缓慢放松呼气，反复 10～15 次。

经常提肛门有助于升提阳气、通经活络、温煦五脏而益寿延年，并能防治脱肛、痔疮、阳痿、早泄、遗尿、尿频等疾病。

经常提肛可约束尿道，缓解尿失禁。尿失禁是很多成年妇女的烦恼，经常做提肛动作，可以增强骨盆底肌肉群的张力，加强尿道的阻抗力，减少膀胱肌肉的过动反应，使约束小便的机能得到恢复和加强。

经常提肛可以活血祛瘀，消除痔疮。痔疮是因肛门静脉曲张、血液回流不畅所引起。提气缩肛时，对肛周静脉产生一个排挤作用，能使局部静脉回流畅通。尤其选择在呼气时收缩肛门，利用腹内压较低的压力，更有利肛门静脉血液的回流。

经常提肛可保护前列腺。男性中老年人的排尿障碍约有半数与前列腺肥大有关。提肛动作可使骨盆底的提肛肌、耻骨尾骨肌、尿道括约肌等肌肉，以及神经、血管，各器官组织之循环代谢活跃起来，达到缓解前列腺肿大及炎症的作用，对改善排尿困难具有良效。

经常提肛能强壮会阴，提高"性"趣。中年妇女，尤其是经阴道生产的多产妇，胎头压迫可导致骨盆底和阴道肌肉松弛，产伤时阴道扩张或韧带裂伤会加重上述现象。经常提肛可以使整个骨盆底肌肉群变得坚韧，有利于生殖器官的血液供应，增强性感受能力，进而可提高夫妻性生活的质量，促进家庭和谐。

4. 固摄汗液

要想固摄汗液，就只有固摄外排汗液之孔，所以，肾也主管皮肤上汗孔的闭合。

如果肾的固摄汗液功能下降，则可导致不该排汗的时候出汗。比如有些人稍一运动就出汗，见到这种情况，我们的直接诊断就是肾虚。

临床上，不该出汗时却有汗出的情况很多，比如感冒时的出汗、睡觉时的盗汗、吃饭时的自汗、半边身子出汗、但头汗出、手脚心出汗等等，这时，我们的直接诊断也是肾的固摄出现了问题，接下来再用寻根诊断法找到疾病发生的根本原因，并针对根本原因进行治疗。当然，我们少加一些增强肾的固摄功能药物也不错。中药里的一些固涩药就是起到这样作用的。比如一个人出现了盗汗现象，我们的直接诊断就是肾功能低下，固摄无力所致；寻根之后，发现是阴血不足、虚火迫津外出所致。治疗时滋阴养血泻虚火。当然，稍佐一些固摄汗液的药物也可以。

我们在前面阴阳中谈到的"亡阴证"与"亡阳证"的出汗，就是由于肾虚不固而造成的。治疗时，针对亡阴证，常用生脉散来治疗；针对亡阳证，常用独参汤、参附汤、回阳固本汤等来治疗。

5. 固摄精

精，就是精微物质，包括脑髓、骨髓和生殖之精等（这点我会在后面详谈的）。固摄精，就是固摄脑髓中物质的外出、生殖之精的外泄等。

如果肾固摄精的功能下降，导致精在不该外出的时候外出，如晚上睡觉时，脑髓中的信号物质就不能外出，一旦外出，就会出现我们常遇到的病症——失眠多梦；如生殖之精不该外出的时候外出，则可出现早泄、遗精等病症。

临床上能固涩生殖之精的常用药物有五味子、龙骨、赤石脂、益智仁、山萸肉、芡实、覆盆子、金樱子、桑螵蛸等。

在《张锡纯医案》中谈到一个病例：

某叟，年七十余。

症状：遗精白浊，小便频数，微觉涩疼。脉平和，两尺重按有力。

证治：其年虽高，而肾经确有实热。治以自拟"清肾汤"。

方剂：知母四钱、黄柏四钱、生龙骨（捣细）四钱、生牡蛎（炒捣）三钱、海螵蛸（捣细）三钱、茜草二钱、生杭芍四钱、生山药四钱、泽泻一钱半。

服五剂，痊愈。

6. 谈谈情志

肾主恐，轻微的惊恐可以对肾进行刺激，一过性的增强肾功能，就如用一根小针轻微刺激人体皮肤之后，人体功能突然增强一样。生活当中受到轻微惊吓："倒吸一口凉气"，就是肾的纳气功能一过性的增强所致；"吓得起鸡皮疙瘩"，就是肾的固摄皮肤之汗孔功能一过性增强所致。

但是，惊恐太过则伤肾，可导致肾功能低下：如固摄汗液功能低下，便出现"吓得出了一身冷汗"；固摄二便功能低下，便出现"吓得屁滚尿流"；固摄精的功能低下，导致脑髓信号的自由外出，便出现"吓成了精神病"。

恐则气下，惊恐之后，清气下行，导致上部的清气不足，大脑缺氧，便出现"吓得昏了过去"。

平时，护肾很关键。

咸味入肾，平时适当地吃些咸味的东西可以护肾，最方便之物就是食盐。看看有些电视电影中，日本鬼子对八路军的封锁就是禁止运送食盐，也许他们也知道当人体缺盐的时候，会出现肾虚，纳气功能下降，导致身体发软、缺乏动力、头晕眼花、恶心呕吐、厌食嗜睡、消化不良、四肢肌肉和腹部肌肉疼痛等"热痉挛"症状，严重者甚至会出现抽搐、心律失常、昏迷不醒等症状。当然，什么事都讲究一个度，吃盐太多也不好，不但可以引起胃炎胃溃疡，而且还会导致高血压、骨质疏松等病症的出现。

黑色为肾所主，平时适当的食用一些黑色之物，如黑豆、桑椹、黑芝麻等，有一定的补肾效果。

肾主骨，平时闲暇之时，用质地适中之物来敲打从体表能摸到的骨头来健肾，有一定的效果。或者站在地上，向上跳跃，落地时脚跟着地，双腿伸直，以振动脊椎骨。

虚则补其母，肾属水，金生水，肺属金，故而，平时多吃一些补肺排浊之品也不错。旧的不去，新的不来，浊气畅排，清气自来。肺排浊之后，给肾所纳的清气腾出地方，这样，身体更健。

上床萝卜下床姜，早上起来，口里含一片姜，辛散排浊，补肺强肾，效果不错。

或者平时用肉桂泡水喝，也很好。

（《三个月学懂中医》）

〔读后感悟〕

外来者，散之。这则病案的记述，是因饮食不慎而伤肾，肾功能下降之后，导致胸中清气不足，由于人体固定部位中气的含量相对固定，清气不足，浊气就增加；应用吐法之后，胸中的浊气外排，含量降低，清气的量自然增加，病即向愈。其中表述的痰涎，为胸中浊气郁结，推动津液布散的作用减弱所致。

这里，我们再回顾一下《中医治疗学》中吐法的有关知识：

吐法是通过涌吐，使停留在咽喉、胸膈、胃脘等部位的痰涎、宿食或毒物从口中吐出的一种治法。《素问》说："其在高者，引而越之"，就是吐法的理论依据之一。凡是痰涎壅塞在咽喉，或顽痰蓄积在胸膈，或宿食停滞在胃脘，或误食毒物尚留在胃中未下等，都可及时用吐法使之涌吐而出。由于吐法能引邪上越，宣壅塞而导正气，所以在吐出有形实邪的同时，往往汗出，使在肌表的外感病邪

外来者，散之。外来之物对人体产生伤害，这时的治疗，更多的用"发散"法。这个发散法，也包括吐法。

吐法是通过涌吐，使停留在咽喉、胸膈、胃脘等部位的痰涎、宿食或毒物从口中吐出的一种治法。

随之而解，正如清代程钟龄在《医学心悟》中说："吐法之中，汗法存焉。"吐法适用于中风、痰厥、食积、喉痹、急黄、干霍乱和误食毒物等证。然而，吐法毕竟是祛邪外出的一种治法，易损胃气，所以多用于实邪壅塞，病情急剧的患者。若病情虽急，却有体虚气弱，尤其是孕妇，都必须慎用。

（1）寒吐法：适应于热邪郁滞于上，用瓜蒂散。

（2）热吐法：适应于寒邪郁滞于上，用雄黄解毒丸。

（3）酸吐法：适应于邪实壅滞于上病势急迫者，用三圣散。

（4）缓吐法：适应于邪实正虚而病在上焦者，用参芦饮。

（5）取嚏法：适应于昏厥窍闭，用通关散。

六、上热下寒：乌梅丸

蒲辅周医案　白某某，男，42岁。上腹疼痛，反复发作，犯病时多在深夜，疼痛极甚，辗转不安，默默不语，呻吟不停，伴有恶心，每次犯病1～2日不能食，起病已7～8年之久，现发病逐渐频繁，每月约发3～4次，曾多次经北京几个医院检查：胃肠、肝胆、胰等皆无异常，诊为肠神经官经症，屡治罔效。观其形体消瘦，神郁不乐；询其脘腹喜热，四肢欠温；望其舌质偏暗，苔灰微腻，脉沉细弦。先投四逆散合失笑散未效。思其病久有寒热虚实错杂之势，乃改投乌梅汤：乌梅9克，花椒4.5克，马尾连9克，干姜6克，细辛4.5克，黄柏6克，党参9克，当归6克，肉桂4.5克，制附片6克。

药进1剂疼痛遂止，亦能进食，连服10剂而愈。1年后随访，未再犯病。(《名医验案精选》)

〔病案解析〕

白某某，男，42岁——介绍患者的一般情况。

上腹疼痛——按照疼痛发生的三个机制（不通则痛、不松则痛、不营则痛）判断。

反复发作——自身调节不好。

犯病时多在深夜——晚上属阴，晚上发病，属阴病。虚者，为阴虚，治疗时宜补之；实者，为阴盛，治疗时一者消阴（活血消瘀、

乌梅丸，由乌梅肉、黄连、附子（制）、花椒（去椒目）、细辛、黄柏、干姜、桂枝、人参、当归组成，有温脏安蛔之功。用于治疗蛔厥，久痢，厥阴头痛，或脾胃虚引起之胃脘痛，肢体瘦弱。

祛痰逐湿、消导积滞等），一者热之（因为阴胜则寒，寒者热之）。

疼痛极甚——说明有实邪存在。

辗转不安，默默不语，呻吟不停——病情较重。

伴有恶心——说明胃中有气滞存在（胃中浊气从口外排，出现恶心）。

每次犯病1～2日不能食——说明两点，一是肾虚不能纳食（前面有谈述），二是有物堵塞占位。具体是哪个病因所致，要结合其他症状来判断。

起病已7～8年之久——病程很长。

现发病逐渐频繁，每月约发3～4次，曾多次经北京几个医院检查：胃肠、肝胆、胰等皆无异常，诊为肠神经官经症，屡治罔效——不便多说。

观其形体消瘦，神郁不乐——气血不足。

询其脘腹喜热，四肢欠温——气虚所致，因为气有温煦作用。

望其舌质偏暗——暗，说明有血瘀存在。由于前面已经谈到了气虚的存在，故而这里的血瘀就是气虚之后，无力推血而致血停成瘀。

苔灰微腻——寒湿所致。

脉沉细弦——沉，主里；细，主气血不足；弦，疼痛可以导致。

先投四逆散合失笑散未效——要了解四逆散和失笑散的有关知识。

思其病久有寒热虚实错杂之势，乃改投乌梅汤：乌梅9克，花椒4.5克，马尾连9克，干姜6克，细辛4.5克，黄柏6克，党参9克，当归6克，肉桂4.5克，制附片6克——附子、干姜、肉桂、花椒温里祛寒，细辛散寒止痛，党参补气，当归补血，黄连、黄柏除热祛湿，乌梅滋阴。

药进1剂疼痛遂止，亦能进食，连服10剂而愈。1年后随访，未再犯病——效果不错。

失笑散，由五灵脂和蒲黄组成，具有活血祛瘀、散结止痛之功效。主治瘀血停滞证。

〔读后感悟〕

这个病案，记述的情况应该是虚实夹杂，虚，为气血不足；实，为痰湿血瘀同存，由于虚实导致的表象差不多，故而，治疗时虚实同治，不过，这个病案中诊断说的有热象，好像不明显（从"辗转不安"来看，因其属动，动属阳，而热也属阳，有可能推断出有热，但其他的表象没有表现出热，故而，单纯从此判断热，有点勉强）。

七、寒热相格：干姜黄芩黄连人参汤

干姜黄芩黄连人参汤，其组成就是方名中出现的这四味药，主治：上热下寒，寒热格拒，食入则吐。

俞长荣医案 白叶乡林某，五十岁，患胃病已久。近来时常呕吐，胸间痞闷，一见食物便产生恶心感，有时勉强进食少许，有时食下即呕，口微燥，大便溏泄，一日 2 ～ 3 次，脉虚数。我与干姜黄芩黄连人参汤。

处方：横纹潞 15 克，北干姜 9 克，黄芩 6 克，黄连 4.5 克，水煎；煎后待稍凉时分四次服。

服 1 剂后，呕恶泄泻均愈。因病者中寒为本，上热为标；现标已愈，应扶其本。乃仿照《内经》"寒淫于内，治以甘热"之旨，嘱病者生姜、红枣各一斤，切碎和捣，于每日三餐蒸饭时，量取一酒盏置米上蒸熟，饭后服食。取生姜辛热散寒和胃气，大枣甘温健脾补中，置米上蒸熟，是取得谷气而养中土。服一疗程（即尽两斤姜枣）后，胃病几瘥大半，食欲大振。后病又照法服用一疗程，胃病因而获愈。(《伤寒名医验案精选》)

〔病案解析〕

白叶乡林某，五十岁——介绍患者的一般情况。

患胃病已久——介绍主诉和病程。

近来时常呕吐——说明胃中有浊气。浊气从口外出，带动胃中之物。形成呕吐。

胸间痞闷——痞，气滞所为；闷，有物堵塞。

一见食物便产生恶心感——这是肝气犯胃的表现[附]。

有时勉强进食少许，有时食下即呕——说明胃中有物堵塞占位。

口微燥——口中津液不足。

大便溏泄——肠道中津液过多。结合前面的"口微燥"，说明这是脾虚津液布散失常所致。

一日 2～3 次——病较重。

脉虚数——虚，气血不足；数，有火。由于前面出现了"痞"，有气滞存在，气滞，就是气郁，局部的气增多，气有余便是火，由此可出现脉数。归纳前面的诊断结果，为气滞有火，脾虚湿滞。

予以干姜黄芩黄连人参汤——这里要了解有关干姜黄芩黄连人参汤的有关知识。

处方：横纹潞 15 克，北干姜 9 克，黄芩 6 克，黄连 4.5 克，水煎；煎后待稍凉时分四次服——党参补气，干姜温里，黄芩和黄连清热燥湿。

服 1 剂后，呕恶泄泻均愈——湿去的结果。

因病者中寒为本，上热为标；现标已愈，应扶其本——我的知识水平有限，没有看到"中寒为本"，故而，不好多说。

乃仿照《内经》"寒淫于内，治以甘热"之旨，嘱病者生姜、红枣各一斤，切碎和捣，于每日三餐蒸饭时，量取一酒盏置米上蒸熟，饭后服食。取生姜辛热散寒和胃气，大枣甘温健脾补中，置米上蒸熟，是取得谷气而养中土。服一疗程（即尽两斤姜枣）后，胃病几瘥大半，食欲大振。后病又照法服用一疗程，胃病因而获愈——看来效果不错。

> 寒淫于内，治以甘热。病案中的姜枣用法，很值得借鉴。

[附]

谈谈"肝气犯胃"

中医诊断学里说肝气犯胃后可有"脘胁胀闷疼痛，嗳气呃逆，嘈杂吞酸，烦躁易怒，舌红苔薄黄，脉弦或带数象"的临床表现。这些症状都有其发病机制：

肝气，就是肝功能。肝的功能我在前面已经说过了，只有一个，就是主疏泄，即疏通道路之后让清、浊气按人体所需而运行；而胃的功能就是受盛饮食物。

现在出现了肝气犯胃之病症，就说明肝因某种原因而出现功能异常，疏通道路之后，让气进入受盛饮食物的胃中，这样胃中之气增多，就出现了脘胀、嘈杂；酸为肝所主，随气一并进入胃中就出现了吞酸症状；气有余便是火，故而就有火热症状出现，如烦躁易怒、舌红苔黄、脉弦数等；浊气必排，而肺主排气，根据就近原则而排浊，则出现恶心、嗳气和呃逆；肝主两胁，而胁胀痛则是肝功能失常之后气郁于本部而出现的症状。

生活当中有句骂人的话"见某人就恶心",也是来源于中医：

肝开窍于目,肝的功能是主疏泄。好看的东西能养目,丑陋可怕的东西能伤目,如果猛然间不该看见的东西刺激眼睛之后,就会引起肝功能的一过性增强,疏泄太过,浊气冲击过强,肝木克脾胃之土：由于脾具有运化功能,是动的,可以"运而化之";但胃为受盛器官,是静的,故胃中之浊气过多之后,只能靠肺进行外排,肺排浊气,轻则出现恶心、嗳气,重者则出现呃逆、呕吐等病症。这就是由于不正常的"看"而引起的人体不适。比如好多人看到臭水沟里的东西之后出现的恶心呕吐等症状就是这个道理。不知何时,世人就借用中医上的这个道理,当厌恶某人、不愿见某人时就说自己感到恶心。

（《其实中医很简单》）

〔读后感悟〕

这个病证,"寒"从何来？是看到"大便溏泄"？不得而知,由于没有舌的有关情况,所以不好判断。后面姜枣的用法值得借鉴。

八、湿热下利：白头翁汤

曹颖甫医案 治一人,年高七十八,而体气壮实,热利下重。而脉大,苔黄,夜不安寝,宜白头翁汤为主,合小承气汤治之。白头翁9克,秦皮9克,川黄连1.5克,黄柏9克,大黄9克,枳实3克,桃仁9克,芒硝6克。（《伤寒名案选注》）

〔病案解析〕

治一人。年高七十八,而体气壮实——介绍患者的一般情况。

热利下重——说明有热存在。下重,说明有物滞留,从"热利"可知,这是湿邪滞留所致。

而脉大,苔黄——热所致。

夜不安寝——热扰心神。

宜白头翁汤为主,合小承气汤治之——清热燥湿,通腑下滞。

白头翁9克,秦皮9克,川黄连1.5克,黄柏9克,大黄9克,枳实3克,桃仁9克,芒硝6克——白头翁、秦皮、黄连、黄柏清

白头翁汤,由白头翁、黄连、黄柏、秦皮组成,具有清热解毒、凉血止痢之功效。主治热毒痢疾。

热燥湿，大黄、枳实、芒硝通腑导滞，桃仁润肠通便。

〔**读后感悟**〕

这则病案，诊断相对简单，不过治法却有可圈之处：一般人会单用白头翁汤来治疗，可是曹颖甫先生却结合小承气汤来导致，更加用桃仁来润肠通便，这样，能很好地通腑泄热导滞除湿，还有，由于湿性黏滞，一般来说，这种热利不好很快治愈，也就说病程都相对较长（这个病案没有记述病程），久病多瘀，故而，加用桃仁活血化瘀，既润肠通便，又活血化瘀，一药两用，好！

九、实热下利：小承气汤

宋鞠舫食滞肠阻案 丁某，男，三十余岁。秋初耕罢归家，腹中饥饿，适釜中南瓜煮面已熟，急啖三碗。至夜间十二时许腹痛、呕吐，即抬赴县医院求治，诊为急性肠梗阻，须行手术，否则有肠穿之危。患者以经济困难，又怕开刀，于次日十一时许抬来我处，予按其腹膨满且硬，应属承气证。既思尚有呕吐，伤寒有呕多未可用承气之戒。视舌淡黄而不焦燥，脉弦而滑大，且思未到二十四小时，食滞犹在胃肠之间，攻之恐变旁流，病更难治，欲抑先扬，为拟小承气加升麻、柴胡、煨葛根、茱连丸（旧名左金丸：姜川连八分、淡吴萸七分）法治之，次日大便得通，呕吐随之即止。次日一人扶之而来，遂拟藿香正气合保和法，三剂而愈。[浙江中医杂志. 1975,（1）：43]

〔**病案解析**〕

丁某，男，三十余岁——介绍患者的一般情况。

秋初耕罢归家，腹中饥饿，适釜中南瓜煮面已熟，急啖三碗——介绍病因。

至夜间十二时许腹痛、呕吐——积滞所致。

即抬赴县医院求治，诊为急性肠梗阻，须行手术，否则有肠穿之危——西医治法。

患者以经济困难，又怕开刀，于次日十一时许抬来我处——唉，

小承气汤，由大黄、厚朴、枳实组成，主治伤寒阳明腑实证。

更多时候，中医，是备胎。

予按其腹膨满且硬——积滞所致。

应属承气证——这是正治。

既思尚有呕吐，伤寒有呕多未可用承气之戒——有是证，用是药，这才是中医的治疗原则。

视舌淡黄而不焦燥——淡，主虚（是患者素有）；黄，主热。从前面的症状判断可知，这是积滞导致的郁热。

脉弦而滑大——弦，疼痛所致，当然，积滞导致的气滞也可以导致；滑，主积滞；大，主邪实。

且思未到二十四小时，食滞犹在胃肠之间，攻之恐变旁流，病更难治，欲抑先扬，为拟小承气加升麻、柴胡、煨葛根、茱连丸（旧名左金丸：姜川连八分、淡吴萸七分）法治之，次日大便得通，呕吐随之即止——介绍诊治思路。

次日一人扶之而来，遂拟藿香正气合保和法，三剂而愈——藿香正气，化湿和胃；保和丸，消食导滞。

藿香正气，化湿和胃；保和丸，消食导滞。

〔读后感悟〕

由于患者有明显的腹痛，这就说明病位已经在腹，更有，胃以降为顺，所以，消食导滞是正治，虽呕吐，病位在上，但这也是积滞滞留，肠腑不通所致，故而，小承气汤完全可以放胆一用。病案中记述的"攻之恐变旁流"，似有多虑，由于"旁流"也是因为积滞所为，其治疗也是通腑导滞，也需用下法治疗。也许，是考虑到患者"舌淡"的虚。不过由于急则治其标，患者是因为食用南瓜后出现的病痛，所以，应尽快采用消食导滞之法来治疗。

这个病案还记述有"既思尚有呕吐，伤寒有呕多未可用承气之戒"，思之，此患者的"伤寒"从何而来？吃南瓜？南瓜性温。有点搞不懂。

吴茱萸汤，由吴茱萸、人参、生姜、大枣组成，具有温中补虚、降逆止呕之功效。主治肝胃虚寒，浊阴上逆证。

十、呕兼吐涎沫：吴茱萸汤

许叔微医案 有人病伤寒数日，自汗，咽喉肿痛，上吐下利。医作伏气。予诊之曰：此证可疑，似是之非，乃少阴也，其脉三部俱紧，安得谓之伏气？伏气脉必浮弱，谓非时寒冷，着人肌肤，咽喉先痛，次下利者是也。近虽有寒冷不时，然当以脉证为主，若误用药，其毙可待。予先以吴茱萸汤救之，次调之诸药而愈。(《伤寒九十论·证三十二》)

〔**病案解析**〕

有人病伤寒数日——介绍病因。

自汗——直接诊断结果是气虚，因为气有固摄作用。

咽喉肿痛——肿，是津液凝聚所致；痛，是不通（津液凝聚）则痛所致。

上吐下利——直接诊断结果是胃肠道中气滞所为。胃中浊气过多，从上外排，带动胃内容物外出，形成"上吐"；肠中浊气过多，从下外排，带动肠内容物外出，形成"下利"。

医作伏气——他医诊断，通常不理。

予诊之曰：此证可疑，似是之非，乃少阴也，其脉三部俱紧，安得谓之伏气？伏气脉必浮弱，谓非时寒冷，着人肌肤，咽喉先痛，次下利者是也。近虽有寒冷不时，然当以脉证为主，若误用药，其毙可待。予先以吴茱萸汤救之，次调之诸药而愈——说明诊治思路。

〔**读后感悟**〕

这个病案，从"脉三部俱紧"来看，其为受寒所致。三部，说明从外到内、从上到下均为寒所伤：外寒使得皮肤腠理收缩，该从皮肤外排的浊气不得畅排，郁结皮下，郁结到一定程度之后，其外推之力大于因寒导致的收缩之力，浊气外排，带动津液外出，形成"自汗"；寒则津凝，咽喉部位津液受寒之后凝滞，出现"咽肿"；不通则痛，津液凝滞，阻滞气机不运，出现"咽痛"；由于人体之中只有气具有自主运动性，其余所有的物质都是随着气的运动而运行的，胃中之物的下降和浊物的外排也不例外，里寒使得气的运动减缓（气的运动减缓就会出现气滞），从而导致胃中之物的下降减缓；胃属腑，以降为顺，该正常下降于小肠之物没有按时下降，停留于胃中，这就是积食；积食属于病邪，需要外排，由于下行受阻，故而只能从上而出，于是便形成"呕吐"；受寒之后，大肠中

伏气：病证名，又称伏气温病。成无己在《伤寒注解论》中说："冬时感寒，伏藏于经中，不即发者，谓之伏气。"

脉三部俱紧，说明从外到内从上到下均为寒所伤。

也会产生气滞，气的运动减缓，按理来说不能推动浊物外出，会出现便秘，但是，寒则津凝，胃肠道中的津液不能正常的运化而被人体利用，滞留于肠道，使得肠道中的浊物质地变稀，当其下沉之力大于后阴口的固摄之力时，肠中之物外出，于是便形成了"下利"。综上所述，祛寒是关键，故用生姜散外寒，吴茱萸祛里寒，大枣和人参补虚，扶正祛邪，为正治。

四逆汤，由附子、干姜、甘草组成，具有回阳救逆之功效。

十一、呕兼脉弱身有微热：四逆汤

覃国基医案　李某某，女，35 岁，1938 年 4 月 10 日初诊。两足跟疼痛已 4 月余，白天如常，夜寝后则感剧痛，站立则舒。面色不华，精神困倦，舌质淡，苔白腻，脉沉细。足跟为足少阴肾经所属，昼日阳气尚充，正能抗邪，故不痛；入夜阳衰阴盛，水寒不化，浸渍足跟，经脉凝涩，故剧痛难寐；病本为虚，故踏地则舒。综观诸症，为肾阳虚衰，寒湿阻滞之候。治宜温肾扶阳，祛寒止痛。处方：

盐附子 24 克(洗去盐味先煎 2 小时)，炙甘草 18 克，干姜 12 克，怀牛膝 12 克。服药 2 剂，症状减半，继服 2 剂，诸症若失。(《伤寒名医验案精选》)

〔**病案解析**〕

李某某，女，35 岁，1938 年 4 月 10 日初诊——介绍患者的一般情况和初诊时间。

两足跟疼痛已 4 月余——介绍主诉及病程。

白天如常，夜寝后则感剧痛，站立则舒——白天属阳，晚上属阴，晚上出现的病证，为阴病。平躺属阴，站立属阳，站立则舒，还是说明患者为阴病。当然，阴病，还需分虚和实。

面色不华，精神困倦——气虚所致。

舌质淡——气血不足。

苔白腻——白，主寒；腻，主湿。

脉沉细——沉，主里；细，虚可致，湿也可致。

足跟为足少阴肾经所属，昼日阳气尚充，正能抗邪，故不痛；

入夜阳衰阴盛，水寒不化，浸渍足跟，经脉凝涩，故剧痛难寐；病本为虚，故踏地则舒。综观诸症，为肾阳虚衰，寒湿阻滞之候。治宜温肾扶阳，祛寒止痛——这是病案中的诊治思路。

处方：盐附子 24 克（洗去盐味先煎 2 小时），炙甘草 18 克，干姜 12 克，怀牛膝 12 克——以附子、干姜祛寒除湿，炙甘草补气，牛膝引导药物下行。

服药 2 剂，症状减半，继服 2 剂，诸症若失——效果不错。

〔**读后感悟**〕

这则病案，从前面诊断出阴病来看，为阴病之实，因为后面出现了"湿"；又从面色、精神情况、舌象和脉象来看，则属虚。故而，这个患者是本虚标实之证，治疗时补气以治本，药用炙甘草；除湿以治标，药用附子和干姜，加用牛膝，作为引导药，使药力下行，直达病所，全方共用，标本同治，故而效好。

十二、呕兼发热：小柴胡汤

留章杰治产后郁冒案 市东涂学校教员涂某，产后十余日感冒，服药未解，无大寒热，但觉时时微冷。询是否多汗，云无汗，亦无呕吐，但有恶心。初时尚能食，逐渐食欲不振，然亦勉强饮食。诊其脉微数，舌淡红而润。此系产后郁冒，无多汗，非桂枝证，无发热非竹叶汤证，又无腹痛不必兼生化汤。乃按《金匮》法拟小柴胡汤：柴胡 15 克，党参 9 克，半夏 6 克，生姜 9 克，黄芩 6 克，大枣 3 枚，荆芥 4.5 克。

服 2 剂得微汗，再以原方去荆芥，加党参至 15 克，2 剂而愈。

〔**病案解析**〕

市东涂学校教员涂某——介绍患者的一般情况。

产后十余日感冒——介绍病因。

服药未解——说明治疗过。

无大寒热，但觉时时微冷——这里，没有说是恶寒还是畏寒，不过从"感冒""未解"来看，应该是恶寒。

小柴胡汤，由柴胡、黄芩、半夏、人参、甘草、生姜、大枣组成，具和解少阳之功效。主治伤寒少阳病证。

询是否多汗，云无汗，亦无呕吐，但有恶心——说明病情较轻。

初时尚能食，逐渐食欲不振，然亦勉强饮食——脾主思，食欲是由脾主管的。由此可知，已经伤及到脾。

诊其脉微数——这里的"微"是"数"的形容词，通俗地说，就是脉跳动得有点快，主轻微的热。

舌淡红而润——淡，主虚；红，主火；润，主湿。

此系产后郁冒，无多汗，非桂枝证，无发热非竹叶汤证，又无腹痛不必兼生化汤。乃按《金匮》法拟小柴胡汤——介绍诊治思维。

柴胡 15 克，党参 9 克，半夏 6 克，生姜 9 克，黄芩 6 克，大枣 3 枚，荆芥 4.5 克——柴胡、黄芩解热，党参、大枣补气，半夏燥湿健脾，生姜、荆芥散寒。

服 2 剂得微汗——汗已出，说明感冒得解。

再以原方去荆芥，加党参至 15 克，2 剂而愈——由于患者前有"微冷"，服药后有"微汗"，说明感冒已经得到缓解，故而，减掉了荆芥；由于患者本身就是产后患病，且"舌淡"，故而加重了补气之力，"党参至 15 克""2 剂而愈"。

〔**读后感悟**〕

这里，有两个知识点需要掌握，一是郁冒，二是药随症变。

产后三大证，痉病、郁冒和大便难，其中郁冒，成无己在《伤寒明理论》中说到"郁为郁结而气不舒也，冒为昏冒而神不清也，世谓之昏迷者是也"，现在，更多是指头晕目眩。

关于药随症变的问题，这个病案中应用得很好，在其后面的解读中已经谈过了，这里我就不多说了。

郁冒，证名。①指昏冒神志不清的病证。②指血厥。

少阴病病案解析

一、少阴病本病

（一）脉微细：四逆汤

刘渡舟医案　唐某某，男，75岁。冬月感寒，头痛发热，鼻流清涕，自服家存羚翘解毒丸，感觉精神甚疲，并且手足发凉。其子恳求刘老诊治。就诊时，见患者精神萎靡不振，懒于言语，切脉未久，即侧头欲睡，握其两手，凉而不温。视其舌则淡嫩而白，切其脉不浮而反沉。脉证所现，此为少阴伤寒之证候。肾阳已虚，老怕伤寒，如再进凉药，必拔肾根，恐生叵测。法当急温少阴，与四逆汤。

附子12克，干姜10克，炙甘草10克。服1剂，精神转佳。再剂，手足转温而愈。(《刘渡舟医案》)

四逆汤，由附子、干姜、甘草组成，具回阳救逆之功效。

〔**病案解析**〕

唐某某，男，75岁——介绍患者的一般情况。

冬月感寒——介绍病因。

头痛发热，鼻流清涕——风寒感冒所致（具体的发病机制，在前面已经谈过了）。

自服家存羚翘解毒丸——羚翘解毒丸，具有疏风清热、解毒的作用。

感觉精神甚疲，并且手足发凉——本来就感受风寒，还服用寒凉之品，这就使得外寒入里。气有防御作用，寒邪入里，正气抗争

感受风寒之后，不可服用"凉"药。

受伤，导致气虚，故而"感觉精神甚疲"；气有温煦作用，气虚之后，温煦作用下降，故而出现"手足发凉"。

其子恳求刘老诊治——不多说。

就诊时，见患者精神萎靡不振，懒于言语——气虚所致。

切脉未久，即侧头欲睡，握其两手，凉而不温——也是气虚所致。气虚的寒象等于阳虚。

视其舌则淡嫩而白——淡嫩，主虚；白，主寒。

切其脉不浮而反沉——前面已经谈到患者自行服用寒凉药物，已经把寒邪引到体内，外寒已经不存在了，所以，"脉不浮而反沉"。

脉证所现，此为少阴伤寒之证候。肾阳已虚，老怕伤寒，如再进凉药，必拔肾根，恐生叵测。法当急温少阴，与四逆汤——这是病案中的诊治思维。

附子12克，干姜10克，炙甘草10克——附子、干姜温里祛寒；炙甘草补气。

服1剂，精神转佳。再剂，手足转温而愈——这是祛邪（祛寒）扶正（补气）的结果。

〔**读后感悟**〕

这则病案，记述详尽，用药精炼，是我们要学习的地方之一；之二，要吸取患者自行乱服药的教训，使得自己在临床上不得乱用药物，而让患者出现不该有的并发症，同时也让患者不得乱用药物，以防变证出现。

（二）手足厥逆：通脉四逆汤

案 徐国桢伤寒六七日，身热目赤，索水到前，置而不饮，异常大躁，将门牖大启，身卧地上，辗转不快，更求入井。一医汹汹急以承气与服。余诊其脉洪大无伦，重按无力。余曰：阳欲暴脱，外显假热，内有真寒，以姜附投之，尚恐不能胜回阳之任，况敢以纯阴之药，重劫其阳乎？观其得水不欲咽，情已大露。岂水尚不能咽，而反可咽大黄、芒硝乎？天气懊热，必有大雨，此证顷刻一身大汗，不可救矣。于是以附子、干姜各五钱，人参三钱，甘草二钱，

通脉四逆汤，组成和四逆汤一样，不过，加重了干姜和附子的用量。主治少阴病，下利清谷，里寒外热，手足厥逆，脉微欲绝，身反不恶寒，面赤或腹痛，或干呕，或咽痛，或下利脉不出者。

煎成冷服。服后寒战嘎齿有声，以重棉和头复之，缩手不肯与诊，阳微之状始著，再与前药一剂，微汗热退而安。(《古今医案按》)

〔 **病案解析** 〕

徐国桢伤寒六七日——介绍患者情况和病因、病程。

身热目赤——因热所致。气有余便是火，这是因为有余之气所致，而有余之气的存在就是气滞。

索水到前，置而不饮——体内虽然有热，但不饮，就说明体内不是真热。如果是真热的话，结合前后的表象来看，此为"热"极，必灼津液，津液不足，必然会大渴引饮。由此可知，患者出现的热为郁热，也就说是因浊气郁结而导致的。

异常大躁，将门牖大启，身卧地上，辗转不快，更求入井——热极所致。

一医汹汹急以承气与服——不明。

余诊其脉洪大无伦，重按无力——洪大，为火；无伦，说明气散，就是说这个患者体内有火，机体自身外散浊气太过所致，也就是我们常说的"气脱"；无力，说明是气虚太过。

余曰：阳欲暴脱，外显假热，内有真寒，以姜附投之，尚恐不能胜回阳之任，况敢以纯阴之药，重劫其阳乎？观其得水不欲咽，情已大露。岂水尚不能咽，而反可咽大黄、芒硝乎？天气懊热，必有大雨，此证顷刻一身大汗，不可救矣——解释诊治思路。

> 热因热用的典型案例。

于是以附子、干姜各五钱，人参三钱，甘草二钱——附子、干姜温里，人参、甘草补气。

煎成冷服——防止格拒。

> 热药冷服，防止格拒，好！

服后寒战嘎齿有声，以重棉和头复之，缩手不肯与诊——用药之后，寒象显现。

阳微之状始著，再与前药一剂，微汗热退而安——效果不错。

〔 **读后感悟** 〕

这个患者，虽然体内浊气特多郁结（热象明显），但其根本原因是气虚所致，并且已经出现因气虚之极而导致的气脱现象，故而补气敛气为第一要务，此时的治疗，独参汤是首选。而这个病案的治疗，却用了通脉四逆汤加人参来治疗，也就说合用独参汤和通脉四逆汤来治疗：虽然患者本来就有气虚的情况存在，应该有寒象（气有温煦作用，气虚、温煦作用下降，从而出现寒象）出现，但由于体内的浊气过多，产生的郁热过多，寒热相抵之后，寒不抵热，故而患者表现出的是热象；现在，应用温热的附子、干姜，热胀之后，使得体内之浊气更多的外出，体内之浊气减少；热象减少，寒热相抵之后，寒象表现明显，故而，患者就出现了明显的寒象；由于气虚加寒象就是阳虚，此时用药，用人参和甘草补气的同时，附子和干姜温阳，为正治，寒祛气充，病即得愈。

这个病案的诊断，"索水到前，置而不饮"是诊断的关键，当然，诊脉也相当重要。

看病案，不但要根据患者出现的症状来进行诊断，而且还要分析用药之后症状的变化，这样，才能更好地学到知识、理顺自己的思维。

（三）下利：白通汤

张聿青医案　王左，灼热旬余，咽痛如裂，舌红起刺，且卷，口干不思汤饮，汗虽畅，表热犹壮，脉沉细，两尺空豁，烦躁面赤，肢冷囊缩。显然少阴证俱，误服阳经凉药，苟读圣经，何至背谬如此？危险已极，计惟背城借一。但病之来源名目，虽经一诊道破，尚虑鞭长莫及耳，勉拟仲圣白通汤加猪胆汁一法，以冀挽回为幸！处方：淡附子6克，细辛1克，怀牛膝3克，葱白3个，上肉桂1.5克，左牡蛎21克，猪胆汁1个，冲入微温服，其病得愈。（《伤寒名医验案精选》）

〔**病案解析**〕

王左——介绍说一个姓王的男的。

灼热旬余——介绍主诉和病程。热，不管实热、虚热还是郁热，我们总是从"气有余便是火"来判断就是。

咽痛如裂，舌红起刺，且卷——热灼津液所致。

口干不思汤饮——说明不是实热所致。

白通汤即四逆汤去甘草，减少干姜用量，再加葱白而成。主治少阴病阴盛戴阳证。

汗虽畅，表热犹壮——说明汗出热不减。

脉沉细——沉，主里；细，虚可导致。

两尺空豁——虚的比较厉害。

烦躁面赤——因热所致。

肢冷囊缩——寒则收引所致。

显然少阴证俱，误服阳经凉药，苟读圣经，何至背谬如此？危险已极，计惟背城借一。但病之来源名目，虽经一诊道破，尚虑鞭长莫及耳，勉拟仲圣白通汤加猪胆汁一法，以冀挽回为幸——病案中记述的诊治思维。

处方：淡附子6克，细辛1克，怀牛膝3克，葱白3个，上肉桂1.5克，左牡蛎21克，猪胆汁1个，冲入微温服——附子、肉桂温里，细辛、葱白散寒，牡蛎敛阴，怀牛膝引导下行，猪胆汁清热。

其病得愈——效果很好。

〔读后感悟〕

这个病案记述，从"肢冷囊缩"来看，为下寒，从其他症状来看，是上热。中医认为肾在下，心在上，肾属水，心属火，肾水上升，引心火下行，心肾相交，水火既济，人则平安无事。当肾水寒凉时，向上的水量减少，吸引心火的量也就减少，这样就使得一部分火向上走（火性炎上），于是便出现了上热之证，临床上好多人脸上的红疹、口中的疮疡等都是这个原因导致的。这个患者，"汗虽畅"，但由于下寒的存在，使得一部分心火不断上行，导致上热一直存在，故病案中记述为"表热犹壮"。由此可知，下寒是疾病发作的根本，故而，处方中就用大量的温里药物来祛寒，只加用一味猪胆汁来解热。

心肾相交，水火既济，人则平安无事。

（四）下利清谷：通脉四逆汤

案 王某，伤于风寒，发热怕冷，身疼汗出，服表散药未愈。转增腹痛泄泻，舌白润，口不渴，小便清利，一变而为太阳、太阴并病。用时方平胃散加防风、桂枝，不惟前症未减，反增心下支结，胸胁满痛，口苦烦渴，再变而为太少二阳及太阴诸病矣。窃思证兼

通脉四逆汤由附子、干姜、甘草组成，主治少阴病，阴盛格阳证。

表里,《伤寒论》中之柴胡桂姜汤,病情颇为切合。不料患者又以病变时延,易医而欲速效。医不详察证情,认为表实里热而叠以汗下攻之,遂致漏汗洞泻,息短偃卧,势甚危殆。又复邀诊,脉微欲绝,四肢厥逆,汗泻未已,不时转侧手扰,此属阴阳垂绝之象,亟宜通脉四逆汤挽将绝之阳,配童便敛将尽之阴,以策万全:附子30克,干姜45克,炙甘草15克。浓煎,冲童便少许。频频灌下,自晨迄暮,尽2大剂,泻汗递减。当子夜阳回之时,汗泻全止。身忽发热,是阴复阳回之兆。按脉浮缓无力,阴阳将和,邪气外透。乃煎桂枝汤加人参续进,益气解肌,2剂热退人安,后以补脾胃和气血调理月余复元。(《治验回忆录》)

〔**病案解析**〕

王某——介绍患者的一般情况。

伤于风寒——介绍病因。

发热怕冷,身疼汗出——风寒所致(其具体发作的机制见前面的谈述)。

服表散药未愈——要么量小,杯水车薪,解决不了问题;要么量大,出现变证;要么就是用药有误。

转增腹痛泄泻——腹痛,从疼痛的三个发生机制(不通则痛、不松则痛、不营则痛)来判断;泄泻,直接诊断结果就是肠道中水液过多,脾虚津液布散失常所致。

舌白润——白,主寒;润,主湿。

口不渴——这个就不多说了。

小便清利——因寒所致。

一变而为太阳、太阴并病——病案中的诊断结果。

用时方平胃散加防风、桂枝,不惟前症未减,反增心下支结,胸胁满痛,口苦烦渴——平胃散,由苍术、厚朴、陈皮、甘草加姜枣组成,具有燥湿健脾、行气和胃的作用,加上防风和桂枝用以治疗前症,为什么会不但没有治好,反而增加了变证?现在,我们来理顺一下前面的病证:感受风寒之后,"服表散药未愈。转增腹痛泄泻",也就说患者既有前面的"发热怕冷,身疼汗出",也有现在的"腹痛泄泻",还有后面提到的"小便清利",由这些

平胃散,由苍术、厚朴、陈皮、甘草加姜枣组成,具有燥湿健脾、行气和胃的作用。

症状可以辨证出患者是既有外寒，也有内寒。治疗时应温里散寒，表里双解。这时，大夫用平胃散加防风、桂枝来治疗，其中的姜枣和防风、桂枝能外解表寒，按理来说，"发热怕冷，身疼汗出"会有所缓解；陈皮、厚朴和苍术祛湿之后，"腹痛泄泻"会有所缓解，虽然这时的治疗没有采用温里的治法。现在却出现了内热湿滞的变证，想不明白。

再变而为太少二阳及太阴诸病矣——病案中的诊断。

窃思证兼表里，《伤寒论》中之柴胡桂姜汤，病情颇为切合——介绍自己的治疗方法。

不料患者又以病变时延，易医而欲速效。医不详察证情，认为表实里热而叠以汗下攻之，遂致漏汗洞泻，息短偃卧，势甚危殆——庸医治病，害人不浅！

又复邀诊，脉微欲绝——微，主气血严重不足；欲绝，说明病情相当严重。

四肢厥逆——气的温煦作用不足所致。这里还要注意气虚加寒象就是阳虚。

汗泻未已——气虚不固所致。

不时转侧手扰——病痛所致。

此属阴阳垂绝之象，亟宜通脉四逆汤挽将绝之阳，配童便敛将尽之阴，以策万全——病案中的治疗思路。

附子30克，干姜45克，炙甘草15克。浓煎，冲童便少许——附子、干姜补阳，炙甘草补气，童便滋阴。

频频灌下，自晨迄暮，尽2大剂，泻汗递减——有效。

当子夜阳回之时，汗泻全止——效好。

身忽发热，是阴复阳回之兆——疾病转归。

按脉浮缓无力，阴阳将和，邪气外透——浮，主表；缓、无力均主虚。

乃煎桂枝汤加人参续进，益气解肌，2剂热退人安，后以补脾胃和气血调理月余复元——以桂枝汤解表，人参补气。

〔**读后感悟**〕

这个患者，真是一波三折，外感风寒之后，服用解表药没有治好，产生变证，后遇庸医，使得病重，幸好又遇到了"明医"，辨证准确，用药精当，从而病愈。看这个病案后的一个感悟就是用药，更多时候讲究配伍，一般来说是阴阳结合、气血结合、补泻结合、动静结合，这则病案最后的处方，就是在用补阳药的同时加用滋阴药，采用的就是阴阳结合的用药方法，这样，"阳得阴助，则生化无穷"。

阳得阴助，则生化无穷

白通加猪胆汁汤，由葱白、干姜、附子、人尿、猪胆汁组成，主治少阴病，利不止，厥逆无脉，干呕而烦者。

（五）下利，干呕心烦者：白通加猪胆汁汤

廖浚泉医案 俞某某，男，6个月，1972年12月19日住院。家人代诉：患儿已腹泻13天，近日腹泻加重。住院检查：营养差，神疲，皮肤弹性差，前囟凹陷，口唇干燥。血象：红细胞3.21×10^{12}/升，血红蛋白100克/升，白细胞3.2×10^9/升，中性粒细胞0.38，淋巴细胞0.62，诊断：①单纯性消化不良并脱水；②营养不良一度。前后用过乳酶生、氯霉素、新霉素、补液、葛根芩连汤加味等中西药物治疗，仍泻下无度，烦躁不安，口渴，呕吐水样液。翌晨，患儿体温高至38℃，无涕泪，弄舌，烦躁，口渴，小便不利，面色㿠白，目眶凹陷，睡卧露睛，即紧急会诊。诊见舌苔白腻，脉细数无力。此为患儿久泻，脾阳下陷，病邪已入少阴，有阴盛格阳之势。病已沉重。予白通加猪胆汁汤：

川附片15克（开水先煨），干姜4.5克，葱白2寸（后下）。水煎3次，汤成，将童便30毫升、猪胆汁6毫升，炖温加入，分6次服。

12月21日复诊，体温降至正常，泄泻亦减。治以温中散寒，健脾止泻，用附桂理中汤加味。（《伤寒名医验案精选》）

〔病案解析〕

俞某某，男，6个月——介绍患者的一般情况。

1972年12月19日住院——介绍就诊时间。

家人代诉：患儿已腹泻13天，近日腹泻加重——腹泻，直接诊断结果就是肠道中的水液过多，这是脾虚津液布散失常所致。

住院检查：营养差，神疲，皮肤弹性差，前囟凹陷，口唇干

燥——这里解释两种症状的发作机制：神疲，气虚所致；口唇干燥，津液不足所致。

血象：红细胞 $3.21×10^{12}$/升，血红蛋白 100 克/升，白细胞 $3.2×10^9$/升，中性粒细胞 0.38，淋巴细胞 0.62，诊断：①单纯性消化不良并脱水；②营养不良一度。前后用过乳酶生、氯霉素、新霉素、补液——西医的知识，了解一下。

葛根芩连汤加味等中西药物治疗——前医的教训，可以借鉴。

仍泻下无度——气虚不固所致。

烦躁不安——有内热。

口渴——热灼津液。

呕吐水样液——胃中浊气过多，从口外排，带动胃内容物。

翌晨，患儿体温高至 38℃，无涕泪，弄舌，烦躁，口渴——一派热象。

小便不利——热也可以导致。

面色㿠白，目眶凹陷，睡卧露睛——虚所致。

即紧急会诊——不多说了。

诊见舌苔白腻——白，主寒；腻，主湿。

脉细数无力——细，虚可导致，湿也可导致；数，主热；无力，主虚。

此为患儿久泻，脾阳下陷，病邪已入少阴，有阴盛格阳之势。病已沉重。予白通加猪胆汁汤——病案中记述的诊治思路。

川附片 15 克（开水先煨），干姜 4.5 克，葱白 2 寸（后下）——附子、干姜温里，葱白散寒。

水煎 3 次，汤成，将童便 30 毫升、猪胆汁 6 毫升，炖温加入，分 6 次服——用童便滋阴，猪胆汁清热。

12 月 21 日复诊，体温降至正常，泄泻亦减——效好。

治以温中散寒，健脾止泻，用附桂理中汤加味——扶正调理。

阴盛格阳，即阴阳内外格拒。系指阴寒之邪盛极于内，逼迫阳气浮越于外，相互格拒、排斥的一种病理状态。因其阴寒内盛，格阳于外所致，故为真寒假热。

〔读后感悟〕

从前面的症状来看，一派热像，好似热证，但从后面的舌和脉来看，寒象很重，这就是我们常说的寒热格拒，故而治疗时寒热同治，处方中附子、干姜祛寒，猪胆汁和童便解热，应用葱白，既可热能祛寒，又可散能解热，全方共用，祛寒解热，故而效好。由于患儿的脉象无力，有虚象存在，所以把主要症状消除之后，再采用扶正调理。

（六）下利谵语，有燥屎者：小承气汤

蒲辅周医案 梁某，男，28岁。住某医院，诊断为流行性乙型脑炎。病程与治疗：病已六日，曾连服中药清热、解毒、养阴之剂，病势有增无减。会诊时，体温高40.3℃，脉象沉数有力，腹满微硬，哕声连续，目赤不闭，无汗，手足妄动，烦躁不宁，有欲狂之势，神昏谵语，四肢微厥，昨日下利纯青黑水，此虽病邪羁踞阳明，热结旁流之象，但未至大实满，而且舌苔秽腻，色不老黄，未可与大承气汤，乃用小承气汤法微和之。服药后，哕止便通，汗出厥回，神清热退，诸症豁然，再以养阴和胃之剂调理而愈。(《蒲辅周医案》)

〔**病案解析**〕

梁某，男，28岁——介绍患者的一般情况。

住某医院，诊断为流行性乙型脑炎——西医的诊断结果，可以了解。

病程与治疗：病已六日，曾连服中药清热、解毒、养阴之剂，病势有增无减——这个，就不多说了。

会诊时，体温高40.3℃——热，总是从"气有余便是火"来考虑。

脉象沉数有力——沉，主里；数，主热；有力，主邪实。

腹满微硬——肠中有积滞。

哕声连续——胃肠之中，气以降为顺，现有肠滞存在，气不能顺降，郁结之后，从口而出，形成"哕"。

目赤不闭——火热所致。

无汗——说明机体没有通过出汗来散热。

手足妄动——火热所致。

烦躁不宁，有欲狂之势，**神昏谵语**——热扰心神。

四肢微厥——厥逆的发作机制已经在前面谈过了。

旁注1（左侧）：

小承气汤由大黄、厚朴、枳实组成，具有轻下热结、除满消痞之功，主治伤寒阳明腑实证。

旁注2（左侧）：

腹满微硬，说明肠中有积滞。此积滞，既可以是宿便，也可以是癥瘕积聚、虫积等。

昨日下利纯青黑水——黑，说明有出血现象存在。这是热迫血行，血溢脉外所致。

此虽病邪羁踞阳明，热结旁流之象，但未至大实满，而且舌苔秽腻，色不老黄，未可与大承气汤，乃用小承气汤法微和之——介绍诊治思路。

服药后，哕止便通，汗出厥回，神清热退，诸症豁然——效果很好。

再以养阴和胃之剂调理而愈——扶正祛邪。

〔读后感悟〕

这个病案，诊断较简单（虽然有热结旁流的情况存在），这里我们要学习的，是根据病情的轻重来选用不同的方剂，药物的剂量也要随着改变。病轻者，用重剂，不但是大炮打蚊子似的浪费中药资源，而且还会出现药物性的变证出来；病重者，用轻剂，杯水车薪，不但解决不了什么问题，而且还会出现和"失治"一样的结果。

（七）阳虚水泛者：真武汤

吕大用医案 赵某某，女，40 岁，于 1984 年 4 月 3 日初诊。初患病时，因头面四肢肿，恶寒发热，服西药治疗周余，未见疗效而用中药治疗 3 周仍未见效，病日加重而来就诊。察颜面苍白，舌质淡胖，苔薄白而滑润，面浮身肿，腰以下为甚，按之凹陷不起，胸闷气短，腰冷痛酸重，四肢不温，畏寒神疲，溺清白而少，口渴不欲饮，脉沉细无力。此乃真阳衰极、土不制水所致。

药用：附子 25 克，白术 25 克，茯苓 25 克，白芍 20 克，干姜 20 克，肉桂 7.5 克，水煎 300 毫升，100 毫升日 3 次服。上药连服 3 剂，浮肿消退大半，查其舌体渐小，四肢微温，溺量增多，脉虽沉较前有力。此乃虚焰渐退，正气渐复之佳象。按上方去附子、肉桂，加干姜 15 克，连服 6 剂而愈。(《伤寒名医验案精选》)

〔病案解析〕

赵某某，女，40 岁，于 1984 年 4 月 3 日初诊——介绍患者的

真武汤，由茯苓、芍药、生姜、附子、白术组成，具有温阳利水之功效。主治阳虚水泛证。

一般情况和初诊时间。

初患病时，因头面四肢肿，恶寒发热——介绍病因。有一分恶寒，就有一分表证。

服西药治疗周余，未见疗效而用中药治疗3周仍未见效，病日加重而来就诊——不多说什么。

察颜面苍白——主虚。

舌质淡胖——淡，主虚；胖，主痰湿。

苔薄白而滑润——白，主寒；滑润，主痰湿水饮。

面浮身肿，腰以下为甚，按之凹陷不起——正常津液出现了问题，化为水饮。

胸闷气短——胸闷，痰湿阻滞所致；气短，气虚所致。

腰冷痛酸重——冷痛，主寒；重，痰湿水饮滞留所致。

四肢不温，畏寒神疲，溺清白而少——气虚所致（气有温煦作用）。

口渴不欲饮——口渴，说明口中津液不足，直接诊断结果就是脾虚津液布散失常；不欲饮，说明体内有物堵塞占位。从前面的症状可知，这个占位的"物"为痰湿水饮。

脉沉细无力——沉，主里；细，虚可以导致，痰湿也可以导致；无力，主虚。

此乃真阳衰极、土不制水所致——病案中的诊断。

药用：附子25克，白术25克，茯苓25克，白芍20克，干姜20克，肉桂7.5克，水煎300毫升，100毫升日3次服——附子温里祛湿，白术补气燥湿，茯苓补气利湿，白芍滋阴利尿除湿，干姜、肉桂温里通脉。

上药连服3剂，浮肿消退大半——效好。

查其舌体渐小，四肢微温，溺量增多，脉虽沉较前有力。此乃虚焰渐退，正气渐复之佳象。按上方去附子、肉桂，加干姜15克，连服6剂而愈——药随症变，症轻药轻。

〔读后感悟〕

这种病案，虽由外感引起，但经调治之后，证已经发生变化，这时，我们要"与时俱进"，就"现证"论治，千万不能有"刻舟求剑"的思维存在。有是证，用是药，这是中医的治疗原则。

（八）骨节疼痛者：附子汤

唐祖宣医案 赛某某，男，78 岁，1981 年 2 月 12 日入院。久有气喘、咳嗽，心悸。半月前突觉双下肢发凉、麻木、疼痛，入夜加重，疼痛难眠。3 天后，双脚变为紫黑色，以活血化瘀中药及西药脉通等，症状仍不能控制，病情急剧恶化。左脚大趾溃破，流清稀脓液，剧痛难忍。经介绍入我院治疗。症见：面色青黑，表情痛苦，剧痛难忍，入夜加重，心悸气喘，下肢冰冷，色呈暗黑，双足背、胫后、腘动脉搏动均消失，股动脉搏动减弱。左足大趾伤口腐烂，流清稀脓液。舌淡苔白多津，脉沉迟无力，脉率 60 次／分。证属脱疽，为寒凝气滞，络脉不通所致。治宜温阳益气，活血通络。处方：炮附片、党参、茯苓、黄芪各 30 克，白芍、桂枝各 15 克，白术 18 克，细辛 10 克。

服药 3 剂，疼痛减轻，夜能入睡 3 ～ 5 个小时。上方加当归 30 克，再服 20 剂后，伤口缩小，双脚黑色渐退。继服 32 剂，伤口愈合，静止痛消失，腘动脉搏动已能触及。（《伤寒名医验案精选》）

〔**病案解析**〕

赛某某，男，78 岁，1981 年 2 月 12 日入院——介绍患者的一般情况和就诊时间。

久有气喘、咳嗽，心悸——谈说素有疾病。

半月前突觉双下肢发凉——气有温煦作用，发凉，则说明气虚。

麻木——气血不足所致。

疼痛——虽然从前面可以知道"不营则痛"的情况存在，但在这里不能直接这么说，因为其他两种情况（不松则痛、不通则痛）中的一种或者两种也可能存在。

入夜加重——晚上属阴，这是阴病。

疼痛难眠——说明病重。

3 天后，双脚变为紫黑色——紫黑色，这是"血瘀"存在的明证。

以活血化瘀中药及西药脉通等，症状仍不能控制，病情急剧恶

附子汤，有好多方，《伤寒论》中谈述的方子组成是附子、人参、白术、茯苓、白芍。温经助阳，祛寒除湿。主治阳虚寒湿内侵，身体骨节疼痛，恶寒肢冷，苔白滑，脉沉微。

化——这个不多说了。

左脚大趾溃破——病情严重。

流清稀脓液——清稀，主寒。

剧痛难忍——病重。

经介绍入我院治疗——这个没有什么说的。

症见：面色青黑——受寒所致。

表情痛苦，剧痛难忍——病很重。

入夜加重——阴病。

心悸气喘——这个需要结合其他的表现来判断。

见到"冰冷"的症状，其直接诊断结果就是气虚，因为气有温煦作用。

下肢冰冷——气虚所致，因为气有温煦作用。这里还要注意的是气虚加寒象为阳虚。

色呈暗黑——血瘀所致。寒则血涩，受寒之后，血行不畅，出现血瘀。

双足背、胫后、腘动脉搏动均消失，股动脉搏动减弱。左足大趾伤口腐烂——病情严重。

流清稀脓液——主寒。

舌淡苔白多津——淡，主虚；白，主寒；多津，说明有水湿之邪存在。

脉沉迟无力——沉，主里；迟，主寒；无力，主虚。

脉率60次／分——我们要知道一般人正常的脉率。

脱疽，中医病名。是以初起肢冷麻木，后期趾节坏死脱落，黑腐溃烂，疮口经久不愈为主要表现的脉管疾病。好发于青壮年男子，或老年人。

证属脱疽——这是中医的病名。

为寒凝气滞，络脉不通所致。治宜温阳益气，活血通络——病案中的诊治思路。

处方：炮附片、党参、茯苓、黄芪各30克，白芍、桂枝各15克，白术18克，细辛10克——附子温里祛湿，党参、黄芪、茯苓、白术健脾祛湿，桂枝、细辛温通血脉，白芍滋阴养血。

服药3剂，疼痛减轻，夜能入睡3～5个小时——有效。

上方加当归30克——当归，补血。

再服20剂后，伤口缩小，双脚黑色渐退。继服32剂，伤口愈合，静止痛消失，腘动脉搏动已能触及——效果不错。

〔读后感悟〕

中医治病，必须要按照中医的诊断来，虽然有的病症，西医已经宣布"死刑"，但只要严格按照中医的辨证论治来处理，效果依然不错。这里，引用一段《读医案学中医——中医是怎么看病的》中的中医治疗原理：

中医来源于生活，是人们在生活当中与疾病做斗争而积累的防治知识，所以，生活之理就是中医之理。

生活中有这么一句话："能忍则忍，忍无可忍就无须再忍"，这句话从一定角度反映了中医的治病原理。

1. 能忍则忍

就是适应，适应内环境，适应外环境。适应这种能引起我们身体不适的病因存在。当我们适应了这种病因后，身体就不会出现痛苦症状。就像达尔文在《进化论》里谈的：适者生存。这里，我举两个例子。

对于骨质增生，我们更多的老百姓都知道，更不要说中医人了。100 个老年人做检查，起码 90 个都有骨质增生存在。可为什么有的人出现痛苦的症状，而有人却无不适呢？这就是适应。只有适应了骨质增生的存在，人体就不会发病而出现痛苦的症状。如果适应不了，那么痛苦则在所难免。这属于内适应。

一群北方人到南方去工作，刚去的时候，有人因为水土不服而出现痛苦症状，有人却没有出现，为什么？这也是适应问题，只有适应了居住生活环境，身体才不会出现病痛。当然，喝点中药后，这种痛苦就会很快消失。这属于外适应。

总之，人体在采取了能忍则忍的方法后，适应了身体的内外环境，则无病痛出现。反之，适应不了内外环境，其结果就是身体出现痛苦的症状。

所以，中医的治病原理之一就是让人体去适应内外环境。

这里有人可能会问：怎样让人体来适应内外环境？对每个人的身体而言，都有自我调节能力。这种调节力，就是适应力，增强了这种调节能力，就提高了适应力。

在中医上，调节能力下降的病症属于虚证。临床上补虚药物所

（侧栏） "能忍则忍，忍无可忍就无须再忍"，就是中医的治病原理。

起的作用就是提高人体适应力的。

2.忍无可忍，无须再忍

前面谈到要先忍，先适应，但是，忍不了怎么办？忍不住的时候，就无须再忍。当身体不能适应内环境而出现病痛的时候，就可以用中医里的杀毒排毒药来解决。

毒，中医的解释是：对人体有害的、对人体无用的和对人体有用但过剩的物质统称为毒。所以，中医里的瘀血、痰湿、气滞、结石、积虫、宿食等都属于毒的范畴。对于这些因不能适应而导致身体痛苦的毒，就无须再忍，直接清除。

因毒而引起的症状，属于中医上实证的范畴，临床上去"实"的药物就是起这个作用的。

人体疾病，从中医上说主要有虚证和实证两种，当我们了解了中医的治病原理时，就能从大的方面认知虚证和实证的临床治疗机制。

（九）便脓血者：桃花汤

桃花汤，由赤石脂、干姜、粳米组成，具有温中涩肠止痢之功效。主治虚寒血痢证。

刘渡舟医案 程某某，男，56岁。患肠伤寒住院治疗40余日，基本已愈。惟大便泻下脓血，血多而脓少，日行三四次，腹中时痛，屡治不效。其人面色素来不泽，手脚发凉，体疲食减，六脉弦缓，舌淡而胖大。此证为脾肾阳虚，寒伤血络，下焦失约，属少阴下利便脓血无疑，且因久利之后，不但大肠滑脱，而气血虚衰亦在所难免。治当温涩固脱保元。赤石脂30克（一半煎汤、一半研末冲服），炮姜9克，粳米9克，人参9克，黄芪9克。服3剂而血止，再3剂大便不泻而体力转佳。转方用归脾汤加减，巩固疗效而收功。（《伤寒名医验案精选》）

〔**病案解析**〕

程某某，男，56岁——介绍患者的一般情况。

患肠伤寒住院治疗40余日，基本已愈——肠伤寒，是西医的病名。

惟大便泻下脓血，血多而脓少——见到出血情况，直接诊断结果就是脉虚不能固血所致。能导致脉不固血的，有热，有寒，有虚，有瘀，也有外伤，这些都在《其实中医很简单》中有论述：脓为津液所化，属痰湿水饮的范畴。

日行三四次——较严重。

腹中时痛——按照疼痛发生的三个机制（不通则痛、不松则痛、不营则痛）来判断。

屡治不效——关键是看让谁来治。

其人面色素来不泽——气虚不足。

手脚发凉——气虚所致，因为气有温煦作用。

体疲食减——气虚所致。

六脉弦缓——弦，疼痛可以导致，气滞也可以导致；缓，气血不足可以导致，痰湿也可以导致。

舌淡而胖大——淡，主虚；胖大，主湿。

此证为脾肾阳虚，寒伤血络，下焦失约，属少阴下利便脓血无疑，且因久利之后，不但大肠滑脱，而气血虚衰亦在所难免。治当温涩固脱保元——介绍诊治思维。

赤石脂30克（一半煎汤、一半研末冲服），炮姜9克，粳米9克，人参9克，黄芪9克——赤石脂，收涩固肠，炮姜温里止血，人参、黄芪补气固脱，粳米护胃。

服3剂而血止，再3剂大便不泻而体力转佳——效果不错。

转方用归脾汤加减，巩固疗效而收功——扶正祛邪。

〔**读后感悟**〕

这个病证，明显为虚寒所致，故而，补虚祛寒为正治。由于患者大便"日行三四次"，急则治其标，此时的治疗，固脱很重要，于是处方中就用了赤石脂；由于患者有出血的情况存在，故而止血也很重要，病案处方中没有加用过多的止血药，只用了一味炮姜，温里的同时来止血，这是因为处方中已经用了人参和黄芪来补气，补气之后，气能固血，不止血而血自止的缘故。由于赤石脂质地沉重，恐其伤胃，故而就用粳米来护胃；还有，在煎煮赤石脂的时候，加用粳米，可使其有效成分更多地出现在药液中。

归脾汤，由白术、人参、黄芪、当归、甘草、茯苓、远志、酸枣仁、木香、龙眼肉、生姜、大枣组成，具有益气补血、健脾养心之功效。主治心脾气血两虚证。

处方用药，一定要照顾"胃气"。

二、少阴病日久化热病证

（一）咽痛：甘草汤；不愈者，桔梗汤（如为寒则用半夏散）

甘草汤，方子比较多，《伤寒论》中的方子由一味甘草组成，清热解毒，主治少阴咽痛，兼治舌肿。

桔梗汤，由桔梗和甘草组成，主治风邪热毒客于少阴，上攻咽喉，咽痛喉痹，风热郁肺，致成肺痈，咳嗽，胸满振寒，咽干不渴，时出浊沫，气息腥臭，久则吐脓者。

半夏散，方名也很多，《伤寒论》中的组成是半夏、桂枝、炙甘草，主治咽痛，脉浮者。

案1 赵亚东医案：王某，男，25岁，1956年10月4日入院。经常空腹时或晚间上腹部疼痛，饭后感到舒适。经钡餐检查，诊断为十二指肠球部溃疡。曾住某医院，采用西皮疗法并配合食饵疗法、普鲁卡因内服等，治疗70余天，仅上腹部疼痛及吐酸、吐饭减轻而出院。出院3个月，因胃痛、吐酸、吐饭逐渐加重而再次入院。检查：发育正常，营养中等，右上腹部有较明显的压痛，肝脾未扪及……钡餐检查：仍为十二指肠球部溃疡。

采用甘草汤180毫升，饭前空腹时服，每日3次，并用2%普鲁卡因20毫升，每日3次内服。治疗40天后，钡餐复查，溃疡愈合，于11月24日出院。（《名医验案精选》）

〔**病案解析**〕

王某，男，25岁，1956年10月4日入院——介绍患者的一般情况和初诊时间。

经常空腹时或晚间上腹部疼痛——空腹是疼，主虚；晚上疼，为阴病。

饭后感到舒适——这是"虚"的明证。

经钡餐检查，诊断为十二指肠球部溃疡——已经出现了器质性的病变。形体属阴，功能属阳，现在出现了形体的问题，这就是阴病，和前面由"晚上疼"诊断出的阴病相同。

曾住某医院，采用西皮疗法并配合食饵疗法、普鲁卡因内服等，治疗70余天，仅上腹部疼痛及吐酸、吐饭减轻而出院。出院3个月，因胃痛、吐酸、吐饭逐渐加重而再次入院。检查：发育正常，营养中等，右上腹部有较明显的压痛，肝脾未扪及……钡餐检查：仍为十二指肠球部溃疡——说明治疗经过，可以借鉴。

现代研究证实，甘草对消化性溃疡有效。

采用甘草汤180毫升，饭前空腹时服，每日3次，并用2%普鲁卡因20毫升，每日3次内服。治疗40天后，钡餐复查，溃疡愈合，于 11 月 24 日出院——这里，我们要了解甘草汤的有关知识。

〔读后感悟〕

形体出现了问题，也就是西医说的已经出现了器质性病变，这时的治疗，不能急，欲速则不达，因为机体的修复还需要一个过程。要想治愈，就得沉住气，坚持用药。这个溃疡患者的治疗，是中西医结合用药，中医采用的是甘草汤来补虚，由于没有舌和脉的有关情况，故而，不好多说什么。不过，由于从表象上诊断出为患者为阴病，且病性属虚，按理来说，应该是滋阴法治疗才对，也许，是因为气有防御作用，溃疡，就是气虚人体防御作用下降所致，故而，用甘草补气，提高防御能力，修复病患。

> 器质性病变的治疗，需要"慢火炖肉，"不能求速，因为机体组织的修复需要一个过程。

案 2 刘渡舟医案：丁某某，女，36 岁。患音哑、咽喉肿痛半年多。伴咽喉痞闷，大便偏干，小便自调。舌苔薄白润滑，脉浮。证属寒遏阳郁，经脉不利。治当散寒开结。半夏 15 克，桂枝 12 克，炙甘草 6 克。服药 6 剂后，咽喉肿痛及痞闷明显减轻，已能发出声音但不清晰。上方加竹茹 6 克，又服 6 剂后，音哑已除，说话声音如常人。(《名医验案精选》)

〔病案解析〕

丁某某，女，36 岁——介绍患者的一般情况。

患音哑、咽喉肿痛半年多——主诉。

伴咽喉痞闷——有气滞存在。

大便偏干——肠道中津液减少。热灼津液可以导致，脾虚津液布散失常也可以导致。

小便自调——这个，不多说什么。

舌苔薄白润滑——白，主寒；润滑，主痰湿。

脉浮——主表。

证属寒遏阳郁，经脉不利。治当散寒开结——病案中记述的诊治思维。

半夏 15 克，桂枝 12 克，炙甘草 6 克——半夏燥湿健脾，炙甘草补气，桂枝散寒。

服药 6 剂后，咽喉肿痛及痞闷明显减轻，已能发出声音但不清晰——效果不错。

上方加竹茹 6 克，又服 6 剂后，音哑已除，说话声音如常人——竹茹，清除热痰。

〔读后感悟〕

这个病案，相对比较简单，诊断为外寒侵袭，痰湿停滞（气滞，是因受寒所致），故而用桂枝散寒，半夏燥湿。由于邪之所凑，其气必虚，故而，再加用炙甘草来补气扶正以抗邪。不过，后面又加用了一味具有清热化痰、除烦止呕的竹茹，就有点不好理解了。

（二）咽痛胸满：猪肤汤

案 徐君育，素禀阴虚多火，且有脾约便血证。十月间患冬温发热，咽痛。里医用麻仁、杏仁、半夏、枳橘之属，遂喘逆倚息不得卧，声飒如哑，头面赤热，手足逆冷，右手寸关虚大微数。此热伤手太阴气分也，与葳蕤甘草芍药不应。为制猪肤汤一瓯，令隔汤顿热，不时挑服，三日声清，终剂而痛如失。(《名医验案精选》)

〔病案解析〕

徐君育——介绍患者的一般情况。

素禀阴虚多火，且有脾约便血证——解说病史。

十月间患冬温发热，咽痛——说明发病时间和主诉。

里医用麻仁、杏仁、半夏、枳橘之属，遂喘逆倚息不得卧，声飒如哑，头面赤热，手足逆冷，右手寸关虚大微数——出现了变证。

此热伤手太阴气分也——病案中的诊断结果。

与葳蕤甘草芍药不应——用药不当。

为制猪肤汤一瓯，令隔汤顿热，不时挑服，三日声清，终剂而痛如失——效果很是不错。

〔读后感悟〕

这个病案，我把后面的按语摘录在此，以供参考：素禀阴虚多

猪肤汤，由鲜猪皮、白粉（米粉）、白蜜组成，具有养阴润燥、和中扶脾之功效，凡因阴虚阳浮、脾不健运而引起的咽疼、心烦、下痢者，即可应用。

脾约，病名。为脾虚津耗、肠液枯燥所致大便艰涩的病证。

火，患冬温发热咽痛，前医又用苦温燥烈之品而抱薪救火，殊伤肺娇阴分，门户失濡，而致声哑不出。此非猪肤汤滋润之不能应也，果"终剂而痛如失"。

这里，我要说的是，中医治病，灵活变通至关重要。就如这个病证的治疗，"与葳蕤甘草芍药不应"之后，赶紧调整治疗方向，改变方药，后用猪肤汤收功，这是我们要学习的地方。

（三）咽喉溃疡不能出声者：苦酒汤

赵成爱医案　雷某，男，70 岁。患者 10 余天来，无诱因的发热恶寒，咽部疼痛。曾在门诊给予庆大霉素、红霉素、六神丸等药物，因疗效不佳收住我院内科治疗。局部检查，见咽部红赤疼痛，有散在小溃疡十余处，且有脓性分泌物，语音嘶哑。实验室检查：白细胞 14×10^9/ 升，中性粒细胞 0.58，淋巴细胞 0.42。入院诊断：上呼吸道感染，咽部溃疡。给予抗感染及对症治疗，用青霉素 320 万单位加入 5% 葡萄糖 500 毫升内静滴治疗 9 天无效后改用氨苄青霉素每日 6 克静滴，同时口服地塞米松，每日 2.25 毫克。用药 1 周，咽部仍呈红赤，溃疡扩大弥漫延伸至上腭部，疼痛加重，声哑难出，患者心情极度紧张，乃求中医诊治。此属痰火郁结咽喉，法当清热涤痰，敛疮消肿，方用苦酒汤。处方、制作及服法：半夏 15 克，米醋 60 毫升，加水 200 毫升，煎 15 ～ 20 分钟，去渣，待凉后加两枚蛋清，拌匀，徐徐含咽，每日 1 服。治疗两日诸症大减，前后共服 8 剂，溃疡消失，诸症消除而痊愈。(《名医验案精选》)

苦酒汤，由半夏、醋、鸡蛋清组成，可燥湿化痰，活血祛瘀，消肿止痛。主痰湿结聚，气血瘀滞。

〔**病案解析**〕

雷某，男，70 岁——介绍患者的一般情况。

患者 10 余天来，无诱因的发热恶寒，咽部疼痛——介绍病程和主诉。

曾在门诊给予庆大霉素、红霉素、六神丸等药物，因疗效不佳收住我院内科治疗。局部检查，见咽部红赤疼痛，有散在小溃疡十余处，且有脓性分泌物，语音嘶哑。实验室检查：白细胞 14×10^9/ 升，中性粒细胞 0.58，淋巴细胞 0.42。入院诊断：上呼吸道感染，咽部溃疡。给予抗感染及对症治疗,用青霉素320万单位加入5%葡萄糖500毫升内静滴治疗9天无效后改用氨苄青霉素每日6克静滴,同时口服地塞米松,每日2.25毫克。用药1周,咽部仍呈红赤,溃疡扩大弥漫延伸至上腭部,疼痛加重,声哑难出,患者心情极度紧张,乃求中医诊治——表述治疗过程及现在症状。

此属痰火郁结咽喉,法当清热涤痰,敛疮消肿,方用苦酒汤——病案中的诊治思维。

处方、制作及服法:半夏15克,米醋60毫升,加水200毫升,煎15～20分钟,去渣,待凉后加两枚蛋清,拌匀,徐徐含咽,每日1服——半夏除痰散结,米醋敛疮消肿,鸡子清润燥利咽。

治疗两日诸症大减,前后共服8剂,溃疡消失,诸症消除而痊愈——效果不错。

〔读后感悟〕

虽然半夏、米醋能祛痰敛疮,但其药性为温,用以治疗热证,于病性来说,总不相宜。苦酒汤中有鸡蛋清,其为寒凉之品,对于因热导致的咽喉肿痛、咽哑,效果较好,如果处方中鸡蛋清的寒凉之性大于半夏和米醋的温性,使整个处方的药性变为凉性,则无刺可挑。

李东垣说"大抵少阴多咽伤咽痛之证,古方用醋煮鸡子主咽喉失音,取其酸收,固所宜也。半夏辛燥何为用之?盖少阴多寒证,取其辛能发散,一发一敛,随有理咽之功也"。说真的,认死理的我不能苟同,因为不能由于少阴多咽痛、失音证,就见到所有的咽痛、失音都归为少阴病(这里,我也先用点六经的有关知识),这样的理讲不通。在《伤寒论》中,明确谈到"少阴病,咽中伤,生疮,不能语言。声不出者,苦酒汤主",这里有个前提,就是"少阴病",而"少阴之为病,脉微细,但欲寐也",这是基础。由此可知,《伤寒论》中谈到的咽伤咽痛生疮等都是以"脉微细,但欲寐"为前提,而不是见到所有的"咽伤咽痛生疮",都应用苦酒汤。

有是证,用是药,这是定律。其中的证,不但包括虚实这两种病态,也包括寒热这两种病性,故而,热证用热药,总是不对。

用苦酒汤来治疗咽喉疼痛生疮,一定要满足"少阴病"这个条件。

（四）心中烦，不得卧：黄连阿胶汤

刘渡舟医案 李某某，男，49岁。患失眠已2年，西医按神经衰弱治疗，曾服多种镇静安眠药物，收效不显，自诉：入夜则心烦神乱，辗转反侧，不能成寐。烦甚时必须立即跑到空旷无人之地大声喊叫，方觉舒畅。询问其病由，素喜深夜工作，疲劳至极时，为提神醒脑起见，常饮浓厚咖啡，习惯成自然，致入夜则精神兴奋不能成寐，昼则头目昏沉，萎靡不振。视其舌光红无苔，舌尖宛如草莓之状红艳，格外醒目，切其脉弦细而数。脉症合参，此乃火旺水亏，心肾不交所致。治法当以下滋肾水，上清心火，令其坎离交济，心肾交通。

黄连12克，黄芩6克，阿胶10克（烊化），白芍12克，鸡子黄2枚。此方服至3剂，便能安然入睡，心神烦乱不发，续服3剂，不寐之疾从此而愈。（《伤寒名医验案精选》）

〔**病案解析**〕

李某某，男，49岁——介绍患者的一般情况。

患失眠已2年——介绍主诉及病程。

西医按神经衰弱治疗，曾服多种镇静安眠药物，收效不显——不多说什么。

自诉：入夜则心烦神乱，辗转反侧，不能成寐——血虚不能养神可致，热扰心神也可以导致。

烦甚时必须立即跑到空旷无人之地大声喊叫，方觉舒畅——说明体内有热。热，是有余之气形成的（气有余便是火，火热同义），大声喊叫，释放体内多余之气，"方觉舒畅"。

询问其病由，素喜深夜工作，疲劳至极时，为提神醒脑起见，常饮浓厚咖啡，习惯成自然，致入夜则精神兴奋不能成寐，昼则头目昏沉，萎靡不振——介绍病因。

视其舌光红无苔，舌尖宛如草莓之状红艳，格外醒目——阴血不足所致。

切其脉弦细而数——弦，主气滞；细主气血不足；数，主热。

黄连阿胶汤，由黄连、黄芩、白芍、阿胶、鸡子黄组成，主治少阴病，得之二三日，心中烦，不得卧。

心烦时大叫，不失为一种释放之法。

脉症合参，此乃火旺水亏，心肾不交所致。治法当以下滋肾水，上清心火，令其坎离交济，心肾交通——病案中记述的诊治思路。

黄连 12 克，黄芩 6 克，阿胶 10 克（烊化），白芍 12 克，鸡子黄 2 枚——黄连、黄芩清热，阿胶、白芍补血滋阴，鸡子黄润燥。

此方服至 3 剂，便能安然入睡，心神烦乱不发——效果不错。

续服 3 剂，不寐之疾从此而愈——效不更方。

〔读后感悟〕

这则病案中记述的"脉弦"，是气滞所为，针对气滞，通常治法为理气，但当气滞出现之后，患者感受不是胀，而是热的时候，这时的治疗，就不是理气，而是清热，明白这点，很重要。

（五）心烦，咳呕渴：猪苓汤

岳美中医案　高某某，女性。患慢性肾盂肾炎，因体质较弱，抗病机能减退，长期反复发作，经久治不愈。发作时有高热、头痛、腰酸、腰痛、食欲不振、尿意窘迫、排尿少，有不快与疼痛感。尿检查：混有脓球，上皮细胞，红、白细胞等。尿培养：有大肠杆菌。中医诊断：属淋病范畴。此为湿热侵及下焦。治宜清利下焦湿热，选张仲景《伤寒论》猪苓汤。猪苓 12 克，茯苓 12 克，滑石 12 克，泽泻 18 克，阿胶 9 克（烊化兑服）。水煎服 6 剂后，诸症即消失。（《岳美中医案集》）

〔病案解析〕

高某某，女性——介绍患者的一般情况。

患慢性肾盂肾炎，因体质较弱，抗病机能减退，长期反复发作，经久治不愈——介绍病因。这里要了解西医的"慢性肾盂肾炎"的有关知识。

发作时有高热——热，总是从"气有余便是火"来考虑，不管是实热、虚热还是郁热。

头痛、腰痛——需从疼痛发生的三个机制（不通则痛、不营则痛、不松则痛）来判断。

左栏批注：

气滞所致的热，直接治疗是清热；气滞导致的胀，直接治疗则是理气。

猪苓汤，由猪苓、茯苓、泽泻、阿胶、滑石组成，具利水、养阴、清热之功效。主治水热互结证。

慢性肾盂肾炎是细菌感染肾脏引起的慢性炎症，其主要表现是夜尿增多及尿中有少量白细胞和蛋白等。

　　腰酸——腰为肾之府，腰酸，要结合其他症状来判断是否有肾功能低下的情况出现。

　　食欲不振——这是脾功能下降的标志，因为脾主思。

　　尿意窘迫、排尿少——这里可以排除膀胱中的尿液很少这一情况，因为如果是膀胱中尿液很少导致的"排尿少"，那么，就不会出现"尿意窘迫"的现象。

　　有不快与疼痛感——结合上面的"尿意窘迫、排尿少"来看，这是有物堵塞所致。

　　尿检查：混有脓球，上皮细胞，红、白细胞等。尿培养：有大肠杆菌——西医的检查结果，可以借鉴。

　　中医诊断：属淋病范畴——了解中医的"淋病"有关知识。

　　此为湿热侵及下焦。治宜清利下焦湿热，选张仲景《伤寒论》猪苓汤——病案中记述的诊断思维。

　　猪苓 12 克，茯苓 12 克，滑石 12 克，泽泻 18 克，阿胶 9 克（烊化兑服）——猪苓、滑石、泽泻利尿清热，茯苓健脾利湿，阿胶补血。

　　水煎服 6 剂后，诸症即消失——效果很好。

> 淋病，是西医的名词，中医叫作淋证，是以小便频数、淋沥涩痛、小腹拘急引痛为主症的疾病。根据病因和症状特点不同，可分为热淋、血淋、石淋、气淋、膏淋、劳淋六证。

〔**读后感悟**〕

　　这则病案记述，由于没有舌和脉的情况，故而只能从症状来诊断：从小便的有关症状来看，有"不利"的情况存在；前面谈的高热、头痛，是否与小便不利有关，不得而知，故而，直接诊断为热淋，有点牵强。最后的用药：①单纯健脾祛湿利尿，而没有消除导致小便不利的根本原因（从病案的记述中，也不知道小便不利的根本原因是什么），只是"水煎服 6 剂后，诸症即消失"，说真的，表象的消失，很多时候病不能代表疾病的治愈；②处方中用到了阿胶，不明白应用的目的，且阿胶药性温热，与症状中的"高热"有所不宜，与病案后面诊断的"热淋"也不宜。

　　这里，再把病案后带有的按语也附录于此，以供参考：本案"体质较弱"，恐肾虚于先，"久治不愈"，乃邪恋于内。综观诸症，而为肾阴虚膀胱湿热也，阴虚加湿热，胶柱琴瑟。故"长期反复发作"，惟与猪苓汤滋清利湿热，两不相误，果 6 剂获愈。

三、少阴病兼变证

（一）兼表证：轻者，麻黄附子甘草汤；重者，麻黄附子细辛汤

刘景棋医案 张某某，女23岁，1975年6月16日初诊。全身浮肿、尿少三五日；半月前感冒，咽喉痛，发热恶寒。近5日来尿少，腰痛，眼睑及两脚浮肿，日渐加重，纳呆。尿常规：蛋白（++++），白细胞（++），红细胞（++），管型（+）。两脚极度浮肿，内外踝看不见，皮肤发凉，皮肤皱纹消失，不能穿鞋，眼睑浮肿。舌淡，边有齿印，苔白滑，脉关滑，尺沉紧。此为正水，乃太少两感，治以解表温里，化气行水。处方：麻黄9克，炮附子3克，炙甘草6克。

服头剂后，夜间小便一痰盂，小腿和足部浮肿消去大半。服3剂后，浮肿全部消退，纳增，尿常规化验正常，追访1年无复发。（《经方验》）

〔**病案解析**〕

张某某，女23岁——介绍患者的一般情况。

1975年6月16日初诊——介绍初次就诊的时间。

全身浮肿、尿少三五日——主诉和病程。

半月前感冒，咽喉痛，发热恶寒——介绍病因。

近五日来尿少——尿少，要么是膀胱中没有尿液，要么就是有物堵塞，小便不出。

腰痛——还是从疼痛的发生机制来判断。

眼睑及两脚浮肿——肿，是津液所化，属水饮的范畴。

日渐加重——需尽快治疗。

纳呆——吃很少的意思。

尿常规：蛋白（++++），白细胞（++），红细胞（++），管型（+）——西医的检查结果，需要了解其有关知识。

麻黄附子甘草汤，由麻黄、附子、甘草组成，具解表散寒之功，主治少阴病，恶寒身疼，无汗，微发热，脉沉微者。

麻黄附子细辛汤，有麻黄、附子、细辛组成，具扶正解表，温经解表之功效。主治素体阳虚，外感风寒证。

两脚极度浮肿，内外踝看不见——病情严重。

皮肤发凉——凉，总是气虚所致，因为气有温煦作用，气虚之后，温煦作用下降所致。

皮肤皱纹消失，不能穿鞋——因肿所致。

眼睑浮肿——水饮所致。

舌淡——主虚。

边有齿印——正常情况下，有多大的口，就有多大的舌，当舌因为痰湿内蕴而出现胖大时，才会出现舌边有齿痕。

苔白滑——白，主寒；滑，主湿。

脉关滑——关，主中焦，当然，也主脾和肝；滑，主痰湿水饮。

尺沉迟——尺，主下焦，当然，也主肾；沉，主里；迟，主寒。

此为正水，乃太少两感，治以解表温里，化气行水——这是病案中的诊治思维。这里要了解"正水"的有关知识。《金匮要略·水气病脉证并治》中谈到"正水，其脉沉迟，外证自喘"。

处方：麻黄9克，炮附子3克，炙甘草6克——麻黄利水，附子祛寒，炙甘草补气。

服头剂后，夜间小便一痰盂，小腿和足部浮肿消去大半——效果不错。

服3剂后，浮肿全部消退，纳增，尿常规比验正常，追访1年无复发——效果很好。

〔**读后感悟**〕

这个病案的病证记述，虽然为外感引起，但治疗时，病已入里，故而，对证治疗时需温里利水补虚，虽然处方中用了麻黄，但，这不是解表，而是取其利水之功，这点，焦树德老先生在《用药心得十讲》中谈的明白。并且说麻黄治水肿，结果有四种：①水从汗解而消肿；②小便增多而消肿；③大便水泻而消肿；④身有微汗出而小便明显增多而水肿消退。

案2 江克明医案：施某某，男，21岁，1978年3月18日初诊。神倦嗜睡十月余，头晕头胀，精神不振，常有消沉感。每日早晨昏睡不起，呼之不易醒，昨日睡到中午才醒，曾遗尿于床上。先后服

麻黄治水肿，结果有四种：①水从汗解而消肿；②小便增多而消肿；③大便水泻而消肿；④身有微汗出而小便明显增多而水肿消退。

用过养心、安神、开窍、活血等方药，效用不显。查血压110/80毫米汞柱，脉象小缓，舌胖，苔薄。从阳虚不振论治，拟麻黄附子细辛汤。处方：

麻黄3克，附子3克，细辛2克，炙甘草3克，仙鹤草30克，5剂。

3月23日二诊：近几天早晨就醒，自觉头脑比以前清爽，中午精神振作。治已中的，原方续服4剂，显效。[上海中医药杂志．1979,（6）]

〔**病案解析**〕

施某某，男，21岁，1978年3月18日初诊——介绍患者的一般情况和初诊时间。

神倦嗜睡十月余——介绍主诉和病程。

头晕头胀——头晕，直接诊断结果是气血不足；头胀，气滞所致。

精神不振，常有消沉感——气虚所致。

每日早晨昏睡不起，呼之不易醒，昨日睡到中午才醒——形体属阴，功能属阳。人体功能下降，其直接诊断结果为阳虚。

曾遗尿于床上——气虚所致，因为气有固摄作用。

先后服用过养心、安神、开窍、活血等方药，效用不显——这个就不多说了。

查血压110/80毫米汞柱——西医的检查指标，应该了解其正常值。

脉象小缓——小，虚所致；缓，气血不足可以导致，湿也可以导致。

舌胖——说明有湿。

苔薄——不多说了。

从阳虚不振论治，拟麻黄附子细辛汤——病案中记述在诊治结果。

处方：麻黄3克，附子3克，细辛2克，炙甘草3克，仙鹤草30克，5剂——麻黄、细辛散寒祛湿，附子补阳，炙甘草补气，仙鹤草补虚。

仙鹤草即脱力草，与仙茅、仙灵脾（淫羊藿）合用，称作三仙汤，凡无外邪的神疲怠惰者，都可使用或处方中加入此3味，效果殊佳。

3月23日二诊：近几天早晨就醒，自觉头脑比以前清爽，中午精神振作——效果不错。

〔**读后感悟**〕

这则病案，气虚和湿的诊断很简单，而阳虚则是根据"功能属阳"的人体功能下降来判断出的，故而治疗时补阳、补气且祛湿。处方中的仙鹤草，量大补虚，用得很好，南京中医学院干祖望认为仙鹤草即脱力草，与仙茅、仙灵脾（淫羊藿）合用，称作三仙汤，凡无外邪的神疲怠惰者，都可使用或处方中加入此3味，效果殊佳[仙鹤草的临床应用．中医杂志，1992,（10）：5]。大剂量强壮：仙鹤草本地农村称之为"脱力草"，农村常习惯合红枣等煮食，以调补气血，治脱力劳伤腰痛、挫损闪伤等。余经试用，本品确有强壮作用，对劳伤体虚为因，不论何病，均可运用。单用或合方均可。用量：合方者以50～100克为宜；单用可用至100克以上，煎水代茶颇服[刘莉，杨环．仙鹤草新用举隅．时珍国药研究,1994,5(4)：8]。

本案原按语:《灵枢·寒热病》篇云："阳气盛则慎目；阴气盛则瞑目。"说明嗜睡多由阳气不振所致。邪传少阴经，阴寒过盛，阳常不足，故少阴病有"但欲寐"一证。本案舌脉之象，显露少阴阳虚，用麻辛附子汤以振阳醒神也。

（二）兼气滞：四逆散

王法德医案 孙某某，男，31岁，1980年2月初诊。两胁肋窜痛近半年，常在心情不畅时发作或加重，以右侧为甚。近来饮食日减，纳谷不香，胃脘胀闷，嗳气后稍舒，偶有失眠，二便正常。经X线胸部透视，心、肺未见异常，诊为肋间神经痛，屡服维生素B、安乃近等药效果不显。舌苔薄白，脉弦。证属肝脾不和。治宜疏肝理气，调和肝脾。

处方：柴胡9克，枳实6克，白芍9克，川楝子9克，白术9克，炙甘草5克。

二诊：上方连服5剂，胁痛消失，脘胀减轻。惟饮食仍少，原

四逆散,由柴胡、甘草、枳实、白芍组成，具有调和肝脾、透邪解郁、疏肝理脾之功效。主治阳郁厥逆证。

方去川楝子加茯苓12克，再进3剂，以图巩固。(《伤寒名医验案精选》)

〔 **病案解析** 〕

孙某某，男，31岁——介绍患者的一般情况。

1980年2月初诊——介绍初诊时间。

两胁肋窜痛近半年——介绍主诉和病程。

常在心情不畅时发作或加重——与气滞有关。

以右侧为甚——说明发病部位。

近来饮食日减，纳谷不香——影响到了脾的功能（脾主运化，脾主思）。

胃脘胀闷——胀，为气滞所致；闷，有物堵塞所致。

嗳气后稍舒——内有气滞的明证。

偶有失眠，二便正常——这个，不多说了。

经X线胸部透视，心、肺未见异常，诊为肋间神经痛，屡服维生素B。安乃近等药效果不显——这个，也不多说了。不过最好再了解一下有关"肋间神经痛"的知识。

舌苔薄白——白，主寒。

脉弦——弦，为气滞。

证属肝脾不和。治宜疏肝理气，调和肝脾——病案中记述的诊治思维。

处方：柴胡9克，枳实6克，白芍9克，川楝子9克，白术9克，炙甘草5克——柴胡解郁，枳实下气，川楝子理气，白术和炙甘草补气健脾，白芍柔肝。

二诊：上方连服5剂，胁痛消失，脘胀减轻——效果不错。

惟饮食仍少，原方去川楝子加茯苓12克，再进3剂，以图巩固——药随症变。加用的茯苓具有健脾利湿之功。

〔 **读后感悟** 〕

这则病案，属于传统中医上肝木克脾土所致的。现有气滞，肝则增强功能来调之；木克土，肝属木，脾属土，肝功能（中医上的概念）增强，顺势更"克"脾土，使得脾功能低下，从而引起一系

嗳气后稍舒，是有气滞的明证。

列的脾虚症状出现。治疗时柔肝健脾同时调理，故而，以四逆散理气解郁柔肝，加用白术来健脾。处方中的川楝子，也有很好的理气之功。由于舌苔是白的，且感"胃脘胀闷"，则说明内有寒湿之邪存在，于是，二诊时加用了茯苓来消除寒湿。当然，如果再用更多的温里散寒除湿之品，则效果更好。

（三）兼伤津动血：芍药甘草附子汤或芍甘汤和姜附汤

随志化医案　张某，男，40岁，1986年8月21日就诊。时值酷暑盛夏，而病者却厚衣加身，仍打寒颤。自述因天热贪凉，夜宿树下，晨起即感恶寒头痛，身痛，鼻塞流涕，自认为感冒，遂购APC三片服之，半小时后大汗淋漓，良久方止。自此，觉气短懒言，倦怠乏力，畏寒怕冷、倦卧欲被，动则汗出，半月未愈。舌红苔白，脉迟无力。此乃大汗伤阳耗阴所致。治以扶阳益阴。

方药：白芍12克，炙甘草10克，附子15克。

服2剂，四肢转温，汗出停止，病愈体安。[河南中医.1988,（5）：34]

〔**病案解析**〕

张某，男，40岁，1986年8月21日就诊——介绍患者的一般情况和初诊时间。

时值酷暑盛夏——就诊的时令。

而病者却厚衣加身，仍打寒颤——要么是恶寒，要么是畏寒，而且程度还很严重。

自述因天热贪凉，夜宿树下——介绍病因。

晨起即感恶寒头痛，身痛，鼻塞流涕——有一分恶寒，就有一分表证。

自认为感冒，遂购APC三片服之，半小时后大汗淋漓，良久方止——患者自己诊断的没错，不过，"大汗淋漓"可就麻烦了。很多时候，讲究的是"中病即止"，一旦"矫枉过正"，则变生他证。

自此，觉气短懒言，倦怠乏力——气虚。这是因为发汗太过导致的。

芍药甘草附子汤，是由芍药、甘草、附子组成，多用于治疗阳虚外感汗多恶寒者，或用于治疗风寒湿痹阳气虚之关节疼痛、周身恶寒汗出者，亦可用于汗后亡阳证、腰痛、肠痉挛、腓肠肌痉挛等而见本方证者。
芍甘汤，由芍药甘草组成，具调和肝脾、缓急止痛之功。主治伤寒伤阴，筋脉失濡，腿脚挛急，心烦，微恶寒，肝脾不和，脘腹疼痛。
姜附汤，方子很多，最简单的组成就是干姜附子，主治中寒，四肢厥冷强直，失音，口噤吐沫。

畏寒怕冷、倦卧欲被——这里出现了"畏寒"，则说明现在的"寒"已经不是外感所致的那个"寒"了。由于气有温煦作用，故而，这是气虚所致。气虚加寒象就是阳虚，由此可以知道，患者有阳虚的情况存在。

动则汗出——气虚固摄力下降所致。

半月未愈——病程较长。

舌红苔白——红，主火；白，主寒。

脉迟无力——迟，主寒；无力，主虚。

此乃大汗伤阳耗阴所致。治以扶阳益阴——病案中的记述。

方药：白芍12克，炙甘草10克，附子15克——白芍滋阴养血，炙甘草补气，附子补阳。

服2剂，四肢转温，汗出停止，病愈体安——效果不错。

〔读后感悟〕

由于阳虚是气虚加寒象，故而阳虚的治疗，既可以直接用补阳药，也可以应用补气药和温热药，这个病案记述中的阳虚治疗，就是既用补气药，也用补阳药，效果自然更好。处方中的白芍滋阴养血，是用来补充因大汗而导致机体阴液不足的。病案中提到的"舌红"，提示体内有火，其产生原因，不管是因为以前体内就有火，还是因为大汗伤阴之后产生的火，总之，从脉的无力可知，这是虚火，故而，应用白芍滋阴的同时还可以去火，药尽其用，好！

人尽其才，药尽其用，好！